睿文館

THE ILLNESS NARRATIVES

Arthur Kleinman

疾痛的故事

〔美〕凯博文 著　方筱丽 译

上海译文出版社

人生的真实意义永远是同一个永恒的主题——婚姻，也就是一些不同凡响的理想。然而，不管它们如何特别，都总是与男人和女人的某种忠诚、勇气和毅力有关，也都伴随着他们的痛苦。

——威廉·詹姆斯(《给教师的讲座》)

我认为，人的必死性，是现实存在的主要事实；死亡是生命的主要真相。

——迈克尔·欧克肖特(《经验及其模式》)

如果你不能被外行人所理解，无法使你的听众进入你说的境况，你将错失真相。

——希波克拉底(《古代医学》)

目 录

前　言

20世纪60年代早期，我还是医学院二三年级的学生时，接触了几位病患。不论年少年老，他们令人难忘的疾痛经验，使我对疾痛给我们生活造成的隐秘以及其他多种形式的影响，产生了难以释怀的兴趣。

第一位患者是个可怜的七岁小女孩，全身大面积严重烫伤。每天她必须经受痛苦的漩流澡治疗：把烧坏的肉从绽开的伤口处去除。这对她来说是极大的痛苦。她尖叫呻吟，固执地反抗医护人员的操作，哀求他们不要伤害她。作为一个初次临床实践的学生，我的工作是握住她那只未受伤的手，尽量鼓励她，使她安静下来，以便外科住院医生能在漩流的水池中尽快将坏死、发炎的组织扯下。水很快变成桃红，接着变成血红。带着新手的不知所措，我笨拙地试图将这个小患者的注意力从每天面对的惨痛转移开。我尝试谈论她的家、她的家人、她的学校——几乎所有可能转移她对疼痛高度警觉的事物。我简直无法忍受这种每天的恐怖：她的尖叫、浮在血水中的死组织、脱了皮的肉、渗血的伤口、清洁和包扎时的挣扎。后来有一天，我开窍了。当时我计穷力屈，一筹莫展，对自己的无知和无能很生气，不知除了握住她的小手外，还能做什么。正当我对无法减缓她的剧痛感到绝望时，我发觉自己正在要求她告诉我，她是怎样忍受这种痛苦的，烧伤这么严重，日复一日地经历这种可怕的外科疗程有什么感受。出乎我的意料，她停止了挣扎，看着我，毁损的脸上难以看出表情。接着，她以直接、简单的语词告诉我她的感受。当她讲话时，她把我的手握得更紧，不再尖叫也不再抗拒外科医生和护士。从那天起，她对我有了信任，每天尽力向我传达她所经历的感受。当我离开这个康复病房到其他部门去接受训练时，这个幼小的烧伤患者，显然已经比较能够忍受这种清创术了。然而，不管我对她有多少影响，但她对我的影响更大。在对患者的治疗护理上，她给我的教益匪浅：她让我懂得，与患者交谈现实的疾痛经验是可能的，即使是与那些经历最惨痛的患者；见证并协助整理这种经验会有实用的价值。

另一位我在医学院时期的难忘患者是个老太太。她因为在第一次世界大战时从一名军人那儿感染了梅毒，导致慢性心血管疾病。她是我的门诊病人。从数月的交谈中，她使我对背负染患梅毒的污名是怎样的情形，有了痛切的感受；她让我知道，这一切如何影响她与家人以及她所遇到的男人的关系，使她饱受冷遇，备尝孤独。每个星期，她都会详细地告诉我，她悲剧性的个人经历，这些都是她多年前被诊断感染梅毒的后果。在这过程中，我领悟到这里有着两组长期的问题：一个是慢性梅毒进程中的内科并发症；另一个是疾痛给她的生活道路留下的耻辱印记和冷酷影响。我还进一步认识到，我的医学课程系统地教育我学会对付前者，但对后者的态度则大打折扣，在某种程度上，还使我对此视而不见。这位患者以及那位年幼患者，启迪了我，使我明白病患的疾痛经验与医生对疾病的注重是有差异的——这就是我将在此书中展开讨论的主要问题。

在过去的二十多年里，我对现实中慢性疾痛患者如何生活，对慢性疾痛作何反应的兴趣，促使我在中国与北美的患者中，对疾痛经验进行了临床与民族志的研究。这些研究曾在一些技术性的刊物以及专业书籍上发表过；我对慢性疾痛的心理和社会层面的临床治疗工作，也仅仅在相当狭小的专业读者群中作过描述。此书的目标则完全不同。我要将自己多年来在热情从事的事业中所学到的东西写出来，向患者、他们的家人和医护人员解释说明。我写此书是希望普及一些技术性的文献，这些文献对那些身患慢性疾痛，想要了解它以及治疗它的人，有极大的实用价值。事实上，我认为对疾痛的研究，是教育我们每个人认识人的境况，包括普遍的苦痛和死亡的一种基础。

没有任何东西像严重的疾痛那样，能使人专注于自己的感受，认清生活的真实境况。研究产生疾痛意义的过程，把我们带入一些个体的日常现实生活中，他们像我们一样，必须应对疾痛、病残、难堪的失却和死亡威胁造成的紧急状况。确实，慢性疾痛教会我们认识死亡，让我们懂得，抚慰失却是治愈过程的重心所在，也是生命渐渐老去的主要部分。疾痛的故事启示我们，人生问题是如何造成的，如何被控制的，又是如何产生意义的。它们还告诉我们，文化价值观和社会关系影响我们如何感知和观察我们的身体，如何标示和识别身体的症状，以及如何诠释特殊生活境况中的怨诉。我们用肢体语言表示我们的疾苦，这些肢体语言因不同的文化环境而异，却又受到我们身在其中的人的境况的束缚。

我们可以把慢性疾痛及其治疗想象成一座象征性的桥梁，它连接着身体、自我与社会。这个网络把生理过程、意义和关系相互衔接起来，使我们的社会环境与自己的内在体验循环连接。其间，我们会发掘存在于我们个人内部，以及我们之间的力量，这种力量既可加深苦难和病残，也可减轻症状，以利于疾痛的医治。

此书的读者也包括为慢性病人提供治疗的医护人员和我的同事。学习如何诠释患者及其家人对疾痛的观点，有临床上的用途。其实我认为，诠释疾痛经验的故事，是医生的核心工作，虽然这种技巧在生物医学训练中已经退化萎缩。我这里所说的与我想要告诉医学外行人的是同一个主题：疾痛是有意义的；了解它如何产生意义，就是了解关于疾痛和医治，或许还有关于人生的一些基本事实。而且，对疾痛的诠释必须由患者、家人和医护人员一起参与。治好本身就是辩证的，也就是说，治疗使医疗提供者进入不确定的、恐惧的疼痛和病残世界，相应地也把患者及其家人引进同样不确定的治疗行为世界。这种相辅相成的关系既增强了治疗，也使治疗和疾痛成为道德教育的难得机会。现代医疗系统变迁的一个副产品，即是千方百计地将医护人员的注意力从疾痛经验中驱赶出去。因此，这个系统助长了慢性病人与他们的专业医护人员间的疏离，也促使医护人员荒谬地放弃作为医治者的这种艺术。这种艺术是最古老、最有效的，而且也是最富有现实生活回报的。

本书的结构，是围绕着我在以上段落勾勒的目的展开的。导言性的头两章阐明了一个分析坐标法，用以评估疾痛的意义。接下来的十一章中提供了对慢性病患的特殊疾痛经验的详细叙述。这些病人都是我在临床研究中或治疗中的案例；每一章都突出疾痛意义的一个不同方面。最后三章把讨论的重点从患者及其家属转向医治者。我希望它们能成为慢性病治疗的指南，并成为对医学院教育及学生毕业后训练的改革方案，以利于促进这类治疗。虽然在当前的医学界，有太多的成就值得赞美和推荐，然而，对慢性病的治疗和护理则不太成功。最后一章颇具挑战性的标题意在表示，一旦把疾痛经验的意义作为出发点，我们对医学的现有理解就会受到质疑。

对我与患者或医生谈话的引用，都依次加了注明。在第三到十四章中，我广泛地引用了这类谈话。大约有一半的谈话，直接来自我的临床和研究的访谈录音；另一半则是在访谈时，用我自己的速记方式记下来的。我的笔录对停顿、语调的改变，或“啊”、“嗯”以及其他语气词，都忽略不计。当有人插话时，记录中也不显示。因为我注重的是使文字通顺易读，所以在把录音转成文字时，我也把插入性的成分都去掉，除非它们在当时对当事人有重要的意义。这本书面对的是广泛的读者群，不是为一小群专家写的。因此，书中引用的话已经作了修改——或许说，浓缩与简化更为准确——但两者只取其一。为了保证患者和医生的匿名，我不得不去掉和改动了一些可能使他们曝光的资料。当我这样做时，我注意采用有相似问题的患者的资料，为的是使这个改动不致影响整个患者群体经验的真实性。

阿瑟·克莱曼，医学博士

于马萨诸塞州，剑桥，1986 年至 1987 年冬

致　谢

此书的大部分是我在1986年的哈佛大学学术公假期间写的。我要向那些使我有时间潜心从事写作的个人和机构表示深深的感谢：哈佛医学院社会医学系主任利昂·艾森伯格、哈佛大学人类学系主任斯坦利·坦比亚、剑桥医院精神科主任迈伦·贝尔佛、哈佛医学院院长丹尼尔·托斯特森，以及哈佛大学文理学院教职员会长A·迈克尔·斯彭斯。来自洛克菲勒基金会、国家科学基金会、社会科学研究会，以及与中华人民共和国国家科学院合作的学术委员会的资金，支付了我在波士顿和中国对慢性疼痛和其他慢性疾痛患者的研究费用。一些对慢性疾痛患者的描述是在实用的原则下，为患者/医生研讨会的学生汇集教师的资料而写的，这种研讨会是哈佛医学院在医学教育中勇于创新的新途径，我的那些写作得益于学生和教师同僚的尖锐评论。在剑桥医院和华盛顿大学医院，教授住院医生基础医疗和精神病学的那十年，使我对慢性病对医护人员造成的问题了解更深。通过在国家精神健康研究院对博士后和攻读博士学位的研究生的指导工作——临床人类学应用研究课程，我拓展了对医疗和护理的人类学背景的认识。对慢性病人（及其家属）的研究，特别是医护工作，教育了我，使我得以理解此书中所写的大部分内容。我在此谨向这些患者及他们的家人致以诚挚的感谢。

关于本书主题的特殊见解，来自我本人的慢性疾痛（哮喘）经验，以及两位杰出医师对我的悉心治疗。

我要感谢弗朗西斯·齐默尔曼教授和S·B·拉米夫人给我的家人和我提供了适宜的环境，使我能在法国度过一次成功的公休假。

我还要向基础出版社的三位编辑致谢：为史蒂夫·弗雷泽仔细敏锐地阅读原稿，为若拉·希利·林奇的精心编辑，也为保罗·戈洛布对此书整个印制过程的监督工作。

在过去的几年里，我有幸与助理琼·吉莱斯皮一起工作，她工效极高，为此书处理了大量具体事务，但我最想感谢的是她的忠诚，以及她为我们办公室带来的温馨。

想为广大有文化的读者写书的念头，已经在我脑中转了好几年了，然而，我觉得真正写起来，比我想象的困难得多。就像在其他许多方面一样，是琼·克莱曼支持我坚持下去，不放弃、不退缩。

第一章　症状和异常的意义

凡真实的，就有意义。

——迈克尔·欧克肖特（［1933］1978，58）

对很多美国人来说，疾病就是身体出了毛病，其意义不外乎定义它的一套病理机制。即使癌症的病理机制并不完全为人所知，许多人对它的理解，也常常只限于此。然而，另一些人对癌症的意义的理解，往往超越了它的病理机制和医学界最终治愈它的能力。对这部分人来说，癌症可能与资本主义的罪恶有关，也可能是某些科技滥觞惹的祸，还可能与个人的郁郁不得志相关联。我们生活的社会是复杂而多元的，人们对待疾病的态度和处理方式也各不相同。但两个基本要素是必不可少的：其一是对医药现存或潜在洞察力的信心；其二是个人的责任和义务。

——查尔斯·E·罗森堡（1986，34）

疾痛与疾病

在本书中，疾痛（Illness）和疾病（Disease）这两个词的涵义有根本的区别。当我用疾痛这个词时，我意在表现人的难以避免的病患经验：可怕的症状、苦楚和困扰。疾痛指的是病人及其家人，乃至更广的社会关系，是如何接受病患事实，带病生活的，又是如何对付和处理病患的症状以及由之引起的各种困苦烦恼的。[1]疾痛指的是种种鲜活的经验，是病人对疾病引起的身体异常和不适反应的切身感受，例如哮喘、腹部绞痛、鼻塞、关节疼痛等。疾痛经验也包括病家对这些身体不适反应的琢磨估量：是问题不大，还是问题严重，以及是否需要诉诸医治。疾痛经验还包括用外行人所能接受的常识，对这些病理生理反应带来的苦痛困扰进行排查解析。另外，当我们说及疾痛的时候，当然也包括患者自己对如何尽力对付困苦，解决由此造成的实际生活问题的态度和看法。疾痛作为行为，也是治疗的开端(例如，病人试图改变饮食和行为习惯、吃偏方、休息、锻炼身体、服用成药，或者现有的处方药)，继而病人会决定去医院，或者寻求其他替代医疗的渠道。[2]

疾痛的主要问题在于，症状和病残会造成日常生活中的大量困难。譬如，我们可能无法上楼到卧室休息；或者，我们工作时，腰酸背痛会让我们分神，影响工作效果；头疼会让我们无法集中注意力做家庭作业或者家务，因而导致成绩下降和挫折感；或者有些疾病引发的性无能会

① 在本书中，*病人*(sick person)和*患者*(patient)是可互换的。然而，事实上，就本书的观点来看，前者比后者更确切。(在英文里，后者是医患关系中的病人角色，是医疗服务的对象。——译者)对那些患有慢性病的人来说，他们主要的角色是患病的家庭成员，生病的职业人员和染病的自我。病人作为这些角色的时间，远比在医院里作为医疗对象的角色多得多。后一种角色总是与白晃晃的医院和诊所相联系，似乎弥漫着消毒水的气味；也令人脑际浮现他们接受治疗时的被动客体形象，在医生面前一脸诚惶诚恐，只有顺从的份。在这本书里，我要强调病人的主体性，强调他们是疾病治疗与护理的积极主体。事实上，大多数慢性病的治疗是自我治疗，大多数的治疗与护理方案是要靠病人及其家人自己拿主意的，而不是医护人员作决定。如此看来，*病人*这个词，用在我要提倡的医疗护理模式里会更贴切。对慢性病的治疗与护理更像是(或者，更应该是)病家与医方结成联盟共同与病魔作战，而非仅仅是医生代表患者的独断行动。患者和施医者彼此互有责任，这一观点，将在第十五章中叙述我的医护模式时详细讨论。尽管有这些合理的理由，避而不用*患者*这个词，总还是很不自然的。所以，这两词我都用。它们可以相互替换，都意味着多些病人的主体性，少些作为医疗对象的客体性。

② 也译作非主流治疗。在美国，中医属这类治疗。——译者

导致婚姻破裂。有时候，我们可能会很愤怒，因为别人无法知道我们所承受的痛苦，不能客观地体察我们病残的真实性。于是，我们会因觉察到别人并不相信我们的抱怨，而气愤沮丧、压力重重，不知如何才能证实我们正在经历的痛苦。我们也可能因为觉得自己的病没有希望痊愈而变得意志消沉；抑或，因为恐惧死亡或害怕变成“废物”、“包袱”而抑郁沮丧。我们还难免会为失去的健康、病恹恹的面容而懊丧，为一落千丈的自尊心而伤心掉泪，或者为疾病引起的肢体残缺畸形而感到羞耻。所有这些都是疾痛问题。

地域环境的文化倾向（指我们在一定的生活环境里业已形成的思想和行为方式，以及延续这一生活环境的社会结构）影响着我们如何理解和对待疾痛的传统共识。所以，我们可以说，疾痛经验总是受到文化的影响。这听起来似乎有些荒谬，但生病的行为方式确实有正常（被我们的社会认为是合适的）或不正常之分。然而，对疾痛处理方式的传统共识不是固定的。在不同的社会环境里，在特定的人际圈子中，什么是正常的，什么是不正常的，会通过舆论、交涉、协商而改变。经受疾痛时的不同行为方式，还取决于个人特殊的生活经历。所以我们还可以说，疾痛经验总是独特的。

患者及其家人去医院或诊所就诊，无非就是去向医生抱怨疾痛。而正是他们用本地的习惯用语说病道痛，使患者和医生在最初接触时有了相互理解的基础，因为医生也已经与某种疾痛的集体经验有了接触和联系。然而，疾病则是医生根据病理理论解释和重组疾痛时提出或发明的。训练有素的医生，透过各自特定的专业理论滤光镜，从患者的疾痛经验中看到的是疾病。也就是说，患者及其家人抱怨的疾痛问题，在医生的头脑中重组简化成狭隘的科技议题，即转化为疾病问题。对病患者来说，问题在于疼痛会干扰工作，甚至导致失业；自吸收患者的严格控制饮食以及肠胃严重不适，会加重他们的学业压力；或者心脏病的突发，可能会导致他们对死亡的恐惧，由此引起社交行为退缩，甚至离婚。对医生来说，问题则完全不同：如果血糖升高，他们需要诊断是否需要注射胰岛素；如果有不明原因的器官疼痛，他们需要进一步化验确诊；如果有抑郁症状，他们需要确定病人是否应该服用抗抑郁剂。这些医治者，不管是神经外科医生、家庭医生、脊椎按摩师，还是最新一代的心理医生，都是用某种专业术语和疾病分类法解读健康问题，提出一个新的诊断单位，一个新的“它”——某种疾病。

从医生观点来看，疾病才是问题所在。在生物医学的模式里，如果用为数有限的生物学词汇来定义疾病，那么它仅仅是一种生物结构或者生理功能的变异。当胸口疼被诊断为可医治的急性大叶性肺炎时，这种生物归纳法应该被看作是一次巨大的成功。然而，当胸口疼被诊断为慢性冠心病，需要长期服用钙拮抗剂和硝酸甘油时，这种生物学的简化法就不应该被看作是成功的。因为在这里，患者的恐惧、家人的困扰、工作和疾病的冲突，以及由之引发的性无能、经济困难等都被简化掉了，没能得到应有的关注。在基础医疗领域中，内涵更广的生物-心理-社会医学模式正在发展。根据这种医学模式，疾病是联结身体、自我和社会的无形网络的具体体现（参见 Engel，1977）。在生物医学的模式中，冠心病被简单地解释为冠状动脉阻塞。而在生物-心理-社会医学模式中，它就被解析为多种因素互动作用的结果。这些因素包括：心脏和血管的循环过程问题（比如高血压或者冠状动脉供血不足）、心理状态问题（比如恐慌或者消沉），以及生活环境因素（比如中年危机、婚姻失败，或者父母中有人死于相同的疾病等）。可见，当医生将疾痛经验整理诊断为某种疾病的时候，有些基本的慢性疾痛经验被忽略了。因为这些慢性疾痛经验不包括在临床医疗的对象范围内，医护人员既没有责任，也没有正当的理由，对它们作任何干预。那么，衡量医治效果的单一的标准——病情是否有所改善的说法，就会与病家关于疾痛问题是否解决的说法相混淆。

如此看来，在对无法完全治愈、无奈与疾痛共存的慢性病患者的临床治疗中，实际上存在着潜在的冲突之源(有时，这种分歧是现实的)。

为了更完整地说明这个问题，除了*疾痛*和*疾病*以外，我还要引进第三个术语：*病态(或疾患态势)*(Sickness)。这里我把它定义为某种疾病患者群体与宏观社会(经济的、政治的、制度的)势力的关系的总体特征。譬如，当我们说肺结核和贫困相关联、长期营养不良的人群更容易染上肺结核的时候，就是在分析肺结核的疾患态势。同样，当我们谈论烟草工业及其政治支持者们对肺癌在北美流行应负责任的时候，也是在描述肺癌的疾患态势。不仅是相关的研究者，就连病人、病人家属，以及医疗工作者们，也会从疾痛探究和推断疾患态势中，将疾痛经验看作是政治压迫、经济剥削，以及其他人类苦难等社会根源的一种反映。

疾痛的程度和后果显然各不相同。有些是短暂的，只是极小地干扰了一下我们的日常生活。有一些却叫人备受煎熬，需要较长时间逐渐解脱。而我们在这本书里讨论的那些疾痛是不可能完全治愈的。另外，慢性疾痛后果的性质也有很大的区别。有些会导致严重的生理功能丧失，使患者完全残废；另一些虽然不会使人残废，但往往最终导致患者家庭一贫如洗、精疲力竭，不得不要求将患者收留在专门疗养机构；还有一些疾痛会最终导致死亡。让我们来看看下面几个例子：一个花季年龄的少年，却四肢瘫痪，要靠呼吸器才能呼吸，需要二十四小时医疗仪器帮助，才能维持基本的身体功能和生命活动；一个患了哮喘病的商务专员，只有家人知道他的病。私底下，他必须尽量减少自己的娱乐休闲活动，连亲子活动和夫妻生活也很大程度上受到限制；一个刚做了乳腺癌手术的年轻妇女，先是万念俱灰，觉得自己的尊严也像被切除了的乳房不复存在，继而又麻木不仁，因为癌细胞转移的症状，预示死亡之剑已悬在自己头上。在第一个病例中，疾痛引发的问题是生活能力的完全丧失，伴随心肺功能随时可能消失的威胁，以及对不间断的治疗的依赖。

对第二个病例来说，疾痛问题可能源于病人羞于自己脆弱而又无能为力的感受，因而不得不生活在两个分离的世界——工作时必须保持健康的形象，而在家里，病态才是正当的。对于第三个病人来说，疾痛问题显然就在于，它造成生理缺陷并导致最终死亡的威胁。

慢性疾痛通常会在恶化和抑制状态之间摇摆。也就是说，在一段时间里症状会加剧，而在另一段时间里，不适和异常会缓解。如今，大量的研究结果表明，有些心理和社会因素常常会对疾痛趋向恶化起决定作用。这些心理因素包括无奈、焦躁和放弃；社会因素包括生存严重受威胁、社会支持遭损害以及压抑的社会关系，它们助长了造成心理-生理不平衡的恶性循环(Katon 等人，1982；Kleinman，1986)。反之，疾痛向抑制状态的转变(指一种内在的健康改善系统，它尚未得到足够的研究和重视)似乎常常与社会支持的增强、自我效能感的提高，以及重新燃起的希望相联系。在疾痛缓和阶段，病人的焦虑和抑郁也有所减轻。病人自我掌控的感觉的增强，往往是由于接受了切合实际的医疗思想，也就是说，以护理和减轻病残的实用医疗观念取代治愈疾痛的神话。

当然，疾痛从恶化向抑制状态的转变，或者相反方向的转变，并不必定是社会心理作用的结果，而常常是生物变化直接引起的。因此，病情加重或缓解的原因通常是不确定的。令人遗憾，这种事实助长了忽视社会心理力量的倾向，人们甚至把明显的社会心理因素也排斥在改善病情的力量之外。结果，医生、病人和家属一起拒绝正视这个事实：悲观消极的社会心理因素是慢性疾痛的致命共谋。根据我的经验，它们对疾痛转变的影响作用巨大；结果使疾痛恶化，也不足为奇。

疾痛的意义

就如我在上述病例中提到的，疾痛在数种不同领域内有其不同的意义。每种意义都值得探讨。从人类学和临床医学的角度来看，疾痛的意义是多义的、含糊的。疾痛经验和恶性发作衍生(或掩盖)的问题通常不是单一的，所以有些意义是潜在的，而不是实际问题；另一些意义只有在长期异常的过程中才会显现出来；还有一些则会随着病人的情况和关系的改变而发生变化。由于在许多生活领域里，疾痛引起的问题极不明确，疾痛的意义也不免是相对的。因此，根据眼前的问题，它们有时被这样运用，有时又被那样援用。慢性疾痛并不是患者经验中恶性发作事件的简单相加，而是特定发作和长期过程之间的交互作用。慢性疾痛的经验轨迹不可避免地融进个人的生命旅程，对其作用深切，以致疾痛成为人生中不可分割的一部分。要解析疾痛的意义，首先需要理解疾痛的连续性和转化性。

对疾痛意义的解析与社会关系紧密联系在一起：病人与其配偶、子女、朋友、医护人员，或者是与患者本身的关系网。正因如此，疾痛的意义常常笼罩在一团迷雾之中，因为这些关系本身就是说不清道不明的。但是在漫长曲折的慢性异常过程中，病人、他们的亲人，以及医护人员都会渐渐觉察到，疾痛处理中传递出来的意义能够导致症状的恶化或抑制，也可能增加或者减少病残，还可以阻碍或者促进治疗。然而，这种觉察和认识往往没能得到考察核实，一直是隐性现实的无声标志，通常不被直接处理或者完全不被提及，其原因我将在下面论及。疾痛的意义与许多情感问题紧密相连，也与大量的利益问题相依附。

社会现实是如此既定、有序，所以我们不会经常分析研究我们的社会环境结构，更不会经常考察疾痛的意义。事实上，医学培训课程和医护执行机构的日常体制，极度唯物地追求疾病的生物机制，把对疾痛意义的考察排除在外。这种体制转移了医生、病人及其家属的注意力，忽视了为病人解析显然存在的疾痛意义，也因此妨碍了他们对生活中困扰他们、但也有可能处理的问题的认识。在生物医疗体系里，对症状的控制完全诉诸以“硬科学”自居的科技手段，过高估计它的作用，从而取代了被视为“软科学”的社会心理考虑，低估了它的作用。这种有害的价值转换是现代医学的一大败笔：它削弱了医治者的治疗能力，使慢性病人更无望无助(详见第十六章)。为了对医疗体系改革引起认真的态度和兴趣，生物医学的这一败笔必须得到清算，这样，一种更有效的医疗体系就不再遥远。

有证据显示，通过探究个人疾痛的特殊意义，有可能打破疾病引起疾痛，疾痛又反过来加重病情的恶性循环；解读疾痛意义还能够帮助我们对病人提供更有效的医护，并有助于舒缓因病残引起的挫折情绪。把解读疾痛意义作为临床治疗的基本工作，甚至有望将病人和医生从压抑的“体制铁笼”中解放出来。这种体制过分病态地专注疼痛的生理过程，过于狭隘地依赖技术，因而漠视治疗的人性化。在第十五章，我将推出一种实用的临床方法。运用这种方法，医治者可以(也应该)对慢性病人提供更有效和更人道的治疗和护理。这种变革的医疗方法根植于医疗保健观念的更新：(1) 医护人员对生存的苦难经验应该作设身处地的、同情的见证；(2) 医护人员应该积极有效地处理构成长期性苦难的社会心理危机。医生的工作应该包括细致地诱导和启发病人及其家属诉说他们的疾痛故事，对描述长期境况变化的微型民族志加以整理组合，同时与辅助的外行人的护理观念进行广泛的沟通协调，决定给慢性病人提供什么样的简单精神治疗，因为多种持续的威胁和损伤常常使他们沮丧、焦躁，甚至恐慌。

因此，至少可以说，研究疾痛意义的理由是能够更好地帮助病人、家属和医护人员。固然，这种帮助可能不是每次都奏效，甚至还可能不是惯常地有效，但常常足以造成显著的不同。

意义之一：症状

我们把作为疾病症状的表面征兆看作是疾痛的第一种意义，这显然是顺理成章的。症状(例如背痛、心悸、气喘等)通常直接、实在、传统地意味着某种病残或是身体出了毛病。这种不证自明的意味很容易被大家认为是“自然而然”的。然而，在特定的文化中，对什么是“自然而然”的意味有其约定俗成的共识；在不同的社会群体中，对什么是不证自明的意味，也常常存有歧义。症状的意义是特定地域文化系统中标准化的“真理”。这是因为，症状意义的甄别分类是在当地生活环境中进行的，在这过程中发现是真实的，就被看作是自然的。也就是说，我们把生活中的一些常识看作是理所当然的——乳房里发现肿块可能意味着癌症；在高温情况下慎喝冰水；晒得黝黑的皮肤象征着健康；瘦比胖好；每天一次成形的大便是正常的。这些常识有助于人们建立对什么是疾患的共通理解。同时，在这些常识基础上，当有人通过当地人们惯用的手势、面部表情、声音、语调以及话语来表达疾患经验的时候，人们也就能够理解他们的意思。

比如说，当我们说疼痛的时候，身边的人会懂得我们在说些什么。然而，即使是表层的意味也会相当微妙。比方说，在不同的文化背景和历史时期，对“头疼”有着不同的表达方式。而这些不同的表达方式也会影响病人周围的人对病人作出的反应。让我们来看看北美人对头疼的不同抱怨法：“我头疼”；“我头好疼”；“我头疼欲裂”；“我有偏头疼”；“我这只是紧张引起的头疼”；“觉得太阳穴又胀又沉”；“感觉像是额头有一箍在收紧”；“我鼻窦痛”；“头皮觉得刺痛”；“当我转动我的头时，感到眩晕，就像一块黑缦在眼前一晃而过”。上述的每一种表达都给直白的“头疼”添加了疼痛程度的深浅和特点。在慢性头疼病人的生活中形成的主要词汇，对疼者和家人有特殊的涵义，不是外人所能译解的。个人使用习惯用语和专门术语来描述疾痛的能力各不相同。有一些人更善于表达，遣词用字、绘声绘色的能力强些，这就有助于他们得到需要的帮助，或者避开他人得到独处的空间，或者宣泄愤怒、掩饰羞耻等。

症状的第一层意义隐含着社会公认的关于身体和自我、两者彼此间关系的知识，以及它们与我们私密生活关系的认识。对西方人来说，身体是一个独立的实体，它像机器，是物体，是“它”，是与思想感情相分离的客体。但对很多非西方社会的人们来说，身体是一个开放的系统，连接着自我与社会环境；在浩瀚宇宙中，身体是相互作用的元素之间有生命力的平衡点；情感和认知贯穿于生命活动的过程中；身体本身不是个人生活中世俗化了的隐私领域，而是神圣的社会中心论世界中的有机组成部分，是参与同他人沟通和交流的系统(包括与神的沟通)。

例如，中国人的传统观念认为，人体是与宏观世界——社会，乃至天地宇宙相互感应的微观世界(Porkert，1974)。人体的“气”(生命能量)被认为与周遭环境中流动的气是相和谐的。阴和阳是构成身体本身的成分，它们相反相成，对立统一。同时，它们也与构成社会群体和自然的阴阳交互感应，相互影响。情感与构成身体的阴阳有密切的关系，因此也与气候、时间、地理环境以及社会政治秩序密切相关联。对于疾痛的看法就是构建在这种整体性的辩证观点之上的。

在印度，人们认为，身体本身在与社会的相互作用中会被物质和象征标志所渗透(Daniel，1984)。在以“干净”和“不干净”分类的社会环境里，健康是体液与构成外部世界的成分之间的一种平衡，而这种平衡是通过饮食和等级森严的社会关系的调节来达到的。他们认为，孩子如果与月经经期的母亲接触，就会受到污染，因为经血被认为可以通过接触渗透到体内(Schweder，1985)。这就像如果吃了来自低于自己地位阶层的人的食物，也会从内部污染身体一样。身体还可以被超自然的和神秘的力量所渗透。

在纳瓦霍人[①]看来，无论从美学上还是从道德上，身体与他们生活在其中的自然景色完美和谐（Sandner，1979；Witherspoon，1975）。身体象征着自然风景，自然风景也象征着身体。类似的观念也可以在中国社会（Unschuld，1985），以及许多其他社会中找到。在这些文化中，身体不适的怨诉也是道德问题：它们是身体与社会关系、文化风气不和谐的表象。我们从希波克拉底的医学文献中可以发现，类似把身体、自我和世界联结起来的辩证统一观点，在古代西方社会也是存在的，虽然有些概念不尽相同。

社会属性常常在生命过程和身体经验中留下深刻的烙印。有时候这种烙印是直接的。譬如，割礼节仪式或者其他各种各样的肢体毁损（尿道切开、刺身、阴蒂切除术、手指关节切断手术、划痕、放血等），都意味着人生的转变，或者标志着成为某个群体的成员，或者表明某种身份。在澳洲土著人中，每个人都把自个的图腾在特定的仪式上刺刻在身上，每个人都有一个刺刻在皮肤上的名字，它标志着他/她所在的族群和个人身份（Warner，1958；Munn，1973）。社会经验就在我们感觉与体验我们的身体的状况、并向他人显示的过程中具体化（Turner，1985）。同样，在早期欧洲，穿紧身胸衣的女人身体，也很能说明那个年代特殊的妇女观和妇女的社会角色。在许多社会中，女性总是跟左边身体联系在一起——左边身体常常象征着污浊、黑暗、潮湿、邪恶动机，以及一些和男性（右边）身体相反的特性——这意味着，身体经验也像社会等级分类一样，与性别的道德意义相联系（Needham，1973）。在北美文化中，人们相当看重保持肌肤光洁无瑕，去除体味；欣赏青春胴体，性感的体形和姿势。这种人体时尚标准，已成了资本主义社会里无孔不入的商业

① 美国最大的印第安部落。——译者

化价值观之一。与其他所有文化系统一样，这种文化倾向引导个人注重身体和自我经验，以族群的秩序和期待定位。事实上，通过这些具体的价值观，社会控制被内在化，政治意识形态被物化，成为肉体的感觉和生理的需要。因此，要想理解症状和疾痛如何会有意义，我们首先应该理解规范的人体观念与自我、与生活环境之间的关系。这些构成地域社会体系的综合层面影响着我们的感觉和感受，引导我们如何看待世俗的身体病变，以及如何诠释这些感觉、感受和病变。

我们并不是完全从头开始探索我们的身体和内在世界。每个人都知道监控自己身体的生理变化，也能用一定的习惯语言(口头的和非口头的)来表达自己的身体状态，包括疾痛的症状。人们吃饭、沐浴、笑、哭的方式各种各样，一些日常人体功能(吐、咳嗽、撒尿、排便、月经来潮等)的表现也各不相同。而这些正常的生活活动的方式会影响表达疾痛的习惯用语(Nichter，1982)。我们知道如何判定疼痛，并对它做出反应；也知道如何归类和表述自己身体的官能障碍。那些描述疾痛的习惯用语也常常被用来形容我们碰到的其他麻烦。胸部不舒服可能意味着焦虑、心绞痛、肺炎，或者亲人丧亡、极度悲痛。紧张性头疼可能表现多种状况：从极度疲劳、慢性颈椎炎、急性上呼吸道感染引发的苦恼、糖尿病的恶化，到许多生活状况的悲哀后果，比如失业、压抑的工作环境、彻底失望或者无可挽回的婚姻关系，等等。通常，一个谈论身体不适的习惯用语可能同时表达多种苦恼。当生理上的压力，或一种慢性疾病构成一定的生物基础时，就会产生特定方式的身体不适抱怨(包括衰弱、呼吸急促、胸闷胸痛，或腹疼)，它也可以被用于表达各种痛苦烦恼。因此，从本质上说，这些抱怨是生理、心理和社会意义的紧密集成(Kleinman，1986)。

疾痛的习惯语言是从介于生理变化与文化类别，身体经验与社会意义之间的动态方言中提炼出来的。在塞皮克地区的新几内亚岛土著人社会里，病人用戏剧性的退隐来表达疾痛（Lewis，1975）。病人用灰尘和污物覆盖身体，拒绝食物，保持与世隔离，用这些方式表示自己剧烈的疾痛感觉。在有些文化当中，疾痛的习惯表达方式比较公开和世俗化，而在另一些文化中，病人也许会保持不以苦乐为意的沉默。譬如，在印度的一些群体中，种姓制度隐喻病人“干净”还是“不干净”，从而决定他的疾痛诉说方式：应该对谁诉说自己的症状，应该接受谁的食物和医药。在传统的婆罗门社会里，月经期的母亲害怕自己可能污染到儿子，即使儿子生了病，她也不能接触他，她还会告诫儿子不要靠近自己（Shweder，1985）。在印度和其他一些社会当中，疾痛行为和医护，也体现在食物分享和饮食方式中（Nichter，1982），调节饮食以利于纠正公认的体液不平衡；病人的亲人或朋友会集聚在一起，为患者的治疗打听和收集偏方和土方，成了外行的医疗群体（Janzen，1978）。在一些较小的、未开化的部落，比如，阿拉斯加的因纽特人和新几内亚岛高地的卡鲁利人，群体成员间公平的互惠是这些社会的主要结构原则，自然，对疾痛的处理也是遵循这种原则（Briggs，1970；Schieffelin，1985）。在这种社会中，如果某人为别人做了些什么（或者应该做些什么），那么他的受惠者应该做同样的事作为回报，只有这样，受惠者才能得到以后的帮助。

在北美社会中，人们也有这种约定俗成的人体观念，以及对自我和症状结构的习惯认识。但是，由于北美社会的显著多元化，太多不同种族和宗教背景的人共同生活在同一个社会，他们的教育、职业，以及经济背景都大相径庭，我们必须把普遍接受的大众文化意义与只存在于某个人群中的文化意义区分开来。这样，在我们运用当地社会的知识和关系，分析如何看待症状时就会更切实，因为它们可能彼此根本不同。这些地域环境的共通意义，在不同阶层的个人中会受到商议斟酌，因为大家都想让别人了解自己痛苦的深重，都需要寻求更多的帮助资源。有些地方社会成员可能会否认自己的异常症状意味着什么；有些人则可能夸大症状的意义，以谋取医护。显然，每个人表达苦痛困扰的修辞技巧和习惯方法都是不一样的(Beeman，1985)。

对疾痛的大众理解影响言语的和非言语的沟通。也许面部表情、肢体动作，以及发声的苦痛表达已经有足够普遍性，能让其他社会里的人知道这是难受的表示(Ekman，1980)。但是因为过去经历不同，眼下关注的重点不一样，以及实际应对疾痛方式的差异，在表达上也会有些微妙的区别。在当地，这些特殊细节的意思是尽人皆知的，但对于那些对当地生活一无所知的外来人来说，它们的意思就含糊难懂了。而且，这些特别的习惯用语还会反过来影响对疾病苦痛的经验(Good，1977；Kleinman and Kleinman，1985；Rosaldo，1980)。

当我听到你说，你的头疼是一种偏头疼，或者是由于“压力”太大引起的紧张性头疼时，或者，当你把头疼形容为“糟透的”、“可怕的”、“像被重击似的”、“悸动的”、“掘钻似的”、“头脑作痛”、“头像要炸裂一样”、“疼得天旋地转”、“压抑的”、“疼得要命”时，我会从中解读你的一些情况，你的感受以及你希望我能感觉到它(同时，你也会解读你自己用来诉说疾痛的语言，以及我对你这些诉说作出的反应，而这种解读也会影响你的症状)。我们对症状术语的表面含义，有着如此广泛的多种理解，这就是文化差异的证明和传承(比如，尼日利亚的精神病患者经常把头疼描述成像好多蚂蚁在脑袋里爬行，这样的怨诉方式是他们文化所特有的［Ebigbo，1982］)。或许，我不能清楚地理解古希腊的盖伦医学理论的热的身体状态和冷的身体状态，以及体液的平衡与不平衡在西方民间文化中的确切涵义，但如果你说受了“寒”，需要喝点“热”东西来驱走寒气，而且要穿得“暖”和点以防止“寒”气入侵造成感冒，我就完全明白你的意思。可见，我们的理解是建立在一个宏大的文化习俗基础之上的。生活在这个地域文化之外的人没有当地人的常识，自然就不容易理解为什么那里的人说，“受寒要多吃，发热要挨饿”

（Helman，1978）。

不过，症状的这种表层涵义显然也有极大的不确定性。譬如，当你说“我的头正在裂开”时，我不能完全确定你的意思，因为我对你没有足够的了解：一般来说你是坚强忍耐的，还是歇斯底里的？你通常会过分担心自己的健康，或者喜欢夸大其词？对你的习性的了解，会直接影响我如何解读你的疾痛抱怨。也就是说，我们已有的关系将影响我对你的抱怨做出何种反应。我们的关系包括过去我们对类似情况是如何反应的，还有我们对病情现状的共同理解。在慢性病的情况下，这种关系还包括对过去无数次抱怨的反应方式，以及由此形成的局面。我对你的苦痛抱怨的解读方式，就是从你得病的时候起，在日复一日的相互作用中形成的。事实上，你的疾痛抱怨的惯常用语，已经成为我们间沟通语言的一部分。因此，就连症状，它的表面意义都深植于构成我们日常生活环境的社会意义和人际关系之中，也包括重新塑造我们自己的交互作用。这使得浅显的症状诉说成了蕴涵丰富隐喻的系统，对许多其他方面的沟通都有用。

理所当然，症状的意义就成了医生诊断的语义学。对医生来说，患者的抱怨（疾痛的症状）必须被译解成疾病的征兆或迹象（例如，患者说的胸口疼，在医生看来是心绞痛——冠心病的迹象）。诊断完全是语义学行为：分析一个符号系统，继而转译成另一个系统。疾痛抱怨也可以被解读为综合征（或症候群）——在一段时间里一组症状一起出现——它们的关系意味着某种异常。临床医生在其中探测和寻找特殊病症的迹象——那些可观察的蛛丝马迹是通向看不见的病理学的线索——从而确定一种特定的疾病。这种临床诊断的解读或诠释偏向，意味着病人和医生之间相互作用的结构是审讯式的（Mishler，1985）。病人怎么想并不重要，重要的是他们怎么说的。既然在初步治疗中，百分之八十的诊断仅仅依据过去的病史，那么患者的既往病历（医生根据患者口述的症状组合而成的报告）就是决定性的（参考 Hampton et al，1975）。在病历中，所有患者对疾痛的抱怨都被记录成文，由医生解译作出诊断。然而，医生却没有受到过对特殊的意义系统作自我反思式解读的训练。他们从医学院毕业时被培养成天真的现实主义者，就像是达希尔·哈米特笔下的萨姆·斯佩德[①]。他们所受的教育使他们相信，症状仅仅是疾病的线索，是"自然"病变的迹象，是被发现或被揭示的生理实体。他们很少受到这方面的教育：只有通过社会建立的分类范畴才能认识生理病变，而这些社会范畴同生理异常一样，制约着人的经验。这种思想方式更适合自然科学的确定智慧，而较难适合医学专业的敏感的怀疑主义。

结果，医生被教育成只专注于"真正"的疾病实体，拘泥于它的自然过程和明确的、可测量的结果。他们自然会觉得慢性病混乱没有规律，甚至威胁他们的专业技术。他们所受的教育要他们对患者的疾痛陈述，以及他们对症状的因果意见保持怀疑，从而认为，固然患者的叙述和解释可能象征或指明了一种病理现象，但也可能误导他们的诊断。专科医生的这种不屑从患者的主观陈述中发现疾病的线索，直到那些症状可以被量化，变得较"客观"了才作判断的诊断方式，会拖延慢性病的医疗，致使进展缓慢。不难料想，慢性病患者成了医疗保健系统中的问题患者，他们和医生之间相互都觉得对方有问题、不如意。疾痛经验还没被列入生物医学专家的专业范围，对他们来说，疾痛经验只会把生理病变的踪迹弄得模糊不清。其实，对于慢性病人的医护者来说，如果要提供有效的治疗，疾痛经验恰恰是医护的本质要素，是"疾痛存在的标志"（Wagner，1986）。将患者的疾痛经验纳入正统的职业范围——认可这种经验，同情地审核它，是照顾慢性病人的重点任务。但是，这又是一种特别困难的工作，因为慢性病需要经常不断的、坚持不懈的医护。

① 小说《马耳他之鹰》（*The Maltese Falcon*）的主人公。——译者

在漫长的疾痛过程中，对疾病症状的诠释，就是对意义系统的变化的解读。而这些意义具体体现在生活经历中，只有从民族志的角度收集社会关系背景资料、它们的相关本质，以及它们的变化轨迹才能真正加以理解。

意义之二：文化涵义

疾痛的第二种意义，是指某些症状和异常在不同的时代和社会中被烙上了文化特征的印记，这些特殊的症状和疾痛种类因此带有强烈的文化涵义。可以说，这种涵义常常是耻辱性的。北美人很少有亲眼看见或听到过麻风病案例的。然而，在西方社会的集体意识中，关于麻风病的传说是如此恐怖，因此很少有人会听说自己或者熟人患了麻风病，而不感到极其憎恶，惊骇莫名。难怪，这种让人闻之毛骨悚然的疾病名字已被改为不为外行人熟悉的“汉森氏病”。

在中世纪晚期，黑死病（腹股沟淋巴结鼠疫）曾在欧洲大陆上夺走了四分之三人口的生命。从此，黑死病成了邪恶和恐怖的象征。它被认为意味着：上帝的愤怒和惩罚、人类的犯罪和受难的堕落状态，以及升华为不朽灵魂的死亡（Bynum，1985；Gottfried，1983）。对一个共同体来说，不管黑死病被赋予何种宗教意义，它总会被这种疾病给患者和他们的家庭所带来的巨大的实际灾难性意义所淹没。一旦被认为患了这种疾病，患者家庭和邻居们都会被隔离，这些居民被认为是对社会的威胁，注定要受到驱逐和遗弃。在今天，*瘟疫*这个词，延伸出来的意义已经很小。这正好说明了意义是随着时代的变迁而改变的。福柯（1966）以西方社会的精神错乱为例子，说明某些疾病在病人身上留下的文化特性，会随时代的变化发生根本的改变。瘟疫流行病学的消失应该是这种变化的有力佐证。

在美国19世纪末的繁荣时代，个人的事业心和家庭责任常常发生冲突，从而诱发歇斯底里忧郁性麻痹症、神经衰弱症、神经焦虑症等。它们被认为是这个时代造成的凸显社会文化的病症，可以说是中产阶级中普遍流行的小恙。这与不适应社会快速变化的节奏有关，当时北美正处在18世纪的观念、农业或小城镇的悠闲生活风格向20世纪的工业资本主义文化的过渡中(Drinka，1984)。许多人，通常是资产阶级或者上流社会的先生和女士们，对这种巨大的社会变迁对他们的冲击和影响，不无忧虑。他们的症状被看作是社会成员为他们生活环境的充分现代化所付出的矛盾的心理代价。

我们再来看另外一种带有显著文化烙印的疾痛例子：巫术。在早期新英格兰的清教徒社会里，巫术指控的罪名凝结着许多那个时代的主要社会恐惧，包括越轨、自私自利、反社会行为，以及性欲等等的威胁。巫术表现为对妒忌和嫉恨控制的偏狂，代表了一种固执见解，即将所有人世的不幸和罪行都解释成为严厉的上帝制裁。在20世纪的非洲部落社会里，巫术象征着相似的困扰，皆源于妒忌、嫉恨和灾难，尽管在那里焦点在于人而不是撒旦恶魔。在非洲社会，巫术还传达了对威胁生殖繁衍和村庄团结的恐惧(Turner，1967；Janzen，1978)。在上述的两个社会中，巫术都成了恶性疾痛的主要解释模型。这些疾病无常而不可测，一如巫术本身。它还提供了一种神秘方式，试图对社会不公的困扰和非正常死亡施加控制。

在中国，几千年来，有几种被称为*疯病*的精神疾病，有着特别显著的社会印记(Lin and Lin，1982)。甚至在今天，精神错乱不但仍是病人自己的耻辱，而且也让病人全家蒙受耻辱。媒人说亲时，通常先要问清楚对方家族是否有患疯病的人。如果有的话，她就会把这个家庭排除在婚配的对象之外——在以家庭为中心的中国社会里，这是个大灾难。至今，不管是大陆还是台湾，甚至是在美国的一些传统观念较重的华人家庭里，精神分裂症和躁狂抑郁症患者仍会让家人觉得抬不起头，是会带来不良后果的祸根。在这样的家庭主义文化中，精神病患者的家人们宁愿病人被关在精神病院里，或者与家人分开居住。被诊断有精神疾病，对中国人来说实在是太恐怖了，以至于“神经衰弱”这种委婉的说法在20世纪80年代仍然在中国流行，而这种表达方法在西方社会和一些非西方社会早已过时。“神经衰弱”这个名称提供了一个正当生理疾病的标签，成了那些不上台面、难以接受的精神疾病的外衣。在1980年和1983年，我和夫人曾经两次在中国大陆从事研究（Kleinman，1982、1986；Kleinman and Kleinman，1985），我们发现神经衰弱还被用于表达其他一些大家心照不宣的问题，特别是一些严重的政治、工作和家庭危机引起的个人意志消沉和孤独感。在第六章中，我将会用在中国做调查研究时的一个神经衰弱症案例，详细说明疾痛的文化意义。这个中国案例是与19世纪末、20世纪初的北美和欧洲的类似情况做比较的绝佳材料。虽然这种典型的生理、心理、社会问题的纠集在不同社会中有其独特的具体表现，但也有很多例子表明，作为病态的“神经衰弱”的社会形象，传达了相似的意义。

在现今西方社会，最带有文化象征重负的疾病也许应该是癌症、心脏病，以及新的性传染病——疱疹和获得性免疫缺陷综合征（艾滋病）。首先，癌症——仍然是个十分险恶的问题。人类似乎还没了解它的发生规律，几乎不能控制它——这对20世纪后期美国社会的主流价值观是个直接的威胁。我所说的主流价值观是指把无章法的人类问题转化成有确定性结论的实践问题，可以用技术手段来操作，而不是转化成开放性结论的道德问题。癌症让人类十分不安。它提醒人们，我们生活环境中不可测性、无常和不公正的严峻存在，让人全面反省价值问题。它强迫我们正视这样的事实：我们对自己和他人的死亡无能为力。癌症也使我们对世界的解释的漏洞更显眼，使我们能在多大程度度掌控它的问题更尖锐。也许，更重要的是，癌症预示我们，必须从道德的意义上考虑“为什么偏偏是我得癌症？”这个科学不能解释的问题。癌症同时也使人们意识到看不见的污染的危险性，例如，电离化辐射、我们基本食物中的化学成分。这些威胁作用混杂着古老的污染恐惧，以及现代人工制造的有毒废料污染环境的灾难，揭示了我们对科技发展后果的失控。现在又有抗癌药物有毒的热议，这就使这种危险的阴影从致癌原因扩展到它的治疗。这也似乎是在暗示，生物医学的技术本身也是这种危险的一部分。

与以往的知识越多越安全的假定相反，似乎我们现在懂得越多，我们的环境就变得越危险。与癌症一样，心脏病似乎也牵涉到我们的日常生活方式：我们选择吃什么；我们喜欢做什么。它凸显了与经济发展的疯狂速度、科学技术的日新月异相伴随的生理异常问题。它还指出了我们的个性风格的危机（实际上，在资本主义社会里，自恋型人格恰恰是被塑造得最为成功的）。心脏病提出了许多我们日常生活中的问题：无处不在的紧张压力、亲密社会关系的破裂、休闲生活的稀缺，工作环境中久坐不动的状况（Lasch，1979；Helman，1987）。

让我们来看看整个社会是怎样对待这些问题的，这将有助于我们更好地了解美国社会的价值观念结构。我们把由于社会原因引起的困扰与疾病症状，都当作纯粹的生物医学问题来处理；我们指责迫使个人生活方式改变的意识形态的受害者；我们总是逃避那些棘手的、与价值观相联的问题，诸如与大众健康密切相关的吸烟问题、致癌物质问题、性淫荡问题，以及被婉称为现代社会难以避免的压力问题（Taussig，1986），等等。癌症和心脏病强化了我们对时代的危险性以及更为悲哀的人为灾难的觉察和认识。但是，政府的态度却是要淡化这些疾病作为社会秩序问题的意义，试图把它们限制在狭隘的医疗技术问题范围内。试问，还有比癌症和心脏病能够更好地反映我们的真实情况的镜子吗？

和癌症与心脏病一样，我们可以说，生殖器疱疹和艾滋病也带着特定的文化意义(Brandt，1984)。就如它们之前的梅毒和淋病，生殖器疱疹和艾滋病让患者打上了痛苦的(后者甚至是致命的)性罪的耻辱印记。同时，对这些疾病的反应表明，资本主义社会后工业时期的主流、商业化的性观点，隐藏着双重标准：一方面赞成个人权利和消费者的价值，默许不道德的性放荡；另一方面又道貌岸然地对这种不良性行为引起的疾病后果加以谴责。对这些疾病的患者来说，确诊就是一种惩罚宣判：“她得了乳腺癌，有生命危险！”“我得了冠心病，不能再工作了！”“她的男朋友有生殖器疱疹，却瞒着她，现在她也被传染了！”“你能想象吗？住在街那头的那家伙得了艾滋！你知道这意味着什么！”每一个陈述都像是把患者罩进一个难以抗拒的某种异常意味的框架，患者必须面对，连他们的家属也难以幸免。这些意味包括对长年疾痛缠身和英年早逝的恐惧、外科手术导致终身残缺的威胁、自我形象的毁损、自作自受的疾病的耻辱，以及对同性恋的偏见，等等。这个框架是社会主流价值观的表征，给这些疾痛打上了显著的文化印记，也就像是这些疾病患者头上的帽子，一旦戴上，此人的声誉和形象就有了污点，且无法轻易去除。

有些疾病的文化意义没那么严重，北美社会里对高血压的大众看法就是这样的例子。布卢姆哈根(Blumhagen，1980)对西雅图地区受过高等教育的中产阶级临床病人群体作了广泛的调查研究，描述了对高血压的大众观点。一般外行人认为高血压就是太紧张了，压力过大，并不一定是真的血压升高，就如高血压的医学专用词所表明的①。布卢姆哈根认为北美人的这种大众观点正好解释了为什么在高血压的治疗中，病人常常不遵照医生的嘱咐按时按量服药的现象。在医生们看来，这种现象

① 英文中高血压(hypertension)，可以分解为hyper(高或过度)和tension(压力或紧张)。——译者

是有效治疗高血压的一大障碍。只有当患者觉得“高度紧张”和“压力太大”时，他们才相信自己得了高血压，于是才依嘱服药。而当他们处于休闲状况，不觉得紧张的时候，就否认自己患有高血压，也不再愿意服药了。在这里，疾痛的模式是疾病的反换模式，也即是血压高的语义模式，而治疗的目的是要控制每日的血压，不管有没有压力，或是否紧张。尽管在北美，临床医疗和媒体宣传中不乏健康教育，这种大众模式及其对这种疾病治疗的严重影响仍相当普遍。这说明文化意义的力量是持久的，不易改变。

并不仅仅是疾病的标签或名称才载有价值涵义，症状也能带有某种文化涵义。比如，在古代中国的医书中，“头疼”、“眩晕”和“衰弱”都会受到特别注意。在现代中国的诊疗中，这些症状也受到病人和医生的重视(Kleinman，1986)；在本维尼斯特(Benveniste，1945)早期的却仍很有影响力的描述中，把症状与古代印欧语系社会的社会三分法联系在一起，让我们注意到，负伤、瞎眼，以及乏力-精疲力竭-虚弱等综合抱怨向来都是西方社会的突出问题。这些抱怨分别与军事行为、宗教职能和农业活动相关联。现今的北美社会中，慢性疾痛抱怨蔓延，似乎取代了过去的标志性抱怨——神经衰弱的虚弱感，这意味着疼痛有了新的涵义。也许，北美文化中崇尚个人自由和追求幸福的观念，意味着他们可以保证免于忍受痛苦。这种文化意义与非工业社会中将疼痛看作是生活本身的一部分、应该默默忍受的观点正好相冲突。

不只是以上这些症状在特定的文化和历史背景下得到特别的关注，而且所有症状的意义都是由当时当地文化对人体及其病理的理解决定的，这一点我前面已有所论及。比如，在中国许多地区，身体发虚标志着生命能源(气)的流失，这是传统的中国民族医药理论的中心思想。在中国人看来，手淫或者太过频繁的性生活，导致大量的精液流失，这是健康大忌。因为精液里包含了“精”，也就是“气”的精华。精液的流失，就是元气的流失了。这样，精液流失在中国医药理论上被看作是一种潜在的威胁生命的症状。受这种理论的影响，有传统观念的中国青少年和青年人都特别害怕夜遗或者其他形式的精液流失。他们的观念和现今西方人在这方面的观念正好相反，在西方社会，夜遗或者其他形式的精液流失被认为对身体并无坏处。在南亚，阿育吠陀医疗理论认为男人和女人都有精液，所以白带对于女人来说也有与中国男人相似的担忧意义。在生物药理理论里，根本没有女性的精液流失这一说。这表明疾痛和疾病之间的语义鸿沟。

人类学和跨文化精神病研究文献所描述的其他一些有特别文化意义的症状还包括“惊吓”。在墨西哥和一些亚洲社会里，惊吓被认为会导致“失魂”；在北美和南美社会，人们认为惊吓会引起“神经质”；在东南亚，人们担心惊吓会引起生殖器缩小；马来西亚人认为惊吓会引起相关的重复动作和模仿语言（拉塔病）。另外，世界上还存在着大量的带有各种各样文化特征的疾痛抱怨（参考 Simons and Hughes，1985）。

由于北美社会显著多元化，症状不仅在社会整体中有特别意义，在不同的阶级、种族、年龄或者性别群体中也有其特殊的意义。更年期疾痛是中产阶级白人女性中年时期的心结。但是，绝大多数其他文化的妇女通常都能顺利地度过绝经期，很少有严重的症状，也并没有把它看作是人生转折的特别疾痛（Kaufert and Gilbert，1986；McKinlay and McKinlay，1985）。但是，因为种种经济原因，更年期症状被媒体和医护人员所提醒和强调了。于是，更年期疾痛已经成为北美大众文化的一部分，被认为是一个向老年和无性转折的可怕标志。这在一切商业化、崇尚青春和性吸引力的社会里，自然变成一个严峻的问题。同样，月经经期前综合征在世界的其他很多地方也是闻所未闻的，包括美国本地的一些少数民族也不知道这种症状。但在北美的中产阶级白人当中却变得越来越常见。非西方的医护人员将经前综合征看作是西方中产阶级对疼痛毫无忍耐力的另一个例证，哪怕只是一点点正常的疼痛也不能忍受。或许，这种症状的文化意义根源于西方社会妇女对女性的传统繁殖功能与女性气质的强烈的矛盾心态。美国阿巴拉契亚地区的乡村黑人和贫穷的白人所抱怨的“高血”（high blood）、“糖”（sugar）、“脱落”（fallin out）、“神经”（nerves）和其他小病微恙，对东北部都市居民就几乎没有意义，它们只限于这一地域居民和他们的方言（Nations 等人，1985）。洛杉矶的美籍墨西哥裔工人阶层中常说的“失魂”（着魔惊恐）、纽约的波多黎各人说的神灵附身、波士顿的海地移民中说的伏都巫术、迈阿密的古巴工人对“气”和冷热平衡的重视，以及拉丁美洲新移民所说的魔眼，等等，都有着相似的作用。它们都是患者的种族、阶级、阶层和新移民身份的标记。它们本应该成为提醒健康专业人员的信号：患者有明显的文化差异，需要敏感地给予评估诊断。然而，它们却经常引起传统的种族偏见，对治疗可能发生不良的影响。

文化上凸显的疾痛意义，会随着时间和空间的变化而更改，但又有着一定的延续性。有些症状越来越受关注，比如，在北美社会中，对胸部肿块的重视，不再局限于富裕的、受过良好教育的妇女；在吸烟者中，对咳嗽和呼哧呼哧地喘息的潜在生理学意义也比过去关注得多。与之相反，咳血痰、脸颊潮红、苍白等在19世纪西方文学作品中常常作为肺结核症状出现，为读者所熟知。但如今，这些症状已失去了它们内聚的作为流行文化范畴的意义。每一种异常症状的涵义对于埃塞俄比亚人和波士顿人来说，有不同的意义。在急性疾病、饥饿和瘟疫肆虐的地区，慢性病症状根本不可能引起重视。只有在慢性病取代流行病成为发病率和死亡率的主要统计对象的地区，它们才会在社会的群体意识中占有重要的位置。

中年男人对秃顶和阳痿的关注，年轻人对青春痘和身高的重视，少女和年轻妇女对于肥胖或者饮食紊乱（易饿病、厌食）的注重，以及老年人的美容需要，都是他们生活环境的文化特点的反应，表现了现代西方社会的自恋倾向。广场恐惧症(害怕离开家)据说是一种不能离家的症状，表现了西方女性对职业妇女和家庭主妇的困难抉择和矛盾心态(Littlewood and Lipsedge，1987)。目前，北美人普遍担忧阿尔茨海默症，认为它是对老年人的人身自主性的严重打击，把它列入难以接受之例。酗酒重新被定义为一种疾痛，孩童虐待被标定为家庭病变的一种症状，这些都是西方社会泛医疗化进程的新例证。这样一来，从前被认为是关乎道德、宗教和犯罪的一些社会问题，现在都被重新定义为异常症状，指望通过治疗技术来解决处理。这些问题就像是西方社会的一扇扇窗户，揭示了社会的主要文化热点和冲突。

总而言之，我的观点是：疾痛的文化意义常常给病人烙上了他们难以抵挡、不易对付的印记。这种烙印要么是耻辱，要么是社会生活的死刑。不管是哪一种，这种烙印是无法躲避的。固然，印记的涵义可能含糊不清，它的后果也可能因病人在地域文化中的处境不同而有很大的差异。人们可用来抵制和改变疾痛的文化意义的资源各不相同。这些文化意义给患者、家庭以及医护人员带来的问题，每一细节都与疾病本身造成的损害一样难以应对。

这类疾痛意义还有最后一个方面值得说明。疾痛的文化意义使患病的苦难成为某种独特的道德或精神形式的困扰：对礼仪法规的绝望，或是忍受苦难和损伤的道德典范(就像约伯[1]那样)，抑或是人类最终孤困于无意义的世界中的生存困境。不管是哪一种，地域的文化环境都既为疾痛故事提供理论框架，也为仪式行为提供业已建立的规范，将个人的痛苦转变成为当地群体认可的象征形式。

德国现象学家普莱斯纳(Plessner，1970)曾对苦难经验提出以下这种

---

① 约伯是《圣经·约伯记》的主人公。——译者

文化观念。他声称，在现代欧洲或美国，疾痛将病人带到西方认识论——人的本质二元论的最基本方面。也就是说，我们每个人的人体本身与我们拥有(感知或感受)的身体是分离的。根据这种认识论，病人就是患病的身体，同时也可以说他或她有个病体，而这个人可以像旁观者一样看待这个患病的身体。因此，病人既患有疾痛，却也可以超然于疾痛之外，甚至疏远它。T·S·艾略特的“感受分化论”(Rycroft，1986，284)也许也有相类似的观点。现代西方的文化也认为，作为经验本身的实际感受，与我们每个与这种经验相联系的人作为旁观者的自我之间存在着互惠关系。正是这种文化倾向影响着我们的苦难经验。我们或许可以说，作为病态直接体现的生理病变，与它作为人类现象的间接经验(故而充满意义)之间的空间，即是文化注入的地方——譬如，把疾痛看作自我身体的异化部分，当作精神升华的工具，或者是尴尬和悲痛的源泉。疾痛具有苦难的意义，是因为身体和自我之间有宗教、道德，或者精神等文化标志作为中介。20世纪以来，这种将身体和自我二元化的经验论在西方社会颇为流行，并作为心理现代化的要素介绍到世界的其他地方。也许，将疾痛的经验与意义区分开的观点也将会在全球范围内被普遍接受，至少对那些深受西方价值观影响的地方是这样。

让我们用社会学的术语复述这个论题。根据舒茨(1968)的观点，我们可以说，社会中的个人在他们的环境中活动时，都是用常识眼光看待日常事务。这种常识观念来自地域文化环境，是业已被公众接受的看待(也是复制)社会现实的方式。我们在现实生活中常常会遇到同常识观念相抵触的实际问题和阻碍，比如，生活资源的不公、人生无常、世事无奈等。在这种时候，我们不仅仅发现经验的意义，并且创造意义。当我们遭遇人生不幸——譬如，痛失子女、父母或者配偶，下岗、失业或者离婚，身患痼疾、严重伤残或者丧失劳力，等等——悲伤和惊恐会使我们震惊，以致背离常识性的价值观(Keyes，1985)。也就是说，这时我们处于价值观的变更过渡状态，需要寻找其他的观念来看待我们的不测经历。我们会用道德观念来解释和处理伦理方面的困扰；或者用宗教教义使我们的不幸升华为某种意义；或者，越来越多的是用医学的观点来应对我们的困苦。在传统社会里，通过共通的道德和宗教观念看待人生危机，可以使焦虑情绪稳定在现存制度的控制下，并以终极意义之网将威胁捆住。在个性化、多元化的现代世界中，焦虑情绪问题越来越捉摸不定、难以控制，先辈们用以指导处理苦难经验的共通的道德和宗教意义不再管用，需要个人创造独特的意义来对付(参考 Obeyesekere，1985)。由于当代社会对人生不幸缺乏普遍认同的权威性诠释，于是就产生一种明显的倾向，即把这些问题医学化，转向另一种文化权威——医疗保健专家和科学技术，去寻求解决困境的答案。然而，医疗或科学观念并不能帮助我们对付苦难困境，因为当代生物医学和其他的辅助专业并不包括针对疾痛的目的论观念，也就不能够说明苦痛经验内在的与人文环境相关的成分，诸如困惑挫折、等级秩序、邪恶罪孽。相反，就如我们看到的，现代医学科层机构及其辅助专业都倾向于把遭受疾痛之苦看成是人的肌体的机械故障，可以诉诸技术来修复。他们安排对疾病问题的治疗处置，以此取代对疾痛问题作有意义的道德(或精神)视角的应对。

临床医学和行为科学都没任何描述经受疾痛之苦难的范畴，缺乏常规的方法来记录患者和家属疾痛经验故事中最富人文内容的一面。症状量度表、调查问卷，以及行为衡量表等，把人体功能损伤和残疾程度数量化，替代性地反映了生活质量。然而，它们没能反映疾痛之苦。从这些研究中浮现的患者和家属形象必定是稀疏的，隐去了许多内容。这种研究结果可以被科学地复制，但是无存在论上的意义；它有统计学的意义，而没有认识论的意义，是一种危险的歪曲。但是，要真正评估疾痛，不仅仅是给自我报告问卷，或者常规访谈多加些问题而已，它必须从完全不同的方式——陈述疾痛中产生。民族志、自传、历史、心理治疗——这些才是建立个人苦难经历的环境知识的正确方法。这些方法使我们可以透过简单的身体疼痛的呻吟和心理症状，理解病人复杂的内在语言所表达的伤害、绝望和道德苦楚(和胜利)。探求这种人文知识的正当性让我们对之肃然起敬，因为我们人类的内心深处存有嘤嘤相鸣的情感。在生物医学和行为科学中，什么才是测量人的生存质量的度量呢?缺乏这种理解，医学所创建的专业知识足以满足病人、家属以及医护人员的需要吗?

疾痛问题，作为人类的苦难经验向病人和相关的社会群体提出了两个基本问题：为什么偏偏是我?(挫折和困惑的问题)我们能做些什么?(处理和控制的问题)从本质上说，几乎所有文化的治愈观，比如宗教和道德的治愈观，都是将病人和他们周围的人引向对挫折和困惑问题的关注，而现代生物医学的狭窄视野却回避苦难的这方面问题，一如它只医疾病，不闻疾痛。于是，作为对病人及其相关人群的挫折的回应，临床医生们只好努力地超越生物医学的限制，引进其他的理论模型，扩充他们的专业框架——比如，生物-心理-社会医学，或者与身心相关的医学模式——抑或，他们也同他们的患者一样，采取某种共通的道德观点，或者某种宗教观念来应对这方面问题。不用说，把这些价值体系引入患者-医生关系中以填补道德的空缺，这样做的难度怎么强调都不会过分。因为，这些挫折和困惑问题，可能，也确实常常是一波未平一波又起。原来的矛盾没解决，新的冲突又出现了。医护人员看重的东西，可能患者并不看重。某种狭窄的特定的道德宗教观点可能根本无法帮助患者及其家属，反而会疏远了与他们的关系。那么，我们还有什么别的选择吗?

让我们来考虑这样一种情境，在其中，一种道德或宗教观点是大家公认的，由此构成群体面对苦难的基础。在佛教和中世纪基督神学的价值观里，苦难并不是被看作完全不值得控制或协商的经验，而是被看作一个在文化精神上超越痛苦和死亡的机遇。我们上面提到的，在 14 世纪的欧洲，黑死病肆虐使欧洲大陆人口骤减，苦难问题成了社会的主要危机，既包括如何看待它的价值意义问题，也包括如何解决它的实际问题。那时的欧洲社会，一方面重新确立受到瘟疫威胁的宗教和道德的核心意义，另一方面也尽可能地运用当时的社会和技术手段加以控制。在我们这个时代中，人为的灾难同样也使苦难成了突出的社会问题，但是社会对它的反应却几乎完全集中在理性的技术控制上，鲜有对其更深层意义的探索。的确，在社会群体中，非专业人士会误解对危机的科学论说，原因之一是行外人倾向于用定性的、绝对的、个人化的（非随机）语言重新解读科学家的定量的、钟形曲线的随机危机因素。也就是说，尽管专家（和社会）企图把疾痛的意义和价值从医疗的程式中去除掉，危机作为挫折的文化意义问题还是越来越受到注意。苦难是不会轻易被生物医疗科学排除在外的，它始终是疾痛经验的中心，是临床医护的关注重点。

第二章　疾痛的个人意义和社会意义

非科学的言论常常模棱两可，有多重含义，还会有衍生出来的意思；它可以暗示些什么，也可以拐弯抹角地加进些什么；它还可以是与表面文章完全相反的意思，当这种言论以某种特别的声调表达出来时，更是如此。

——查尔斯·里克罗夫特(1986，272)

要想真正认识和理解他人的所作所为，必须把他们的现实行为与他们的生活经历联系起来作历史的考察。不仅要分析他们个人最在意的事的变化的前因后果，也要探究他们活动和遭受苦难的历史背景。

——阿拉斯泰尔·麦金泰尔(1981，197)

意义之三：生活环境

疾痛还有第三种意义，它对理解慢性病非常重要。因此，本书下面的大部分篇幅将放在详细地说明和解释这种意义，并延伸到与治疗的关系上。因为在慢性病症的境况中，疾痛总是在特定的生活轨迹中具体体现，与特定的生活环境不可分割。疾痛像一块海绵，在病人的世界中吸走了个人和社会的意义，这与疾痛的文化意义不同，后者带给病人某种意味。疾痛的第三种意义，也即疾痛的最深层的作用在于：对病人来说，社会生活不再那么至关重要，疾痛才是他们眼前性命攸关的大问题。

一个生活在北美的老年商务主管心脏病骤发，这部分是因为六个月前他痛失妻子，与他越来越严重的酗酒行为也不无关系，而他与子女们在家族生意上的苦涩冲突也是这种疾病的诱发因素之一。这些因素还融进了他对死亡的恐惧，对自己曾是离经叛道信徒的犯罪感，以及伴他一生的矛盾心理。这种困扰源于他对受制于他人的忧虑，对处于被动依赖地位的担心——这些都归咎于他有个蛮横而专制的父亲，他们的关系削弱他的自信心。眼下，他疾病缠身，严重丧失工作能力，子女公然要说服他进养老院，在这些危机面前，那些忧虑和困扰再度作祟，成了他的疾痛经验的一部分。此时，他特别渴望写好自己人生篇章的结尾，使自己的重要失却变得有意义，而这又加剧了他的忧虑和困扰。这种种人生轨迹的详细经验和象征性的特性，使每个慢性病人的疾痛经验形成了不同于他人的意义结构——由外向里，一层叠一层，就像是一块擦去旧迹写上新字的黑板。

疾痛的第三种意义最好用实例来说明。下面我将用一段故事，解释意义网络是怎样把疾痛的经验与现实世界连接起来。这里，疾痛的意义与其恶化程度相联系，也与它在生活的某些重要方面带来的麻烦相关联。最主要的意义是失去，这是慢性疾病的共同后果。治疗成了悲哀的机会。在下面几章中，对那些个案的描述会长得多，主要说明疾痛的这种意义。当然，因为它们是真实的故事，自然就不可能没有其他类型的意义。但我着重于个人和人际关系的意义，认为它是临床治疗中最重要的。其实，只有在详细的长篇叙述中，我们才能认识疾痛的个人意义和社会意义。下面这个片断只能提供表面的一瞥，粗略地说明当疾痛造成一种境况，使对生活的新诠释成为当务之急时，它是怎样聚积当事人的注意力，是怎样强化生活的意义的。

艾丽斯·奥尔科特

艾丽斯·奥尔科特，五十六岁，白种女人，新教徒，来自新罕布什尔州。她幼年有发作型糖尿病史，伴有心血管并发症。[①]她左腿小腿部因坏疽性溃疡而被截肢，在恢复期间，外科医生要她来作精神病的鉴定。这是因为，她整天眼泪汪汪，极度悲伤，她的医生和家人都担心她难以像以前对付慢性疾病那样对待眼下的残疾。

奥尔科特太太与新罕布什尔州的一个小镇上的银行家结婚，已一起走过二十三个年头。她家三代都是生于斯长于斯的当地人，她出生在这个小镇上，在本地的学校上学。当她十岁时，得了糖尿病，在镇上唯一的医院就医，经常住院。她与青梅竹马的男友结婚，育有一男一女（安德鲁，现年二十岁；克里斯蒂娜，十七岁）。她属于这个小城镇的上流人士，任当地公共图书馆的主任，兼任历史协会和玩鸟俱乐部的主任。

从十岁到十八岁，为了控制糖尿病引发的病变，她至少每年得住院一次。其中两次是因为糖尿病昏迷，其余几次是为了外生胰岛素引起的低血糖症。至今，她服用糖尿病药已超过三十五年。

从十八岁上大学，到二十六岁生第一个孩子，这期间艾丽斯没有住过院。她学会了在日常生活中处理自己的疾患，这与她的独立人格和家庭传统相一致。虽然，医生告诫她，怀孕会加重糖尿病，她还是克服了重重困难，顺利地产下一对儿女。

在三十岁时，奥尔科特女士的视力出现了一些问题，当地的医生诊断为糖尿病引起的视网膜病。为此，她一直在波士顿的马萨诸塞眼耳治

① 为了不暴露案例主人公的真实身份，保护他们的隐私，我在这些实例的描述中用的都是假名，并且改变了实例的地名、地理位置，以及一些细节。我是在患者的家里，或者临床门诊中，询问收集到这些病人资料的。

疗室就诊，最近的一次是做激光焊接手术。她的视力在减退，但她还能够阅读、开车，料理几乎所有的日常活动。四十岁时，奥尔科特女士的左脚脚趾开始发炎坏疽，只得切除。在四十二岁时，她的另一个脚趾又不得不被切除了。

两年半以前，当走得快点时，她的双腿开始疼痛，医生诊断为间歇性跛行（因为血液循环不足引起的行走时腿部疼痛）。通过特定的体操训练、休息和逐渐增加行走的锻炼，奥尔科特女士的这一问题得到了控制。在我们见面的前一年，当她快速行走或上楼梯时，开始觉得胸部疼痛（心绞痛）。起先她没有理会这一现象的症状意义和可能的严重性质，虽然她那八十岁的母亲在三年前也出现心绞痛。但她越来越明显的行动不便，引起家人和朋友的注意，在他们的催促下，不得不去看家庭医生。医生让她做了心电图和跑步试验检查。实验结果表明她的心脏冠状动脉供血不足。医生建议她进一步做冠状动脉造影术，她拒绝了，但接受了钙阻断剂和硝化甘油片剂治疗。前者有严重的副作用，会引起极度疲劳和衰弱。

她的家庭医生发现她的性情变得忧郁、烦躁，这在对她长达二十多年的治疗中还是第一次。她的丈夫、子女和父母也有同样的感觉。

在她来做最初的精神病鉴定之前六个月，奥尔科特女士的左脚踝关节出现了溃疡。在此之前，她已有过相同的情况，这是由于静脉循环受到损害引起的。医生用了保守的药物治疗，效果还不错。但是这一次，溃疡迅速恶化，而且 X 光片查实了骨髓炎（感染至骨头）。病人对此气闷愤怒，十二分不情愿地同意截肢；还得接受随之而来的大剂量的抗生素静脉注射，痛苦不堪。

当我第一次与艾丽斯·奥尔科特面谈时，她坐在医院的病床上，凝视窗外，紧闭双唇，满脸悲愤。她已经拒绝理疗好几天了；并且要她的丈夫、儿女、父母和两个姐姐别再去看她；甚至连治疗她的医生的电话也不接。在例行的上午查病房时，外科医生发现她在无声地哭泣。她不想同前来巡诊的医生或医护人员谈她的悲伤。当护士和理疗师含蓄地提示她不要取消约定的治疗，或者要她配合治疗时，她会大发脾气。于是，要求给她做精神病鉴定成了必然的结果。我因此走进了艾丽斯·奥尔科特的病房，继而，很快走进了她的世界。

一开始，她拒绝同我讲话，气呼呼地说她不需要我的来访。但马上，她为此道歉，说她需要帮助。

> 该是我最后完蛋的时候了，我再也不能忍受了，没有人能忍受这么多。我受不了了，不想再作任何抗争了。这有什么用？当我还是个小孩时就与这些病魔抗争，该死的东西一个接着一个，统统是让你失去。我还可以吃什么？我还可以做什么？忌口、胰岛素、医生、医院，然后是视力，接着又是走路和心脏问题，现在又失去了我的腿，还剩下什么要失去？

奥尔科特女士毫不掩饰对自己的一系列失却的无限悲哀。我后来知道，她心里已经在准备面对她称之为“最后完蛋”的死亡，认为自己离它不远了。她后来告诉我，她怕的不是死亡，而是看着自己一点一点变成残疾人的残酷过程。失去了一条腿，使她不得不承认，她已经是个部分依赖他人的人，总有一天不得不完全依赖别人。

艾丽斯·奥尔科特是第五代美国人，生长在一个中产阶级的商人家庭里。吃苦、坚忍、严厉是这个北方人家庭的家风。她的祖先是来自英格兰约克郡的自耕农，定居在新罕布什尔南部的几个小山谷里。她家的加尔文教徒的文化背景崇尚严格的个人主义价值观，看重自力更生、勤俭、忍耐和道德约束。在童年时代，当她生病时，祖父母就告诉她，忍受痛苦是件有益的事，因为这是对一个人性格的考验和锤炼。当她为自己是小学里唯一的糖尿病人而自怜自哀时，她的父母和祖父母都责备她软弱，要她经得住上帝的考验。

虽然她患有糖尿病并经常住医院，在高中时，艾丽斯仍积极参加学校的各项活动，包括体育活动。在大学里，她的糖尿病得到很好的控制，她常常以为自己的慢性病已经完全好了。当她结婚时，她和她的丈夫都没想到糖尿病会给他们以后的生活带来这么多问题和限制。当医生劝告她不要考虑生孩子时，她断然拒绝了。她想自己以前能成功地掌控病情，以后也一定能够做到。两次怀孕都引起糖尿病问题，艾丽斯欣然面对困难。然而，她和丈夫还是一致同意，他们只要两个孩子。在后来的生活中，艾丽斯发觉，这是她最早的一个重大损失，因为她和夫君都想有个大家庭。

从二十六七岁到四十岁，艾丽斯没让自己的疾病对她抚养孩子的计划有什么明显的影响。她还非常热衷于社区服务，是个很有活动能力的图书馆员。奥尔科特一家子是鸟类爱好者，喜欢户外活动。他们常常去露营、攀登、爬山、划独木舟、漂流，很少需要顾及艾丽斯的身体情况。

这种生活因为糖尿病引起的视网膜病而开始变化。她的视力减退到妨碍她在图书馆的工作，最终只好放弃，改任图书馆委员会主任。这是一个荣誉性的闲职。因个性使然，起先她没理睬那些视网膜病症状，直到视力问题严重了才去医院治疗。眼科医师和她的家庭医生告诫她拖延治疗的危害，指出视网膜病越早治疗效果就越好，对视力的危害相对也小。

四十岁时，艾丽斯不得不截去了一个脚趾。这是一次治疗拖延的结果。起先她自己处理发炎的脚趾，就像她已经习惯了自己用胰岛素控制糖尿病，自己做血糖和尿糖的测试。失去脚趾，对艾丽斯是个心理冲击。她说，她觉得这是个不祥的预兆，预示一连串恶性问题的开始。间歇性跛行是更大的冲击。她首先想到她的户外活动、活跃的生活风格和工作都将结束了。然而，就像其他接踵而来的问题一样，间歇性跛行似乎也得到了控制。

接着心绞痛出现了。艾丽斯被这一问题的含意吓坏了，越发拒绝面对，否定的态度超过了她先前对任何其他的糖尿病并发症的态度。事实上当她购物时，去图书馆时，与朋友或家人出去时，心绞痛都发作过。她们镇上的许多人都觉得，显然她的身体有了严重的问题。她丈夫、儿女和父母努力说服她去看医生。

“此时，我已无法面对任何噩运了。我不要听托里斯医生告诉我，糖尿病已危及我的心脏了。我不想知道。”

艾丽斯听不进医生说的话，她开始觉得自己没有希望，变得心灰意懒。

> 有这么多身体限制，我还怎么活？我的家人和朋友怎么受得了我这么大的包袱！我感到深深的内疚。我一直觉得，我的疾痛阻碍了母子和母女关系，我从来没有足够的时间陪伴他们。我自己的身体问题占据的时间，多于照顾他们的时间。当他们处于人生关键的时候，我却在医院里。现在，我什么也不是，只是个累赘。至于对我的丈夫，我的内疚就更深了。自从有了胸口疼痛以后，我害怕性生活。我们变成了独身者。间歇性跛行和心绞痛还妨碍许多我们喜欢的事：到乡间远足、观鸟、爬山和运动。为了控制自己的身体情况，我不得不变得自我中心、自我关注。我觉得自己像个逃命的——只能苟延残喘……

一开始，服用钙阻断剂使她的境况更艰难。副作用引起的极度无力和疲惫，使她惊恐莫名，比胸口痛有过之而无不及。

我第一次感到丧失能力是多么可怕——甚至不能假装自立，必须放弃自我控制，也顾不得自己在家庭和社会团体里的角色。当知道这都是药物的副作用的时候，真是莫大的解脱。后来药物剂量减少了，副作用也随之减轻，或者说我已学会控制它们了。不管怎样，我又一次经受住了磨难，回到了我自己，我又可以扮演妻子的角色，又可以尽一个母亲的责任，虽然内心里存有深深的内疚，也没有什么自信。接着，脚踝的问题来了。我的忍受已到了最后的极限。不能再有什么其他问题，也不能失去一次。我觉得自己无力再继续抗争了。我想剩下的，大概只有我的肾脏了，它们也被夺去之时，就是我的完蛋之日。我开始感到真正的绝望，觉得自己毫无价值。我被击垮了，崩溃了。如果我不放弃，还能做什么？

当她经历心绞痛时，艾丽斯的脾气变得非常暴躁。她觉得，为了对付糖尿病，她已经做了所有她应该做的（严格地忌口和控制饮食；每天口服胰岛素；自孩童时起就测量血糖和尿糖）。她还避免了高血压，她知道有些糖尿病人就有这种疾病。她努力控制自己的高风险因素，然而，仍然是徒劳。

"我非常生气。生医生的气，生自己的气，生糖尿病的气，甚至生上帝的气，为什么上帝要这样对待我？"

紧接着一连串的并发症，她失去她的脚，似乎不可抗拒。奥尔科特太太变得沮丧、情绪低落。她说：

我决定放弃了。我觉得自己一直在为失去健康和生活本身而受苦伤心，死，也许对我来说更好些。毫无疑问，没有什么比残障、依赖别人更糟糕的了。我没有别的选择。我也许只能死于自己的悲惨中。

从判断精神病的标准来看，艾丽斯·奥尔科特处于深度的烦恼和抑郁状态，这是对她的慢性疾痛的反应。看得出她已绝望，但根据她的陈述，没有理由就此诊断她患有严重抑郁症，或者别的什么严重的精神病症状。她的问题不是精神疾病，而是对自己疾痛的反应。据我看，大部分是对她所经受的苦难、落下终生残疾的正当辩解，是在维护自己的自尊。在以后的几年中，每当她来波士顿时，我定期见她。当她能更实际地面对截肢这一事实时，她的情绪状况也好转了。终于，她又回到构成她人生世界的许多活动中。她是个不寻常的、不屈不挠的女子，具有非凡的适应能力和生命维持系统。在早期的心理治疗中，我们的谈话主要集中在她遭遇的一连串不幸。但当她的精神有所振作时，她那不屈服的性格又回到了她的身上。在最后几次见面时，她谈的是她子女的问题，她父母的问题，和其他的事情，没有再提到自己。

我们在医院门诊室的第三次或第四次见面时，艾丽斯·奥尔科特所说的一段话，使我牢记，决定选择她作为案例。她的话在我对慢性病的研究工作中留下了难以磨灭的印记：

> 大夫，我的时间已经不多了。别人都有痊愈的希望，而我的病永远不可能治好。并发症越来越严重，我失去的也越来越多。总有一天，失去的和损坏的实在太多，我不想再作任何抗争。我已经对自己的身体失去了信心，它已被疾病占领。如果不是现在，那么就是下个星期，下个月，或者下一年，病情又会加重。与此同时，我还剩下什么：没有了左脚；血液循环不足已开始危及我那条好腿；一个有病的心脏和越来越差的视力。我上不能孝顺父母，下不能照顾孩子。丈夫也像我一样，已经精疲力竭，沮丧绝望。大夫，只有我自己必须面对这漫长凄苦的穷途末路。也许，现在只有向你倾诉可以使我好受些，但这能改变那条路吗？不能！我会尽我所能去抗

争。我会努力活下去。然而，走完这条不归路的，只有我自己。你，或者任何别人都无力回天，也无法控制，没有人了解这一切。我需要勇气，你能给我吗？

在艾丽斯·奥尔科特的案例中，她表达疾痛问题（尤其是严重的）的斯多亚主义风格、抗拒对应疾病的性格特征，以及她特别在意的症状的不断恶化，正解释说明了疾痛的第一层意义。在现今的北美，她的糖尿病没有特别的文化标记。但是，她曾吐露，她的朋友们似乎认为，糖尿病与其他的慢性病相比，麻烦较轻，是一种不会引起严重残疾的慢性病。这种错误的看法使她恼怒，因为她知道糖尿病的厉害。她认为其他人的误解是一种恼人的压抑，有必要对之作出反应。在疾痛的第三层意义上，艾丽斯·奥尔科特被接二连三的并发症所吞没：她为失去部分身体而悲哀；为遭遇身体功能、形体、自我形象和生活方式的损害而伤心。她还经历了看清自己通向死亡绝境的绝望。她接受的心理治疗包括倾诉不幸和痛苦。根据我的经验，对慢性病的心理治疗，总归只是一种哀悼或安抚。而临床医疗活动也许要遵循其他的途径，使患者重新振作精神。医生可以帮助患者（和家属）控制惊恐，对于他们由于身体官能限制引起的极度愤怒，可以通过协商，达成妥协或共识；医生也可以帮助患者重新建立对自己身体和自我的信心；医生的作用还在于，他们可以教育帮助病人，既摆脱越来越强的对自己不能生活自理的内疚感，也消除对健康人的嫉妒；最后，医护人员还可以帮助患者正确对待死亡。

了解患者的内在世界

为了更深入地分析，我将用艾丽斯·奥尔科特作为实例，详细讨论疾痛的第三种意义。首先，我将从个人隐私和经验的内心世界入手，然后，转向个人与外部世界相联系的人际关系网络。不过，我这样做并不是要歪曲情感、认识和地域社会系统之间的联系。事实上，这些联系使每个生命完整无隙：社会的结构是渗入内在经验的不可分割的部分；同样，私密的白日梦、想象和情感也是构成社会生活的基本的元素。

在20世纪，许多精神病专家和心理学专家对医疗障碍的最初研究，或者对人的内心世界的原初探索，已经从关于慢性疾病对特定患者的影响作用的调查中产生。可以说，弗洛伊德对这一研究的主要技术手段作出了关键的贡献。毕竟，他以治疗歇斯底里为幌子，为精神分析学建立了临床医学的基础。在他的追随者中，保罗·谢尔德(Paul Shilder)、弗朗兹·亚历山大(Franz Alexander)、费利克斯·多伊奇(Felix Deutsch)、迈克尔·巴林特(Michael Balint)和乔治·果代克(Georg Groddeck)像他们的大师一样，对介于精神和躯体之间的象征连续作用的研究，具有极大兴趣。每一个关于象征连续作用的研究，对真正的身心医疗方向来说，都有治疗法的含义。

这些早期的研究都是从症状入手的。他们把症状诠释为标引个人内心深处的意义的表征，譬如，性欲的冲突，依赖和被动的问题，控制和主宰的欲望驱使，等等。有时，这些意义或价值被认为是引起症状及其相关问题的原因：通过精神与躯体传导变异的过程，心灵的冲突物化为肉体的痛苦。这样，症状被看作是病人精神生活中受压抑的神经冲突的潜意识主题的象征性表现。虽然，这一模式在解释典型的歇斯底里转化(转化障碍)时，被证明是有用的，但它并不适用于大多数心身失调的疾病或者慢性病状况(Lipowski，1968，1969)。确实，还没有实验能够证明特定的症状与某种性格类型之间的必定联系，也不能证明症状与某种神经冲突的必然联系。相反，同一种心理问题与心身失调和慢性医疗问题的全部过程没有必然的联系，或者根本没有关系。

狭窄地用精神分析法来诠释疾痛的意义，已经成了特别难以走到底的途径。它像一条曲曲弯弯的巷子，虽然充满魅力和承诺，最终却只是导向推测和缺乏研究的死胡同。

不过，在一些经典的转化案例里，内在心灵冲突中无法接受的价值观真的会物化为躯体症状，而淋漓的宣泄，或者象征地操纵潜意识冲突会使它消失。此后，原本内在的问题继续纠葛和驱使。比如，我曾经评估过一个患有急性双腿麻痹症(瘫痪)的病人。治疗他的神经病专科医生怀疑他的状况就是这种转化，因为神经科的检查，发现这不是明确的病理学迹象。那个病人原来身体很健康，是个性格脆弱的男子，约二十七八岁。在我与他面谈时，他显然处于神经质的极端痛苦中，他告诉我这是因为他与父亲处于谁也不肯让步的僵局中。他的父亲坚持要他接管家族公司，断然拒绝他想要成为画家和雕刻家的强烈要求。当他数说其父专横武断的态度、担心父亲会逼自己放弃梦想时，他流下了眼泪。该病人哀叹父亲认为他想成为艺术家是愚蠢的、无男子气概的表现，总是批评自己的儿子“没出息”、“妇人之见”。此后，他开始复述一直以来自己与家庭独裁者似的父亲间的沮丧冲突，控诉自己有个从小就使他惊恐的暴君父亲。

“我从来就不能用我、我、我自己的双脚在我父亲的面前站、站、站起来，”他结巴地说。几分钟以后，他的双腿瘫痪突然开始消退。半个小时之后，他的麻痹症竟全好了，并且没留下任何身体上的后遗症。

这个案例涉及的象征意义并不太复杂，也并不十分“创新”。病人的双腿麻痹，活灵活现地代表了他像孩子似的无助，没有能力抗拒父亲的主宰，不能自主地选择自己的职业，无法维持成年人的自尊形象。这种现象到底是怎么引起的，到底是什么东西在心理分析治疗和精神发泄中充当了心理-生理-社会转化过程的中介，这些问题仍然是心身医学领域中需要探索的谜团。然而，这一案例足以让我们了解转化症状，原原本本地描述了价值意义的冲突的生理体现，说明这些躯体上的表征有着心理学和社会学的作用。在这个案例中，病人肌肉的麻痹，隐蔽地代表了他的意愿的瘫痪；它造成的残疾无能的结果，实际上使病人有正当理由拒绝其父的要求，从而避免做自己不愿做的事。心理分析式诠释的问题在于，它的创导者们不满足于这一层次的分析，进而要探求“更深”的意义，而这些意义常常很少能在临床医学或者科学的范围里判断、证明。执意追求精神分析的真实，会导致完全忽视患者的人性和个性，这就无异于过分强调生物医学检查的机械归纳法了。

精神病专家处理这一案例，以及其他许多类似的案例时，这种症状会被放在一些特殊意义的前因后果的境况中去诠释，而疾痛正是在这些意义中具体体现出来的。症状和境况被解译为表征和本题。后者延伸并定义前者的涵义；前者使后者潜在的可能性具体化。本题满载着潜在的意义，但是，在那些症状-表征中，只有一种或者几种意义有效果。当然，现行的症状符号化过于累赘，生活本题又有浓重的意义，对它们的诠释中还有太多的不确定和模棱两可。这就使临床治疗的这一方面工作更像是文学评论，或者说，更像是对外族社会某种仪式的人类学的分析，而不是对肿瘤的化验或者切片观察结果的诠释。在把疾痛重新确认为疾病的人文行为中，解释过程也有相类似的情况，特别是当它们受到迫切的疾痛境况的驱使，紧急要求治疗出面干预以缓解病人痛苦时。这就使每项临床行为与生理科学方式存有歧义。或许，我这是在描写疾痛行为(因为，患者和他们的家人毕竟也积极努力参与这种诠释)的性质和医生的工作，这两方面都比较接近人文科学。时下在这些学科中，诠释工作已被看成是基本的活动。

就如那个歇斯底里的瘫痪案例所表明的，身体的表征的作用，诚然并不重要，也没必要去刻意寻求这种作用，但在大多数慢性疾痛中，譬如，像艾丽斯·奥尔科特那样的情况，医务专业人员已经习惯于观察了解(通常是直觉和随机的)病人的强烈感情支配和内心的骚乱是如何加剧疾痛程度的。弗洛伊德的巨大贡献就在于，他使医学界认可了用患者的履历和人际关系的背景来解读疾病，承认这是医护工作者的正当技巧之一。在弗洛伊德和他的追随者们看来，要完全地诠释疾痛的来龙去脉、前因后果，发生在厨房里、办公室里和学校里的事，也都是不能被忽视的。这一观点继续受到精神病专家、心理学家、家庭医生、护士、社会工作者，以及其他辅助专业人士的重视，他们要建立一种新的普通医护语言，它能够解读疾痛与深层个人隐私的联系。

当患者作检查脱去衣服时，身上丑陋的湿疹伤疤完全暴露，或者皮肤上红色翻露、片状剥落的牛皮癣斑块一览无遗。这时，医护人员应该意识到，患者可能会有羞耻、受伤害、愤怒、沮丧或者其他的复杂感情。这些感觉和情绪是疾痛经验的主要成分，它们可能在总体上改变患者的生活经历，也可能对疾痛本身发生作用，还可能影响对治疗的反应。健康专业人员的任务不在于大肆搜寻患者内心深处的秘密（这弄不好会有窥阴癖者的嫌疑），而在于帮助慢性病患者和他们周围的人，与他们一起面对疾痛现实——也就是接受、控制和改变这些出现在他们生活中和治疗中的个人问题和意义。我认为，这其实是所谓赋予患者力量的实质。

意义之四：解释和情绪

艾丽斯·奥尔科特案例也可以作为另一种疾痛意义的典型例子。病人、她的家人和医生都努力对疾痛以及治疗的各个方面作实用风格的解释。大致上，这些解释性的叙说似乎是对下列任何一个或所有问题的反应：是什么引起这种疾病？为什么恰恰在这个时候发作？疾痛对我的身体造成了什么影响？现在紧接着会有什么要发生？我能预见到将来会发生的又是什么？什么是改善或加剧疾痛的资源？我如何才能控制疾痛、它的恶化及其后果？疾痛对我(们)的生活的最主要的影响是什么？对于疾痛，我最担心的是什么？哪一种治疗是我愿意接受的？我希望接受哪一种治疗？我害怕哪一种治疗？虽然，我是用病人的口气陈述这些问题，它们当然也是家人关心的问题。当医生听取患者关于疾痛的看法时，他们也必须回答这些问题。

提出这些问题，不是简单地为了获取资料，它们是被深深感触到的。脸部表情、语气声调、姿态、肢体动作和步态，特别是眼睛，揭示了内心情绪的纷乱。这种情绪纷乱是慢性疾痛的长期经验的一部分。种种不同情绪——怨怼、绝望、内疚、担忧的表现和处理方式，也揭示了病人和家属是如何对待疾痛的。情绪骚动，与其说是对慢性疾痛引起的问题的反应，不如说是长期疾病缠身的预期后果的一部分。这种骚动也是由疾痛的重大变故引发的生理矛盾的表现。慢性疾痛的变化从来不会不引起连锁反应。慢性病人就是生活在危险的边缘。即使最小的变化，也会有可与不可接受之不同，更何况症状的挫折、静止和突然发作，足以导致一种无法接受的、常常是危险的境况。

慢性疾痛行为可以是假装微笑，或者嘴角僵硬地向上牵动，以掩饰自己的情绪。另一方面，它也可以是直白的，像泉涌的泪水，或者对挫折的切齿咒骂。有人说，莫扎特的音乐即使在看起来到处静悄悄、一切都美好的地方，也最好把它看成是建在活火山口边上的古典意大利花园。慢性病的暗流就像是座火山，它不会消失，也无法控制，是实存的威胁，随时会喷发。倒霉的事情接二连三。应对危机还只是冰山一角，接下来就要为一大堆本来不是问题的俗事犯难：能否跨过街沿；接触鲜花时要忍住，不哮喘；要努力及时赶到厕所，不尿裤子；吃早饭时要尽量控制，不呕吐；要保持背疼不至于严重到不能工作；担心夜里能不能睡好觉；努力试图性交；做到不影响休假计划，或者干脆说，是面对无数使生活变成负担，时时让他们不自在和绝望的困难。我总是觉得，在漫长的疾痛历程中，病人和他们的家人拥有大多数人没有的勇气，泰然面对这些日复一日的琐碎困难，以意志甚至幽默从容处理这些困难以及它们引起的低落情绪。这是一种默默无闻的英雄行为。

慢性疾痛还意味着患者失去了对自己的健康和生命活动的信心。患有哮喘病的人就别再想能正常地呼吸，或许也别想很快能制止咳嗽；癫痫患者就像是活在达摩克利斯之剑的阴影下，随时随地有发作的危险；鼻窦炎患者的困苦在于，常常是一侧或两侧的鼻子有点塞住，呼吸不畅，进而完全不通，耳膜胀痛，不得不用嘴巴呼吸。嘴巴呼吸必定会影响睡眠，还会吸入大量空气，引起吞气症（胀气，腹部绞痛）。病人往往借助鼻腔和口腔血管收缩剂来缓解痛苦。前者有短暂的作用。但一段时间以后，它的作用会减退，鼻窦的困扰往往会卷土重来。后者可能会导致下腹部的不适和嗜眠昏睡，而这些可能会加重气喘。所有这些忍受、期待和担心，为的都是避免下一段疾痛。每当周期性症状开始时，病人对自己身体的可靠性和适应性就失去了信心，而这种信心正是一般健康人的感觉的一部分。对自己身体失去信心常常使病人作最坏境况的冷酷推测，有些病人还会因此而意志消沉和绝望。

上面案例已经说明了与疾痛紧密相连的感情，那就是健康不复存在的伤心和悲惨的心境，为失去作为日常生活基础的健康体魄和自信心而哀伤。忠实的躯体与生俱来，所以我们从来没有想到过——它是我们日常生活的确实无疑的基础，而慢性疾痛就是对这种基本信任的背叛。慢性病患者觉得自己处在不信任感、对无常的怨恨、对失却的痛苦的包围之中。肉体的背叛引起慌张、震惊、怨愤、嫉妒、绝望等等恶劣情绪，慢性病人的生活必须与它们打交道。

慢性疾痛的生理学内涵，决定了解释它们的模式，以及它们凝聚的意义。哈曼（1985）揭示，哮喘病人和溃疡性结肠炎患者对疾痛的解释有很大程度的区别。这是因为他们经历了两种不同的病理变化：一种是对生命过程的急性威胁；另一种是慢性的折磨。疾痛的意义和生理经验相互缠绕，致使恐惧和自我挫败的意识不断涌泄，致使本来受调节的生理机制崩溃。这样，恶性的循环就会从征兆或症状开始。最坏的后果是放弃，在患者的解释诉说中，这是最顽固、难以平息且不易说服的否定性期待。

患者和家人要对付日复一日的例行过程，包括许多个别意外事故和事件，没完没了。这些过程会产生严重的后果，有些可以幸免，有些则不能；一段时间有些好转，一段时间则更严重(有时是感觉得到的，有时则说不清是好些了，还是更糟了)。他们的正常生活、社会活动、工作职业、人际关系都受到威胁，也许最使人苦恼的是自尊心的危机。对慢性疾痛的治疗，给患者和家人带来更大的困难。不用说，费用是最棘手的实质问题。其次，大量的时间花费在来去就诊的路上，在医生的办公室里坐着或站着，在化验室做各种检查，在医院的病床上躺着，或者在等待中度过。病人和家属还不得不耗费时间精力在各种后继的特殊护理和康复努力上，他们常常为忌食忙活，不得不改变生活习惯或休养。其他许多必须做的日常琐事既烦人也占时间：他们必须向诊所接待员、护士和各种医生说明他们的症状；一次又一次地回答同一个问题；他们还必须等待药剂师、医生或者保险公司的电话。这些事情使病人郁闷、易怒，常有低程度的逆反倾向，时不时地公然对抗、发脾气、吵架。带有风险的测试检查，以及新药的尝试都不免会有医源性的后果。许多慢性病患者尝试各种据说有益于康复的食品，尝试针灸、自我催眠术，甚至试遍所有替代医疗的方法。一方面，这些替代医疗者就像旧时卖蛇油的江湖郎中，由于正统医疗对有些疾病无能为力，他们能以此为生计；另一方，他们也给予病人一些帮助和希望。自我治疗，听取外行人的劝告和经验之谈，到处求医更是家常便饭。当医生也时常像患者一样沮丧、干着急时，患者与医生的关系也会紧张，出问题。所有这一切，会进一步引起患者的人际关系圈的关注，使他们也卷进来。于是，沮丧的情绪、莫名的怨愤和恼怒会传染给他们。在这些疯狂的行为、担忧和意外举动的背后，可怕的并发症和英年早逝的威胁正在隐隐逼近。

慢性疾痛是丝丝缕缕、琐琐碎碎的。对慢性病人来说，细节就是一切。对付慢性疾病就必须每天花费时间留心身体的过程细节，警惕地注意身体的变化，有时得花几小时集中观察某种现象和发生的事件，因为它们可能是潜在恶化的显现。控制已知的刺激因素是每天必做的事。当身体越来越虚弱时，必须决定何时开始或终止一项行动，何时增加药剂量，何时诉诸专业医生的治疗，等等。这一切都发生在充满相同的压力、威胁、变幻莫测、狂喜的生命活动过程中，使正常的生活成了“十足的闹哄哄的混乱”（James，［1890］1981，462）。那么，说筋疲力尽是慢性疾痛共同的经验，还会奇怪吗？

慢性疾痛约有几百种之多。在七十五岁以上的老弱人群中，一人身患数种慢性疾痛是很平常的；大多数六十岁以上的人经历至少一种慢性异常；在其他年龄段的人群中，慢性疾痛也不少见。可见，我们讨论的是存在于各种社会人群中的巨大发病率忧患。遍数慢性疾痛的苦恼和病残，以及它们引起的个人损失和经济耗费，我们看到，没有一个社会细胞能避免不受其影响。如果你我并没有慢性疾病，但在我们的人际关系：父母、祖父母、子女、兄弟姐妹、伯父伯母、叔叔婶婶、舅舅舅母、姑父姑母、姨父姨母、朋友、邻居、同事或者客户中，就有人不能幸免。我们只能惊诧，对如此普遍的问题，社会竟采取否认手段，竟把生活的正常的一面隐藏得如此之深。不管是资本主义社会还是社会主义社会，政府在鼓励消费，或者在动员群众的政治活动中，都不愿意向他们的国民论及慢性疾痛的广为流传的形象。这是因为，衰弱、病残和异常唤起的是道德的求助，而这不是大多数社会政治体系热衷做的事。在现时代，形象塑造是政治的要素，没有任何当局会愿意揭示这些现实，生怕这些形象会威胁他们天真的乐观主义，而这正是他们竭力要在公众中维持的。

为了解决我已经提及的种种困难，我们必须讨论关于因果关系问题，以及如何有效地对付疾痛的办法。答案不仅仅来自病人，还必须来自他们的社会人际关系、媒体，或者来自正统的和替代的医疗系统。对深入慢性疾痛的崎岖苦海的更直接的策略来说，这些解释性的诉说是十分关键的。再说，从长远的策略来看，要评价更深远、更有力地影响慢性疾病的漫长过程的要素，也需要持续地监测、搜集第一手资料。也就是说，人一旦有慢性疾病，就有点像修正主义的历史学家，会在疾痛引起的诸多变化中，以新的眼光重新审视过去的事情(不幸的是，他们常常重蹈覆辙，尽管他们曾经从中获得过教训)。诠释已经发生的事及其原因，预测可能发生的事，使眼前的病患现实成为一个不断自我反思的与疾痛意义较量的过程。这件事是否预示着治疗和预防堤坝的一个缺口？这一经历是否意味着我不能再依赖已有的处理方案？即将出现的情况会不会像一年前那样加重病情，还是像两年前那样，没引起什么感觉？

慢性病人是吉兆或凶兆的解读者。他们像档案保管员，搜寻和整理经历过的零星无序的材料；他们亦像习惯记日记的人，记录疾痛造成的困难时刻和克服困难的欣慰；他们也像绘图员，标下症状的新旧范围；他们还像是疾病症状的评论家(谈论痰的颜色，大便的硬软，膝盖疼痛的程度，皮肤损伤的大小、形状，等等)。在这持久的反复琢磨中，慢性病人久病成医，获得相当可观的疾痛知识。然而，就像我们所有的人一样，本能的抗拒和幻想总是使慢性病人相信，疾痛对生活的打击没有那么可怕，看来可以长久维持现状。创造神话是人类的普遍本质。人的这一属性使他们宁愿确信医疗资源会与他们的愿望相一致，而不愿相信现实。也就是说，自我欺骗使慢性病人能够忍受疾痛。谁说幻想和神话对保持乐观没有作用？它们可以促进生理的治疗作用（Hahn and Kleinman，1982）。我这里要表述的论点是，慢性疾痛的意义是由患者以及他们周围的人创造的，他们把野性的、异常的自然事件改变成一种文明经验，后者或多或少受过教化，有传奇色彩，受某种礼仪的控制。

在慢性疾病的治疗中，患者解释疾痛的模式开辟了另一实用的行为选择，它是患者整理、调节和沟通的途径，从而能够象征性地控制症状。慢性疾病的有效临床治疗的关键任务之一，就是要肯定患者的疾痛经验其实构成了非专业人士对疾痛的解释模式。医生应该懂得这种模式的特殊语言，并且用以与患者商讨沟通，找到可行、可接受的医疗途径。这一任务及其价值恰恰都被低估了。临床医生的另一关键的任务，是对患者的经历故事作设身处地的解读，把疾痛问题转化为患者人生履历中的一个主题。这样，医生倾听每位病患者的传奇故事，这些故事给医生提供了疾痛的具体描绘，不然的话，那只是遥远的可怕现实。这样，医生会注意到患者和家人在日常生活中所作的所有努力和尝试。他们的诉说突出了人生的核心主题，比如不公、勇敢、战胜极端不利的条件。疾痛经验的细节为他们关于人生主题的观点提供了论据。

因此，患者的疾痛诉说就是对自己疾痛经验的梳理——它对自己意味着什么，对与自己休戚与共的人又意味着什么。也就是说，疾痛诉说是由患者以第一人称讲述的、由其他主要有关人物以不同方式复述的故事，它把特别的危机事件与长期忍受苦难揉捏在一起。构成疾痛故事的情节轮廓、主要隐喻、语言技巧，都打上了文化类型和个人特性的烙印，而这些因素直接影响梳理疾痛经验的方法是否有意义，以及这些意义的表达是否有效。在慢性疾病的漫漫过程中，这种模式的诉说改变甚至创造了经验。患者的诉说，不仅仅反映个人的疾痛经验，它也有助于了解症状和苦难经验。疾痛诉说常常是以患者和家人的抱怨和解释模式出现的。因此，医生要充分了解患者和家人的疾痛经验，就首先应该把这些零星的疾痛诉说汇总起来，然后，必须依据不同的疾痛意义种类——诸如症状征兆、文化意义凸显的疾痛、个人境况、社会环境等，去解读它们。

老年人普遍喜欢讲述疾痛故事。他们常常把疾痛经验编织进他们的人生故事，天衣无缝，但结尾总是不断修改。因为在人生旅途的终结阶段，回顾过去总会构建进许多现实的东西。人处生命的夕阳时分，喜欢历数自己曾经经历的人生艰苦跋涉，这很自然，就像青少年爱做白日梦一样。把记忆中的事串联在一起，分放在适当的位置，重新思考，一视同仁地当作行将结束的故事，反复叙述：这就是老年人的故事。行将就木的人总是要为身后的人，也为自己，构思一个连贯的、带有适当结论的人生总结。

在这样的故事中，疾痛，像其他的不幸一样，具有启迪意义：它曾经制造过极度的困难，它是那么可怕，不可一世，而今就要从它的淫威中彻底解脱，一笑了之。疾痛融进了人生的故事，这可以帮助老年病人感悟人生的成败得失、荣辱沉浮。这种叙述是一个聚焦于精神-生理转化的发展阶段。那么，不难理解，在这同一过程中，老年病人应对疾痛、过去和现在的必要素质也得到发展。这对他们有着重要的意义。叙述这种故事的过程构建起类似人生终结时必备的技能，使老人有资格给年轻人提供人生指导，也使年轻人和活着的人能够记得亡者的诉述，从而使亡者活在他们的心里。对医护人员来说，重要的是见证这些人生故事，证实它们对疾痛的阐释，并肯定它们的价值。

我们大多数人对别人讲述自己的思想，为的是要弄清楚自己的思想，其间，听众的反应与我们自己的一样重要。老人们对我们反复讲他们的故事，也属类似。固然，随着年事增高，认知能力衰退，原来的对话越来越变成独白。在人生行将结束时，虚弱的患者被身不由己地送到医院，无人可与之讲诉自己的故事，这简直是让临床医生嘘唏的最悲惨的事。这时，医护人员如果代替应该出现在病床前的人，倾听患者的诉说，无疑是老年医护工作中最人道的角色之一。

回顾人生的诉述也常常发生在某种疾痛引发灾难之时，或者与这种灾难擦肩而过的情况下，这种时刻的诉述往往带有道德的意图，有点像在礼仪上背诵经典神话，以稳固处于危机的主流价值观，使他们的社会关系的张力得以强化。就像仪式中的神话故事的作用一样，疾痛故事也给失却塑造最终的形象(参见 Turner，1967)。疾痛的故事还可能被用作政治的评论，在控诉某人受到不公正待遇和经受压迫时，它常常被引用为一种谴责(Taussig，1980)。由于这些原因，病人回顾诉说疾痛时，很容易歪曲疾痛经验的真相(历史)，因为诉说疾痛的目的不在于对历史环境作忠实反映，而在于诉述这些传记故事的意义和价值。

为了符合有争议的残疾条例，或者为了医疗事故诉讼的需要，当事人往往对疾痛和治疗经历的报告作倾向性的修改，还会出现类似回顾性的叙事，这更糟糕。医生记录病历中不无互应性的活动，也就是说，他们有时会根据同行的审查和官方检查的需要来推想疾病发作的各个片段。这样，病例记录往往会帮助医生免受官方的批评和法律的追究。在医药诉讼流行、同行审查压力空前的时代，我们不难预见疾痛意义会有对个人和公众造成越来越大危害的一面。当然，医生的回顾性叙事与那些为非专业老百姓写的回顾性故事：诸如劝诫故事、道德榜样、患者的一生总评等，有互惠互应的作用。因为所有的医生都必须相信自己的专业技能，而这些技能在慢性病的无法预见性、难以控制的病变中受到沉重的打击。这样，医生的报告可能充当一种事后劝告或推测，防止治疗不充分和失败的感觉。

患者和家人对疾痛的解释模式，与医生对某个患者的疾痛行为在特定的时间、环境中的具体异常现象的诠释，两者之间存有相似之处。医生(包括研究者)认识到他们面对的不仅仅是疾病。他们也看到了慢性疾痛对个人的意义，它为社会所利用。然而，医生的视角不是全方位的。他们往往分别地解读各种不同的因素：这个人、这种情况、这种疾痛或者疾痛的某个方面。有经验的医生都知道，慢性疾痛是由多种因素决定的，会衍生出几种、甚至多种意义：不是非此即彼，而是亦此亦彼。在一个具体的病案里，医生如何界定哪种意义是最基本的，哪种意义是次要的？选择诠释的过程反映了医生作为目击者兼专业人员的注意力，也反映了其为慢性病人的医护作诠释的意图。这一实用的医疗导向束缚了对疾痛的诠释，也抑制了患者及其家人的作用。我将在第七章描述疾痛报告中详细揭示这一过程，并在结尾的两章里，把这一论题延伸为疾痛意义与医护专业工作关系的一部分。这里我只想简单地指出，临床医生个人的（反移情作用）和专业的（疾病）兴趣会对疾痛的解释产生很重要的影响。进而，临床报告也许更应该被看作是，与作为主体的患者进行关于积极创造疾痛意义的对话，而不应该把患者作为被动客体观察的结果。

这就是说，当医生带着自己特殊的兴趣或注重点（譬如治疗的、科学的、医学专业的、经济的或个人的）倾听患者对疾痛的诉说时，疾痛就有特定的意义。甚至在医生把一种难以捉摸的疾痛确定为某种确定的疾病之前，就是这种倾听和审视疾痛诉说的方法，会影响医生的疾痛报告及其诠释说明。一般来说，患者懂得来自不同方面的要求——家里的、公共医院的、私人诊所的、残疾人的机构的和法庭的，也知道这些给予帮助的方面会如何以它们自己的方式剪辑形成各自的故事。同理，如果医务专业人员停下来考虑（在紧急临床治疗的时候，大多不会）一下的话，就会认识到，他们倾听患者诉说疾痛时的不同行为，是如何影响患者的讲和听的。急救部门的繁忙的外科医生、在医院轮值的产科医生、某一单位的或者某一行业诊所的内科医生、筋疲力尽的实习医生、特意强调生物伦理学的教授——都有不同出发点。他们的点头方式、他们的不安或者一个注视都会影响患者诉说他们的疾痛故事。更有甚者，医生在倾听患者诉说时，会选择自己想要听的一面。于是，对有些方面他们会很注意地倾听和汲取（有时甚至是患者没有讲出来的），而对患者谈到的、甚至是反复讲到的另一些方面，却全然没听见。医生所受的教育也鼓励这种危险的谬论，即最好隐喻性地理解患者的诉说，避免逐字逐句地去解读它们。

我把这些现象解释为临床的现实——即健康专业人员对具体疾痛问题所作的说明，对其他人关于如何治疗的期待的感知——都是不同的，因为他们不同的个人，在不同的场合，与不同的患者打交道。在资本主义社会里，钱是最关键的、无法躲避的问题。在临床医疗环境里，明显地也不那么隐讳对它的注重；钱的问题常常扭曲临床事务的沟通和医疗实践。在理解患者的诉说时，临床医生（也包括研究人员）必须去掉自己充满个人和文化偏见的框架，他们还必须重新审视业已形成的临床医疗环境的模式。他们必须弄明白，治疗的利益被哪些他们最关心的事所改变：理论的验证？发表研究成果？抑或是单纯地为了生计，或者发展个人的事业？专业偏见的另一个例子，是对某几种慢性病人的不公平成见（比如"荒唐"、"古怪"，或者"你的典型疼痛患者"）。医生们应该把这类人的利益作为持续的自我反省的主题，在诠释患者的诉说时，同时梳理这些问题，确保对疾痛经验的解读不带有倾向性，不丧失合理性，使自己的诠释不至于成为通向有效治疗的障碍。这其实是慢性病治疗和研究实践中极大的问题，但尚未得到充分的讨论。

在这疾痛意义的第四层次上，艾丽斯·奥尔科特的家庭医生不愿意听到也不想看到她的消沉沮丧。拒绝接受，是人类社会对疾痛的最常见的反应。病人们深深地感到恐怖。像艾丽斯一样，他们都心照不宣地意识到，不可逆转的病变，将无情地、接二连三地把他们推向更悲惨的困境，直至死亡。艾丽斯·奥尔科特停止了短暂的放弃，又一次接受更严峻的困境，她已经意识到自己放弃的企图，也可以推断它危险的结果。负责治疗她的医生们也变得能够接受自己回天乏术的无奈感；托里斯大夫，一个美籍西班牙裔的内科医生，逐渐地学会改变自己对美国新英格兰人的种族偏见，即认为他们是冷漠的、感觉麻木的。终于，在他眼里，艾丽斯既不冷漠，也不麻木。他意识到，他的这种陈旧偏见，其实是使自己免于为她伤心的一种借口。作为一个咨询医生，我既要克服不顾相反证据、不断冒出的把她诊断为可以治疗的精神疾病（重度抑郁症）的念头，也必须克服自己想让她诉诸抗抑郁症药物的愿望，幻想这将使她痊愈。

我认为，在疾痛加剧导致不可逆的逐渐病残的阶段，重振道德精神不能只依靠某种特殊的技术，而是要诉诸许多临床行为的结合。上面我已经强调过医生对疾痛的见证应该是设身处地，富有同情心。与病人在一起，营造诉说疾痛的环境，帮助他们改善处境，使疾痛经验变得有意义和价值，这是医生的有关生存的责任。不过，医护人员也在努力塑造勇气，并希望他人以此为榜样。医生还应具有智慧，以特殊的方式认可患者的痛苦，这往往是借用讽刺，或引用似是而非的隽语、幽默等，当然也包括掌握分寸——知道适可而止。在我看来，这是医生和患者共同的道德核心。这种共同美德，不是费用/受益恒等，或者经济实力能够获得的。所以，把医生-患者的关系商品化为金钱交易，就无法解释医生-患者关系的这一方面。宁可说，这是医生和患者给对方的礼物。

1898 年，美国著名心理学家和哲学家威廉·詹姆斯对聚集在爱丁堡的听众发表吉福德讲座，这就是至今仍有影响的名著《宗教经验种种》（*Varieties of Religious Experience*）。其间，他阐述了对经验的两种实际存在的个人观点。他用对痛苦问题的感受，以及听众可能有的对欧洲人的陈旧感觉即世故，对美国人的一般印象即天真，恰当地把它们比喻为一次人生和二次人生。詹姆斯把人的一次人生解释为天生的乐观主义者，他们只注意日常生活和宗教的表面：充满希望、积极的、有秩序的和进步的东西。二次人生就正好相反，成了悲观主义者，他们往往注重于经验底下黑暗的方面。这两次人生之说，正好被社会不公正和个人的痛苦问题所吸取。

慢性疾痛的经验常常把人的一次人生转化为二次人生，就像前苏联的不同政见者，现在的流亡诗人伊琳娜·拉图西斯卡亚（Irina Ratushinskaya，1987，19）反思自己来之不易的睿智，讽刺性地将它写进一首关于残酷的监狱经历的诗中：

> 如此赐予只能发生一次，
> 或许，一个人也只需要一次。

疾痛教人们懂得，我们不得不经受我们不愿意、也不应该经受的苦痛；在对于事物的自然法则的淡然乐观主义的门面下，有着对造成伤痛的暗流的深深忧虑，那就是对不幸事件和灾难的担心。身体经历的变化、反复无常和紊乱，使我们怀疑从小就被教导接受的——也是我们需要相信的“秩序”。病残和死亡逼迫我们重新思考我们的人生和周围世界。人类内在的转化，或者超越升华的可能性，有时就是在这令人不安的洞察中启动的。拘泥于行为以及它的起因的人，也许会因此而获得一个更接近本质、更有象征性的、更能自我反省的世界观。理性的计算本该使“供给和需求”成为“经济人类”的精明智慧，然而，对一个正在受疾苦煎熬的人来说，在他/她的自我认识中，什么是至关重要的？看来，理性计算，只会将这个问题弄得神秘而迷惑。身患重疾的人对生活的洞见，常常是身心受苦的磨难生活智慧的结晶，虽然他们的生活偶尔也有光明。对于家人和医疗人员来说，同情和怜悯的经验，会产生对道德的深刻理解。我认为这种特殊的思考和理智，就是慢性疾痛和治疗护理的内在道德意义。

上述四种疾痛的意义，以及各种分支类型，并没有穷尽疾痛意义的所有种类，当然还有其他类型存在，但我相信已经涵盖了最重要的种类。我的用意在于，先建立理论框架，然后用它来分析主要的慢性疾痛病例，从而由开头两章的问题概要中归纳出一般结论。在疾痛的人的境况中，经验产生于相互辩证作用的双方：文化范畴和个人的意义为一方；异常的生物过程的残酷实质为另一方。让患者经常有机会诉说他们生理和病理的故事，是改变和影响他们现实经验的源泉。那种感受到的世界会把感觉、思想和身体的过程，融合成一个有生命力的结构，支撑持续的疾痛及其变化。对这种人的辩证关系的认同，改变了我们对慢性疾痛引起的困苦人生问题的认识，以及对如何提供最有效的治疗的理解；这也改变我们对医学和健康护理的评价。以下几章，我将详细描述真实患者的疾痛经验，以及他们各自面对不同疾痛的问题。

第三章　疼痛的脆弱和脆弱的痛苦

对正在疼痛中煎熬的人来说，疼痛是那么无可奈何、没得商量。如果要他们说明什么是“确实的”，那么“疼痛”一定是他们想到的最活生生的例子。然而，对其他人来说，“听说的疼痛”是那么难以捉摸，往往是“将信将疑”感觉的最基本例子。于是，关于疼痛，我们注定不会有共同语言：它既无法否认，又无法确认。

——伊莱恩·斯凯瑞(1985，4)

……我却被绑在火轮上，
甚至我自己的热泪也熔铅似的在烫我。

——威廉·莎士比亚《李尔王》(IV. vii. 46－48)

慢性疼痛在北美社会受到普遍关注，是个重大的大众健康问题(Osterweis 等人，1987)。在现时代，无论是逐渐丧失劳动力的慢性腰部背疼，还是剧烈的偏头疼，抑或是较少见的颈部、脸部、胸部、下腹部、手臂、腿部或浑身疼痛，各种形式的慢性疼痛症状越来越成为导致病残的常见原因(Stone，1984)。说来荒谬，对慢性疼痛患者来说，医学竟是危险的。因为医药行业制造使患者上瘾的麻醉性镇痛药，生产含有严重副作用的复方药剂(多种药性用途)；医生给患者过度使用昂贵的、且有风险的检测，施行不必要的、会造成严重伤害的手术，阻碍患者脱离残疾人的角色。同时，残障制度本身也不积极鼓励患者康复，重返工作，从而助长了这种危险。于是，这两者会使患者及其家人产生对立愤慨的情绪，感到挫折和沮丧（Katon et al，1982；Turner and Chapman，1982）。

如果慢性病患者几乎众口一词地抱怨经历过某种疼痛，那么，他们周围的人——主要是医生，有时也包括家人——就会对患者的这一诉说的真实性产生怀疑。这种反应，往往使患者对专业治疗系统产生强烈的不满，以至于寻求其他替代渠道。慢性疼痛问题使健康专业的训练和方法的弊端暴露无遗：它们阻碍了慢性病患得到有效的治疗。与之相应，慢性病患者也成了许多健康专业人员眼中的“刺头”，被认为是一群要求过分，对医疗专业心怀敌意、找麻烦的人。医患对立随即越发加剧，双方主角都受伤害。

慢性疼痛涉及全人类疾痛经验中最普遍的作用之一，我称之为躯体化（somatization），这个词虽然不雅，但比较明确。躯体化是在注重医药治疗的行为方式里，用生理学语言定义人的苦恼，进行个人和人际问题的交流沟通。躯体化也是经验的社会性和生理性的连接：一端的情况是，患者抱怨身体疾痛，但缺乏任何病理根据——不管是有意识的行为（譬如，装病以逃避工作，这是不常有的，也容易被戳穿），还是对生活中麻烦的无意识表达（即所谓转化症，此种更普遍）；另一端的情况是，经历内科疾病或精神疾病引起的生理异常的患者，把他们的症状及其不利后果，夸大到了无从解释的程度。这种夸张往往是无意识的。就目前来看，后一类情况是多数。在这类患者中，三种影响因素强化了他们的疾痛经验，也助长了他们对医疗保健专业的过度使用，它们是：鼓励表述痛苦的社会（特别是家庭和工作）环境；表达悲惨境遇的文化习惯，即用肢体抱怨表达个人和人际的麻烦问题；个人的心理特征（常常是焦虑、忧郁或个性缺陷)。

浅层的躯体化，可以说是我们每个人在日常生活中都会碰到的。当我们承受相当大的压力时，我们的自动神经系统、神经内分泌枢椎和大脑边缘系统都会被激唤起来。于是，引发一系列生理变化：脉搏加快、气急、睡眠困难、晕眩、手脚刺痛和麻木、耳鸣、头疼、腹部不舒服、便秘或者腹泻、尿频、嘴干喉燥、吞咽困难、消化不良、胸闷和月经失调等，这都属于紧张的各种症状。不是每个人都会经历上述所有不适，有些人只有其中一两种问题，而其他人则会有诸多生理不适表现。另外，当我们处于高度压力下，会更频繁地检查自身器官的功能，更注意自己身体的变化，还会不停地担心这些变化是否是潜在严重疾病的信号。譬如，我胸口的细微压迫感会是心脏疾病的征兆吗？我感觉到的下腹部绞痛要紧吗？我应该把头疼当回事吗？卫生纸上的血迹是由于痔疮吗？我应该为这些问题去看医生吗？

当然，我们始终都会有身体不适的感觉。大多数时间，我们不大注意这里有点刺痛，那里有过抽搐。然而，当我们身处生活中的紧张状态时，当那些突发事件打破了我们的平衡，或者使我们焦虑，让我们惊恐时，当症状带有某种恶性文化意义的可能性时(比如，大便上的血可能是直肠癌的早期症状)，或者当症状对特定个人有特别的影响时(诸如，一点点气管阻塞之于哮喘病人，背部肌肉抽筋之于脊椎盘退化性病人)，我们会警惕地注意这些异常，而不是把它们归于正常。处于这种担惊受怕中的人，往往会夸大这些症状的经验，还会采取应对的行动。我们会避开一些事情(比如，待在家里不去上学或不去上班，中断约会，取消度假计划)，改变饮食习惯或锻炼方式，吃药，看医生。这样，有意无意间，身体的经验就转化成社会的行为和问题。如果我们有那种喜欢夸大压力意义的个性，或者属于那种为身体变化焦虑上火的人，那么生理的症状就会被变形变大。我们的认知方式、情绪状态、口语和非语言的交流能力也直接影响这种夸张的作用。

就如我在前两章中讲到的，当我们长时间承受压力的时候，或者当慢性内科或精神疾病发生时，原来的状况会被夸大，这或许是由于环境和关系的文化意义，或许是由于迎合制度政策的需要，比如，申请残疾待遇。但是，这种精神经验夸张转变为躯体症状的现象，还源于我们先前的症状经验，以及当时对症状恶化的担心和控制的需要。也就是说，躯体化一般发生在哮喘病、心脏病、关节炎、糖尿病和慢性疼痛症患者身上，就如与其相反，症状的最小化和否定，也常发生一样。慢性疾痛经验给个人提供了对症状两种反应方法的训练。医生通过几种途径助长躯体化：他们可以帮助确认患者的怀疑是值得重视的；或者在忽视引起不适的压力、只注重不适本身的情况下，他们可以用药物治疗个人精神问题或人际关系问题。患者的家人也常常会助长这种躯体化：他们对有些抱怨的不适当的反应方法，无意中会鼓励这种现象。

在我们将要看到的病例中，问题被放大了。对慢性疼痛来说，症状几乎就是病变的定义，病理程度似乎不能解释感受到的疼痛的严重性，或者疼痛引起的对身体功能的限制。在这种情况下，疼痛症患者觉得很难使自己和别人相信疼痛是真实的——因此，许多疼痛症患者不愿接受关于疼痛的社会心理学的解释。因为，社会心理学似乎是要否定他们疼痛的“真实”的身体经验的基础，他们应该接受肉体上的治疗，是正当的医药治疗的对象。

在这些介绍之后，我们可以以真实的疼痛症患者为例，研究疾痛经验的不同意义，以及各种意义(文化的、个人的、处境的)对疼痛和疼痛对各种意义的相互作用。在过去的十五年里，我已经治疗了，或者说研究了两千多个有疼痛症状的病人。从这些病例记录中，我选了三个实例。它们能够用来说明我们以上讨论的某些疾痛意义和躯体化经验。当然，我将强调疾痛经验在生活中的相似性，但是，更重要的是要说明它在生活中的差异性。我的论点是，慢性疾痛是特殊的，这就像不同个人的真实经验一样。固然，由于慢性疾痛共同的问题，它具有不可否认的相似性；同时，它加强了对人的境况的某些一致性认识。因为归根结底，疾痛经历是不同个人的真实经验，是因人而异的。首先介绍的病例是要说明作为生活方式的疼痛。美国诗人埃米莉·狄更生（Emily Dickinson）（她自己也是疼痛患者）写道：

疼痛——有一种成分是空白——
它无法回忆
当它发生时——抑或，就当它
没有开始——

它没有将来——除了它自己
它没有尽头，繁杂冗琐
它的过去——让你知道将要经受的
新的——痛苦阶段。

（引自 Johnson，1970，322－324）

读者应该可以意识到，我在诠释每一个疼痛患者的故事时，他们的生活经历是我揭示的重点。我不想把过多的时间花在论述他们的治疗上，也不想把这些背景材料介绍给某个特殊的治疗项目。从第三章到第五章，我的意图不在于发展一个特别的治疗性的方案，那是我将在第十五章中要做的事，到那里，我将重新提及某些病例，看看我们能做些什么来缓解他们的痛苦，增加他们自立的能力。

脆弱的副警长

豪伊·哈里斯给我的第一印象就是他的羸弱。他年近六旬，六英尺七英寸高，宽肩膀，脸部棱角分明，有一头稀疏的淡棕色的头发，一双荧光绿的眼睛；他的姿势僵硬，步态扭捏，犹豫不决。豪伊——这个地处特拉华州的小镇上的副警长，大家都这么称呼他——不用任何言语，就看得出他的残障，就像是一幕哑剧。无论到哪里，他总是一手拿着一个为他的腰背部定做的白色靠垫，另一只手触摸着背后任何硬实家具的靠背，似乎是在防备着，一旦他的背脊出了毛病突然倒下去时，可以有个依靠。当他坐下时，同一只手总是抚摸着邻近的椅子背。这使得旁观者觉得，他是在比较这些椅子是否比自己的脊骨更结实。

豪伊总是坐得笔挺，双脚平放在地上，间隔约一英尺；下背部和上身僵直。每隔几分钟，他就会皱眉苦脸；每隔二三十分钟，他就会僵硬地站起来，牢牢抓住他刚才判断为最牢固的椅子背，小心翼翼地转动他的背脊，从这边向另一边；每当疼痛间歇性地袭来时，忍受苦痛的他，眉皱得更深，嘴巴张开呈几乎标准的椭圆形，眼睛里充满了泪水。看着他，你会觉得他是在尽其所能，克制自己不喊叫——当你了解了他的思想，就会知道，他原来是在努力不使自己崩溃。他的手小心地触摸腰背部几秒钟后，就开始轻轻按揉肌肉和脊椎。他的注视总是含有一份警戒，一种过度的警觉，表明他的担忧：他的背脊可能发生任何严重的问题，在更糟糕的情况出现之前，必须准备好缓减疼痛的措施和防备。豪伊的行为让人觉得，他处于深深的恐惧中，似乎他的脊椎随时会出毛病，如果他不预防，他那脆弱的背脊就会“断裂”。

“我就是这样觉得，好像我的腰椎随时会坍塌，我随时会瘫倒在地，疼痛难忍；我担心我的背脊会裂成碎片，难以重新合拢，极度疼痛。”

在我第一次见到他时，他对我这样说。这次约见，是我们研究慢性疼痛项目的一部分。

二十多年来，为了医治慢性腰背疼痛，豪伊·哈里斯试过几乎所有主流的和非主流的治疗方法。他说，它“把我的生活搞得一团糟”。他曾经看过几打医生，到几乎每一个专科求医：骨科医生、神经外科医生、神经科医师、专攻疼痛的麻醉学医师、内科医生、家庭保健医生、康复医师。他也去找过许多其他与慢性疼痛有关的健康专业人员：护士、理疗师、针灸师、医疗催眠术师，以及生物反馈疗法、静坐冥想、行为医学、按摩推拿和水疗法等方面的专家。他去过疼痛诊所，修过关于慢性疼痛的课，参加过慢性疼痛患者的聚会。他阅读了关于背脊的医学和自我护理的书籍。哈里斯上尉的脊椎动过四次大手术，每次手术后，他都觉得疼痛更厉害了，尽管如此，他还是很想做第五次。“你看到了，融合手术做得并不好，我的背脊不稳定。我想我的脊骨正在分裂，我需要一种类似黏合剂的东西，把它们粘牢。”据他估算，他服过的药差不多有五十种，其中包括特效麻醉镇痛药，有几种已经上了瘾；这些药还有严重的副作用，最突出的是贫血症和过敏性皮疹。豪伊·哈里斯现在每周接受神经传导阻断疗法；他以前使用电子刺激器阻断疼痛通过脊髓传导；他还穿过各种支撑架，缚过围腰；他睡特殊的床，坐特别设计的椅子；每天得用三十到四十分钟时间来做操、“姿势加固”运动和静坐冥想。除了生物医学专业人士外，他还咨询过数位脊柱按摩师和健康食品专家、一个极性治疗师、一个用超凡能力治病的牧师，还有一个韩国武术师。在我们见面的这两年里，豪伊又求助于几个心理学家，一位精神科专家和一个中医医生。他还使用了大量五花八门的自我疗法，这些方法都是家人、朋友和同事介绍的：熏蒸汽、镇冰袋、涂药揉擦、贴芥末膏、敷草药泥、吃补药、服偏方、穿矫正体形的鞋、休息和活动等，这些还只是一部分。

某种程度的疼痛每天都有，但经常会有剧痛，迫使他趴在床上，有时忍不住对着枕头尖叫。他常用“放射的”、“灼烧的”、“像有一个坚硬的东西梗在我的背脊当中”、“猛烈的疼痛撕扯着神经和肌肉”来形容和表达他的疼痛。豪伊看着《麦吉尔疼痛问卷》评估疼痛的性质、程度和形式的标准核定表，在一系列形容疼痛的词中，圈了“一跳一跳的、一闪而过的、剧烈而突然的、刺骨的、揪心的、烧灼的、放射状的、尖锐的，一触即痛的、筋疲力尽的、可怕的、折磨人的、烦恼的、撕心裂肺的、纠缠不清的”，用以描述他的疼痛感觉。最严重的时候，这种疼痛是“极端恐怖的”，比他经历过的最严重的牙疼、头疼和胃疼都厉害得多。突然的动作、举起或抬起、行走都会加剧疼痛。在他用过的所有的治疗方式中，只有敷冰袋、休息和药物可以缓解疼痛，但从来不能使它完全消失。轻度疼痛(10分标度中约2–3分)整天困缠着他的背脊，剧痛会接踵而来，一连好几天或者几星期。这样的密集型剧痛，多的时候一月数次，少则数月一次。说到“极端剧痛”时，豪伊的眉头皱得更深，眼珠瞪大，眼泪汪汪，紧张地凝视正前方，像是正面临莫名恐惧。这种“极端剧痛”一般只延续几小时，很少发生，但实在可怕。有一次他向我吐露，他想到了死，经历这种痛苦比死还难受，虽然他马上加了一句：“然而，我是个重生的基督徒，绝不会考虑自杀。”疼痛使他处于畏缩、惊恐、仅仅维持生存的境地，决然无望，凄惨地苟活而已。

疼痛总是伴随着身体动作而来，有时在其间，有时在其后。在厨房伸手拿东西，弯腰提起地上小小的垃圾袋，转身拿起电话筒，开车时身体倾斜不得当，帮妻子拎杂货袋，洗澡时伸展背脊，在警察局被地板上的东西绊倒，在超速的警车中东倒西歪，坐在办公桌前，倾身拿文件时用力不当，甚至做理疗体操——都可能触发他腰背部的突然疼痛，从后腰部向上下方放射。豪伊不知道这些常常发生的猛然震痛，哪个会升级成阵痛，于是，把它们每一个都当作恶性预兆，都有预示病症的感觉，像是要开始另一轮剧烈的疼痛。事实上，豪伊的反应也并非完全坐以待痛，他时刻候着疼痛，寻找最早的感觉，企图“尽早发现它”，“不让它发展”，“防止它恶化”。

豪伊·哈里斯曾是当地高中橄榄球队威猛的前锋；他也曾经是个建筑承包商，习惯于背起一百磅的重物，走上长长的工地坡道；他还一度是邻近酒家的临时保镖和臂摔跤比赛冠军，一个受过勋章的朝鲜战争的退役军人，一个为自己“像钉甲一样坚硬”而自豪的警察。他因疾痛而变了样。

> 它改变了我。我变得恐慌，害怕弄伤了我的背。我从来没想过，也没有担心过受伤。然而，现在我整天想的就是那该死的疼痛。我不要它恶化。我不能忍受它。我怕它，确实，我害怕它。我会对你袒露心怀，我从未告诉过任何人，大夫，我想它把我变成了一个懦夫。

豪伊常常说不清在什么情况下疼痛变得更厉害，不过，他回忆着拼凑出一幅大致如何发生的图像。在他看来，疼痛可能是一整天高度紧张工作，或者做了过多的家务活的结果；也可能是架不住儿子们的邀求，与他们一起扔球，或者没有时刻当心防护着他那脆弱的脊椎的后果。疼痛最会在家里搅扰他：与家人在一起时，在远足前、出游后、快下班回家时，或者是正考虑下个工作日该完成的事时。

疼痛使他变得退缩和孤独。他把自己锁在房间里，拉上窗帘，关了灯，躺在床上。他尝试休息，试图找到一种姿势，可以“放松肌肉压力”；他的背靠在冰袋上，以期“冷却燃烧发热的神经”。在这样的时候，他不能与人说话，否则，疼痛就会加剧。他不能忍受噪声、灯光或者“压力”；他甚至不能忍受自己的思想：

我只想要一片空白、黑暗和无思想。然后，慢慢地，我开始觉得缓和些了，不那么紧张了。我感到肌肉渐渐放松，疼痛慢慢减轻。不过，这时我知道情况还会更好。也许，这是我最感到解脱的时候。我可以放松，可以感觉到它在缓减。但是，达到这种状况有时需要数小时，甚至数天。在那种状况下，我感觉到疼痛在减轻，起先是细微地，后来越来越明显。

豪伊·哈里斯的疼痛是在他加入地方警察队伍前开始的。当时，他在一个很远的镇上建造教堂。项目的进度落后于预定的工期，豪伊心急如焚，忙于赶进度。期间有一很重的设备出了问题，他不愿等待协助，怕更加延误工期，试图自己抬起它。

那重家伙是抬起来了，但是，背上似乎有什么东西猛然间折断了。我随即倒地，疼痛万分。所有的X光片和检测都查不出任何毛病——除了肌肉痉挛。但我知道在这当中有某种严重的问题发生了，我明白，我确信，尽管它似乎很快就好了。这一刻之前，我是个完全不同的人。我高大而强壮，简直可以做任何想做的事。这一刻之后，我知道有什么东西断裂了，我真的弄伤了自己；我必须小心保护自己的背脊。在此之前，我从未感到自己容易受伤：在酒店时，在军队里，在工作中都未曾感到过。几个星期之后，当我投球给我的小儿子时，也许我转身转得太快，哇，我感到在我的腰背上，有闪电般的疼痛。当时我就知道，一切都将不一样了。我必须尽力弄清楚什么是我能够做的，什么是我做不了的。现在我能做的已不多了。

因为怕自己的背再度受伤，豪伊离开了建筑工地。但他没有申请伤残休假，还偶尔抓住一个机会，进入警察局工作。他觉得这一行工资虽低，但再度伤着自己背脊的可能性较少，而且对自己的将来也有更多的保障。当初受伤时，豪伊就处于某些家庭生活的压力之下。他的妻子刚生下一对双胞胎。她要照顾双胞胎、大儿子和衰弱的姨妈（她中风后身体虚弱，刚搬进他们家）难免顾此失彼。而豪伊不顾她的意愿，离家去远处经营建筑工程。他为自己把妻子留在这样困难的处境下感到内疚。而工期进度的拖延，又加深了这种内疚感。“我们之间向来有沟通的问题。我一般不多说，也不会与她谈论工作上的决定。我就这么决定，这牵涉到一大笔钱，也就这么去做了。”

在过去数年里，尽管豪伊·哈里斯的疼痛越来越严重，他在这个小警察局里却逐步升级，直至副警长，局里的“二把手”。他认为，要不是他因疼痛和手术而经常请假，他也许已经升任警长了。不过，奇怪的是，他并不因此而不满。

> 你看，我连高中都没毕业，实在不应该担任副警长。我知道，我已经自不量力。我仅能勉强胜任文档工作，并不真正要负起责任。我不要增加更多的压力。有如此糟糕的背，我必须竭尽所能才能完成每天的工作。我担心如果耽误了太多的工作——你知道，由于我并非因公受伤——他们会让我提早退休。大儿子还在读研究生，双胞胎正在上大学，只靠退休金是无法支撑这个家的。

虽然，伤残抚恤金比警察局里的同事拿的退休金要多些，对豪伊的家庭来说，光靠它，仍会入不敷出。

豪伊工作在高压状态下。这不只是因为他的背脊问题，还因为他的上司脾气暴躁，效率低下；他的下属总体来说还不错，但也有几个能力欠缺的成员；他夹在上下两者当中。

那都是政治。那个上司根本不够格，他只会妨碍下属，大吼大叫，把事情搞得一团糟。他能坐上这个位子是因为他有熟人关系……但他搞砸的事太多了，能帮到的忙太少了；你知道吗，他的个性绝对无法相处：狂妄自大，固执己见，别人不可以说不。他视我如粪土，他对待每个人都是这样。但是有些时候，真的忍无可忍。他使我愤怒，让我沮丧，而我又必须时时留神我的背脊。我犯得着生气吗？

在过去的这些年里，豪伊·哈里斯对工作的看法已经改变了。当他刚加入警察队伍时，他努力想成为一个优秀的警察。现在他只要自己保住这份工作，尽量少请假，不犯大错。他用“脆弱”一词来形容自己的工作和背脊。由于财政和人力的限制似乎每年都在收紧，他有可能被迫提前退休。豪伊·哈里斯对此态度非常坦白：“我必须尽可能延长这份工作。我把每一天看作一个胜利，不过，如果我在孩子们完成学业前失去了工作，这又有什么意思呢？即使在他们毕业之后，没有了这份工作，我还能做什么呢？以我这样的年龄，加上这样的背，谁会来雇用我？”

工作境况是豪伊可以勉强对付的。“我还过得去。年轻下属们知道我背的问题，当情况严重时，他们会替换我的工作。案头工作本来不属于我，这是我争取来的。大多数外勤警察都很棒。他们帮助我坚持一天又一天。”他安排好每天的工作，以便缓减背部疼痛的压力。因为疼痛总是在黄昏时分加剧，他必须设法提前开始工作，提早回家。他把体力上困难的工作交给他的助手们去做。然而，文档工作也繁重，他感到自己文化程度低，受限制，认为自己是在满负荷地工作。在家，他不是受疼痛的折磨，就是被工作弄得心神不定。他在想自己无法控制的身体问题；他养精蓄锐准备承受下一天的工作压力；他竭力压制自己对上司越来越强烈的愤怒；他既要考虑如何掩盖自己的短处，又要担心最后大家，尤其是他的上司看出一切后会发生些什么。

他的妻子把此状况描述得淋漓尽致：

> 家里有两个豪伊，一个担心疼痛，另一个担心工作。他完全淹没在这两件事中，不曾给家人留下任何空间，可以一起开心一下，哪怕只是笑一下。我们似乎已经好几年没有一起开怀大笑了。你瞧他，瞧瞧他的脸，他的眼。你自己也能看出来。

这段话概括说明了他们家庭生活的苦境。豪伊的妻子埃伦，时年三十五岁，是个高挑、迷人、浅金黄头发、果断的女人。她伶牙俐齿，想到哪里说到哪里，当他们在一起时，她是谈话的主角。在他们结婚的头十年里，她是个家庭主妇，勉强料理丈夫经常外出的家庭，照顾幼小的孩子和体弱的姨妈。在压力下，她变得抑郁，一度威胁要离婚，但后来她设法调整自己。“当豪伊的情况越来越坏时，我变得越来越好。我返回学校，完成了学位；我找到了工作，还是一份不错的工作。我不再寄希望于豪伊；不再等他邀我出去，那样，我永远也别想出门；我开始自个与朋友出去”。

埃伦对丈夫的疾痛有满腹怨苦：

> 这是悲惨的。它破坏了我们的家庭生活。他没有时间给孩子们，不能忍受噪声，不能与他们一起玩球，甚至不能与家人一起出去野餐，或者休假。他对我也好不到哪里去，虽然，现在我们的沟通有所好转。他老是一个人待着。我知道他疼痛。但每天都疼吗？每时每刻都有那么厉害吗？我觉得他本身就是问题的一部分，有点像虑病症。自从他开始担心疼痛，就不能自拔。我们没有私生活。

> 由于他的背，我们已经好几年没有性关系了。结果我也没了兴趣。我为他难过。我们年轻时，他简直是另外一个人。但是，我也为自己难过，为孩子们难过。我不想这么说，但他明白这是真的：他们没有父亲。不错，我对此感到怨恨。换了你，你也会。

埃伦也担心豪伊会失去工作。不过，她担心的理由似乎与他的不同。她怕他如果整天待在家里会无法生活。工作分散了他的注意，给予他家庭以外的环境，使他有疼痛以外的事，需要处理和谈论。豪伊也认识到这一点："我可以做什么呢？疼痛将会恶化。如果我整天待在家里，就会整天想着它。现在我一回家就这样。这工作有意思，我喜欢，它使我的头脑离开躯体，至少可以离开一阵子。"

豪伊的三个孩子都怨恨他们的父亲。近年来，他们越来越多地表现出对他的失望和气愤。大儿子说："他是个鬼。我们从来见不到他。他要么关在他的房间里，要么出去工作，要么还是关在房间里。他从不花时间与我们在一起。他像是个陌生人"。

"我不能忍受听到他的疼痛"，他的一个双胞胎儿子抱怨道："我们怎么知道它就像他说的那样严重？我不是说我们不相信他，但我们看不见。他并不是快死了，或者处于类似严重的情况下。"

豪伊常常遭遇别人——家人、同事、医生——的质疑态度，怀疑他的疼痛是否真有他说得那样严重。"你不能看见疼痛，这是最坏的事。你不可能知道它的滋味，除非，天哪，你领受过它的苦楚。我觉得人们时常不相信我，这让我气愤，真的气疯了。他们到底要把我当什么，一个诈病者？"在豪伊看来，他接受的那些手术，有一个正面的作用，那就是它们留下的伤痕。这是他的疼痛的图示，他可以显示给别人看；他可以抚摸它们，让自己确信，他的背确实有某种"生理上的毛病"。每次手术以后，他觉得他的家人、警察同事、医生都变得更同情他。虽然，在总体上，豪伊认为手术只会使情况恶化，但他仍然打算做另一次大手术。促使他作决定的很大因素，就是手术的这个潜在的社会功能。

豪伊·哈里斯非常悲观。他不相信有任何东西可以治愈他的背，甚至不相信恢复任何伤害的可能性。他相信疼痛会缓慢而不可避免地恶化，因为每次剧痛发作后都需要比上一次更长的时间来恢复，而且，每日疼痛的程度也在增加。在过去几年里，他每年都缺勤一个多月，今年甚至更多。他找不到任何办法阻止情况恶化。他每周至少去看一次医生，接受神经阻断治疗，注射麻醉镇痛剂，配最新的疼痛处方药，做神经和骨骼的重新评估。

在我们的咨询面谈中，他告诉我，他放弃了祈祷，因为他觉得这没有用。他不认为他的病残是上帝对他的惩罚或考验。在十多小时的面谈中，他很少有放松的时刻。有一次在他放松的时候，我问他，上帝在他的病痛中扮演什么角色，他报以少见的、淡淡的微笑，说："他有更重要的事情要考虑，如若不然，那他应该会考虑。"

像百分之五十的慢性疼痛患者和大多数一般慢性病人一样，豪伊·哈里斯的抑郁症状已达到公认的重度抑郁症标准。但他的情况表明，他的忧郁消沉是因疼痛经历，而非其他方面。他的睡眠、胃口和精力失调——乃至他的内疚感、自尊心降低和想到死（所有公认的诊断标准）——都可以直接归因于他要命的疼痛。所以，很难说他是否真的患有离散性精神障碍症，或许更像是纯粹由长期病痛引起的深深的悲痛沮丧。事实上，疼痛专家曾给他用过抗抑郁药，但对他的疼痛和消沉均无疗效。这使后一种可能性看起来更合理。但另一方，从他的家族史来看，他的父亲和曾祖父都有抑郁和酗酒的毛病，他又属于精神紊乱风险较高的一类。然而，豪伊的疾痛陈述还是有力地说明了，如同其他大多数疼痛病人一样，其抑郁症状是疼痛的后果，而非原因。

豪伊·哈里斯出生在荷兰家庭。他的父亲是个酗酒、打妻子的水管工。当豪伊五岁时，他与妻子离了婚。从此豪伊未曾见过他。“我从未真正认识他。我从家人口中听说他的劣迹，但几乎记不得曾与他在一起过。我在没有父亲的感觉中长大。”

当豪伊九岁时，他的母亲再婚。他觉得，从她再婚的那天起，她就淡出他的生活，对他变得疏远和冷漠。她和第二任丈夫生了两个孩子。十二岁那年，豪伊搬到远亲家，与他们同住，直到他二十岁参军。这么多年来，豪伊与其母亲的关系冷淡到极点，虽然他们住得只隔几里路，他却只见过她一次。他与继父从来不曾有过亲近的关系。

豪伊认为自己年轻时是个强壮而又非常独立的人，在慢性疼痛的压力下，才逐渐变得依赖和软弱。豪伊·哈里斯一直是安静、缄默、倔强的。“在家里，我们从来没有多少话。只有生病时，我才会受到较多的注意。”他的母亲常受背疼之苦。当她的背疼得厉害时，她会把自己关在房里好几天。“总的来说，她是个易怒的母亲，如果我们太接近她，打扰了她，她就会对我们尖声喊叫。我们学会了躲避她。”豪伊还学会了对疼痛抱怨的悉心留意，把它们看作是既是身体，也是情绪的状况。然而，当他的疼痛开始时，他的母亲并没有给予相同的反应。

> 我一与她说话，她就告诉我她的病痛，她的糖尿病，她的高血压，她的背疼，但是从来不问我的。我住院时，她从没有来看过我，一次也没有！当我见到她时，感到无话可说。她仍然令我生畏，甚于令我生气。她铁石心肠。我想，她差不多当我像死了一样。

（有意思的是，豪伊好几次误称他的母亲为“我的继母”、我的“异父姐妹。”）

他缄默的个性与其妻的个性成鲜明的对照。“她真是个话篓子，会滔滔不绝地说下去。以前我总是不理会她的话，不过现在我学会了倾听。”每当有大问题发生时，埃伦总是马上跳出来，而豪伊总是踌躇不前。“她通常能很快控制局面，但是，如果不能，她会变得歇斯底里。我会保持冷静，慢慢地想办法解决问题。我的判断力比她好，但是，后来我感觉到了背脊问题的影响——压力使我的判断力从此越来越不如从前。”虽然埃伦一直是家庭的中心角色，她却还越来越主控他们俩的关系。(例如，当他们一起来面谈时，豪伊总是顺从埃伦。虽然，当她长篇大论地谈论他时，他看来极不舒服。)豪伊知道，像他们的儿子们一样，他的妻子也觉得他太软弱，并且因此不喜欢他。

被疼痛改变的个性还包括他对别人的信任，以及他对自己和身体的信心。“我知道，这是可怕的。但即使如此，我也无法改变它。我变得紧张、神经过敏和无助。我容易受伤害，总觉得别人不尊重我。”虽然豪伊未曾用过“断了脊梁”一词，但好几次，我觉得他应该添上这个词——他自我形象的一部分。比如，他的妻子催促他去上学，拿个学位，以利于晋级。豪伊争辩道，他何尝不想这样做，但他的背脊问题会妨碍学习。连他自己也知道，这显然只是个借口。有一次他承认，背疼不是他不求晋级的唯一原因。如前所述，他觉得他在工作上已经超出了自己的能力限度。

威尔伯·梅森曾是豪伊·哈里斯的家庭医生。对豪伊的治疗使他深感挫折。他相信他的病人是个躯体化症患者，夸大了症状和病残程度。他觉得哈里斯是个让他头疼的患者，是在考验他的耐心，常常惹他生气。

他很悲惨，一半是他自己的问题。他基本上已经放弃了。我又能做什么呢？他因疼痛来这里求医，我总得做点什么。真的，我觉得已没有什么可以做的了。我受不了他的名字出现在我诊所的患者名单上。我想，在他定期来我这里的那一年里，他不曾说过哪怕一次，他觉得好点了；也不曾笑过一次或者乐观一点。他的疼痛问题使他消沉，而且，显然已经影响了他的家庭，也影响了我。我觉得走投无路。我已经送他看过所有的专科医生，用尽了各种新药。我觉得我们不再是在治疗一种疾病，因为疼痛已经成了他的生活方式。

诠释

豪伊·哈里斯的疼痛的主要意义是显而易见的，每个人都看得出来。主导这些意义的是他那极度的脆弱感，以及他对自己生活的种种限制以防范疼痛加剧和并发症。每一个刺痛，每一次痉挛，他都要谨慎追踪；每一分钟的变化都要一丝不苟地观察，如此等等。于是，他的整个生活就是疼痛，疼痛主宰了他。

他那折断的、差不多要散架的背脊，作为他的肌体中心形象，构成了他疼痛怨诉和行为的基础。如果你了解这一形象，也知道豪伊是多么相信它，那么他的大部分疾痛行为都是不难解释的。但是，衰弱和容易崩裂的脊椎也是另一惧怕系列的隐喻。这些惧怕与豪伊的工作和婚姻有关，也与他没有父亲的童年经历，同母亲感情疏远有关，还与他个人生怕自己不能胜任工作、低效和依赖相联系。疾痛已经从豪伊的生活环境里承接了这些意义。我不知道到底是这些意义事实上造成了疼痛发作，还是它们确实影响了他的疼痛过程。他的婚姻问题在疼痛早期发作的日子里，如若有影响的话，可能扮演任何一个角色；现在他的疼痛行为，就像埃伦对她丈夫的尖刻评论一样，即使不直接，也清楚地表现出了婚姻的紧张关系。

疼痛本身无法直接衡量，但可以通过它对豪伊(埃伦和其他人)的行为的影响来衡量。对患者和家人来说，那种说起它时的极度挫折感、自我击败的恶性循环就是痛苦。去除痛苦就是排遣这些伤痛的经验和绝望的关系。慢性疼痛甚至也在豪伊的前任医生的表情和行为中刻下了痕迹。他的挫折、愤怒和绝望，一点也不亚于患者本人及其家人。疾痛在哪里？在背上，不错。但是，难道不也表现在豪伊的自我意识中，在他对自己童年的诠释中，在他与埃伦和其母亲的关系中，在他与孩子的相互作用中，在他的工作环境里，甚至在他的医生身上？疼痛成了人际沟通和相处网络的主要语言。在一定意义上，这个网络就是疼痛。

在关于疼痛的书籍里，或慢性疼痛的专业研讨会上，大部分时间都用在神经生理学和病理学上，一部分花在精神病学上，逐渐地，也花一部分时间在行为上。然而，与数百位像豪伊那样，疼痛已经渗透到他们生活的各个方面的人面谈以后，我不禁要问：为什么找不到把慢性疼痛当作一种生活方式来研究的书籍或研讨会？我相信，理解疼痛的意义，探寻充分体现在疼痛患者生活中的躯体化动态和动因，将会让所有愿意了解这些问题的人看到（患者、家人和医生已经看得太多，所以，常常视而不见）特定疼痛患者（或者说，任何一种慢性疾痛的特定患者）的这些情况是唯一的。一心想要寻找单一的理想方法，去治疗所有病例，而非对付这些非典型的个案，这也是不难识破的危险误区。要改善患者的处境，需要改变意义和经验的恶性循环，它们深深地影响（也受制于）患者生活所在的社会关系。

我们需要一种新的医护系统，它与现行的体系完全不同。对豪伊·哈里斯来说，这意味着他需要的治疗应同时包括：对他的行为障碍、他的社会关系的困扰，他的意志消沉，以及他的自我挫败的个性特征进行充分说明。治疗应该始于对他的社会经历进行社会–心理危机的系统评估；它应该包括针对那些主要问题的治疗性干预，并把这种敢于与针对疼痛的综合临床治疗统一起来。这样的方法不单纯追求控制疼痛，更着重于防备疼痛的长期性和伤残性。豪伊·哈里斯的医治提供者对医疗造成不利影响，也应该在这个综合的医疗架构中得到说明，得到纠正。

我的确相信，疼痛生活及其后果教我们懂得，我们的科学，也像临床治疗一样，一而再，再而三地犯对疼痛及其原因不甚了解的错误。我们不愿意像对待疼痛的生物学意义那样，认真对待它的社会意义。这些意义具有残酷的现实性，它在豪伊的世界里，是可见的、确凿的，我们可以精确而可靠地讨论它们。这就是说，疼痛科学必须把社会科学的诠释与生物医学的解释结合起来。这将丰富关于疼痛的经济学和政治学知识，开拓它的社会心理学方面。

然而，社会科学也可能会追求超出疾痛本身可以提供的意义诠释，这就会招来严重空想的批评。心理分析和阐释性文化分析，常常会陷入对隐藏的意义的极端猜测和无根据的确信。也许认识诠释的限制性与认可疾痛的各种意义同样重要。从豪伊·哈里斯的故事中，除了我已经大胆提出的，还可以解读出更多的意思。无疑，读者会这样做。缺乏与父亲的亲密关系已经造成了豪伊的消极依赖，他的疼痛是否与此有关？他母亲的疼痛是他唯一可以用来隐喻地表现他的强烈认同需要的方面，那么，他的疼痛是否与其母亲活脱脱相同的疼痛模式有关？当他年幼时，只有在生病时才得到母亲的照顾；当他成年后，她又对他的背疼漠然置之。这些事实是否意味着，他的疼痛的持续是一种愤怒的、极度渴望爱的呼唤？抑或，他的疼痛是他婚姻中自我挫败、消极、敌意的沟通系统的一部分？他的婚姻得以持续，是因为它在家庭里营造了一种奇特的平衡，否则，就会解体？

我们每个人都应该对任何诠释提出问题，包括它是否合理？在合理性不确定的时候，就应该自愿停止诠释。我们要特别注重四种合理性：

与事实相一致，首尾一贯，在个人问题的语境中有益处，并且有美学价值。每一种都可能把我们引向不同的方向。对临床医生来说，第三种尤为重要。如果一种诠释在治疗中对减缓患者的病残和痛苦有用，那它就是合理的。对研究者来说，其他三种都同等重要，或许更重要。在以上这个疾痛故事里，我仅仅讨论了表面的疾痛意义问题而已。

第四章　生活的痛苦

我想，鸟巢跌落深草丛，
乌龟在公路的尘土乱石中喘息，
人在浴缸里中风昏厥，水正在往上升——
都是无辜、倒霉、凄凉的事。

——西奥多·罗特克（1982，227）

我们不可能把社会的因果关系抽象出来，放到纯净的环境里观察。因此，不确定的林林总总使因果关系法则变得模糊——这不是因为因果关系本身是不确定的（自然事物，也是这样），而是因为对每一因果关系内含的因素的认识问题，本质上是不确定的。

——罗伯特·海尔布伦纳（1986，189）

如果说在豪伊·哈里斯的故事里，疼痛主导了他的生活，那么，鲁道夫·克里斯提瓦的情况差不多正好相反：生活主导了疼痛。鲁道夫是个有保加利亚-犹太血统的未婚白种男子，三十八岁，患慢性腹痛已十五年了。他在西海岸的一个大型研究机构的工资部门做财务。在将近三年对鲁道夫·克里斯提瓦的观察中，他经历了轻度的、持续不断的肠部疼痛，每隔一段时间，这种疼痛会加剧，使他衰弱。他说肩膀、胸壁也会作痛，还伴有晕眩、虚弱和便秘现象。这疼痛及其相关的症状，倒不曾使他多请假，在大部分时间里，也没有干扰他主要的职场和个人生活方式。就像我们将会看到的，它们只是使他的生活多了个担忧的原因，带来恐惧和挫折。

疼痛第一次发作时，鲁道夫感到腹部极度不舒服，身体虚弱。当时他是西海岸一所大学的研究生，主修法国阿尔萨斯地区的社会和政治研究。最初的医疗检查结果呈阴性，没有发现这些症状的确切的病理原因。鲁道夫的这些症状，在治疗了三个星期后消失了。一年后，他在阿尔萨斯做人类学田野工作时，疼痛再次发作。这次疼痛更为严重，而且持续了一个多月才逐渐好转。做了一系列的胃肠 X 光片和其他检测，但仍然找不到一个可以治疗的病因。那次医生对他的治疗包括清淡的食物和止痛药。

鲁道夫说，这段时间他的生活很矛盾：虽然他非常喜欢法国的社会生活，也结交了一群好朋友，但他的田野研究却“毫无进展”。他对自己只顾享受社交生活而荒废学术工作，感到极度的愧疚。他持有一份丰厚的奖学金，日子过得比在美国时舒适。但他怀疑自己能否进行充分的研究，以完成自己的毕业论文。为此，他深感困扰。“我有某种心理障碍。虽然我有很好的经验，但我从来没有开展过自己的研究项目。”鲁道夫的疼痛似乎是他思想最矛盾的时候，即在他退出搁浅的学术研究前夕发生的。

第三次疼痛发作是在六个月以后，当时他在旧金山。这次疼痛以及伴随的衰弱延至了数月，而且和前两次一样严重。医疗检查发现鲁道夫患有憩室炎，医生让他服用针对性的药。然而，炎症消除后，持久的疼痛很快又回来了，隐隐作痛延续了好几年。“在那段时间里，大部分时候我的个人生活一团糟：失业、被临时聘用，总是孤独和不开心。”毕业论文的写作是个“沉重”的任务，“到处都是颓丧的气息，我觉得这是个完不成的任务，自己就像西西弗斯①。在我看来，论文不过是狗屎而已，自己是个学术平庸之辈。”

长时间的失业后，鲁道夫找到了工作，起先是做房屋管理员，后来是助理员。在这段时间里，他始终与远房亲戚住在一起(他的家人住在东海岸)，他们供他食宿，给予他情感支持，有时甚至是经济上的帮助。职业问题沉重地打击了鲁道夫：

> ……许许多多的不愉快——我彻底绝望了。我还写什么论文，其实，我精神上早已离开了学术领域，我甚至不属于中产阶级世界。我找不到任何工作。自我挫败的生活方式，一种悲哀。后来，我不得不做蓝领工作，备受那些无意义的工作、敌意甚至露骨的反犹太主义者的摧残。从孩提时起，我就觉得自己懒散，心不在焉，记不住细节。我的家人和老师在夸我“聪明”的同时，都这样说我。这使我觉得，自己缺乏实践的感知力或技巧，不能独自完成事情。失业、我所能找到的工作，以及别人对待我的方式(像对待一个傻瓜)都使我开始相信那些负面的评论是真的。而我的论文写作也足以证明这一点。

有意思的是，直到鲁道夫重回阿尔萨斯探望朋友时，他的疼痛和虚弱才消退。1982那年，鲁道夫在经历了失业与不称心的工作长期轮流交替之后，最后找到了现在这份工作：一个大型研究基金会的工资部门的低层职员。这工作的收入不高，他也并不喜欢，但他注意到，至少环境与学术界很相似。而且，这使他有能力自己租房住。这工作开始不久，他的症状又短暂复发过一次。当时他被分派到他现在的上司手下，而他

① 希腊神话中的一位国王，因触犯宙斯被罚推石上山，但推上又滚下，永远循环往复。——译者

与这位年轻的上司的关系极度紧张。“虽然我的工作情况令人相当不满，但这次的疼痛倒不似上次常有的那么可怕。”然而，一段时间以后，办公室出现了令人困顿消沉的氛围：“他要开除我。”

在所有隐藏的对他自尊心的伤害，以及职业前途的不确定中，鲁道夫最主要的困扰来自“对艾滋病越来越多的恐慌”。他是个同性恋者，在法国和美国过着性乱交生活，觉得自己注定会染上艾滋病。他承认同性恋行为是“我不能接受的”，因而也加深了对自己缺乏学术能力——特别是没能完成博士学位——以及对低身份工作的自我嫌弃。恐慌的感觉已经消失了，但鲁道夫仍然会梦见自己得了艾滋病，随后“进一步堕落到生存的最底层，死得像只困兽”。

> 当我在工作上遭受更大的压力时，或者担心艾滋病这档子事时，疼痛会明显恶化。但是，一些长久存在的问题也会加剧疼痛。当我想起自己的同性恋行为、没能完成博士学位、只能做低档次工作，以及缺乏人际关系就自轻自贱时，疼痛也会加重。然而，疼痛是我可以忍受的，我生活中的那些事才真正是更要命的问题。我记得，从小就觉得有什么地方不对头——周围的人总说我有天分，但我从未表现出自己的才能。我觉得自己是个失败者。疼痛只是另一种败迹，是性格上的一个弱点，你必须掩饰它，因为它损害你想要呈现的形象。

疼痛并不是每天都发作。当它在中午前后发作时，就比较严重。这是一种“拉抽或伸展的感觉，像是有什么东西正在断裂。疼痛严重时，我好像看见肠子隆起呈管状，正在痉挛抽搐，有时像处于白热状态”。鲁道夫在疼痛评估询问表上，圈出以下形容词描绘他的疼痛：“颤动、胀痛的、绞痛的、扳紧的、灼热的、沉重的、敏感的、撕裂的、可怕的、烦扰的、厌恶的。”他的治疗是服止痛药。尽管鲁道夫说他的疼痛是“低度”的，他仍然几乎每星期去看医生。就诊时，他大部分时间都在谈他的工作压力和其他生活中的问题。休息、离开工作，不想它会减缓疼痛。上班时疼痛加重，周末则大大减轻。在观察的三年里，鲁道夫的疼痛在一阵子中度恶化，一阵子减缓之间循环，几乎完全与工作、家庭和其他生活压力的恶化和减缓相一致。有一次，报上刊登了一些关于艾滋病的文章，过于夸张地反映此流行病蔓延量之大、速度之快。那时，鲁道夫的疼痛严重加剧，不得不去急诊室。

主 人 公

鲁道夫·克里斯提瓦是个脸色苍白、外表神经质的男人。他留有短而整齐的红胡子，浓眉；他那向后倾斜的头发，袒露了他那显眼的、永远紧锁的眉头；他的眼光游移不定，双手局促不安，似乎不能静止。他的身体也像他的眼和手一样，随时在移动，甚至在他坐着时也是这样：耷拉脑袋、扭动身子、一下子耸肩一下子弯腰、突然坐得笔挺。而他的嘴巴像他的眼、手和身体一样，永远在行动：微笑、噘嘴、冷笑、忍住哈欠或打嗝，但绝大多数时间是在快速、激烈地讲话。他穿着一条已经磨损了的浅灰色休闲裤，一件皱巴巴的、褐色粗呢的哈里斯运动外套，一双老旧的、但通常擦得发亮的科尔多瓦皮制的正装皮鞋，一条有点单调的宽领带，看起来像是20世纪60年代的产品。他看上去像个老大不小的研究生，抑或是个竭力保持绅士外表的穷职员。然而，鲁道夫·克里斯提瓦的外表形象，就像他生活中的许多其他方面一样，是一种假象。在这表象之下，他有极其复杂的个性、惊人的想象力、语词品位，还爱说话。鲁道夫·克里斯提瓦有说笑话的才智，会说辛辣、机敏、常常是淫秽的发噱妙语。他对观念、事因，特别是人，充满富于感染力的热情。他对上乘的法国酒、阿尔萨斯烹调和普罗旺斯香料有行家般的喜好。因为承担不起这些奢侈的嗜好，它们就显得更强烈。也许，给人印象最深的，是他那慷慨激昂的自我反省（就如他所说的那样，结果，这成了“终生的心理分析——无师自通的、具有专业水平的、存在于我的种族集体潜意识中的”）。这些分析包括从光明的道德洞察，到对自我否定性格的冷酷剖析。好多位精神病医生和心理学家，对应该把他那复杂的而且正在更复杂化的个性，归入哪一专业类型才能准确地描述其特性，有不同的看法。但他们似乎一致认为，长期以来，鲁道夫身上存在着使其虚弱的个性异常的问题。在我们的面谈过程中，我看到他浓重的强迫性和怀疑型性格特点，以及攻击性怪癖。这种个性特点难免不激怒上司，也会使新认识的人难以接近。但是，我很难对鲁道夫的个性作恰如其分的描述。他在轻率的自恋与嘲讽的自卑之间快速地来回摇摆不定。他常常有类似古典式的含蓄进攻行为，也常常反复使自己泄气，打击自己的志气。他似乎濒临焦虑和恐惧的深渊，他是那么颓废消沉，以至于当你倾听他时，甚至会违背自己不错的判断力，也感染上这种终极无望的感觉。鲁道夫用“神经质的、软弱的、孤独的、易受伤的、过度自觉的、永远感到有罪的”来描述自己。虽然，鲁道夫在青少年时曾出过一次“问题”，但很快就恢复正常了。除了他的严重的个性问题，不能说他有其他的精神疾病。

鲁道夫·克里斯提瓦的性格异常的最明显之处，是那被社会所遗弃的感觉：“我没有归属；我是个局外人；我觉得我在躲着别人；人们根本不理我；我是狗屎。”这种感觉主控了他的自我意识。尽管，鲁道夫身上有许多正面的事可以说道，但通常他不说，譬如，“我有很好的幽默感；我喜欢与人相处；我是个能言善辩的人，也许我不是个严肃的知识分子，但也是个言语丰富、有教养、有思想的人；而且，我工作认真，至少在我被委以重任时”。他认为自己是个人格有污点的人，是个被遗弃者。疼痛作为另一种异常的缘由，倒是与他的自我漫画像颇相配。

1985年，鲁道夫·克里斯提瓦的年薪是一万三千美元。他住在城里廉价房区的一个小得可怜的单间屋顶公寓里。公寓内有一张床，四张破椅子，一张很小的桌子，一个二手音响，书籍多得出人意料，还有一个附带浴缸的小小厨房区。公寓很脏，显然没有妥善收拾。天花板潮湿斑斑，墙壁剥落。窗户肮脏，即使夏天也紧闭着，使得室内几乎没有空气。然而，要是窗户打开的话，就使房间面对喧闹的街道，连路人说话也不免听见，再加上压过一切噪声的重机械的吼声。这个未经装饰的，绝对没人想去的房间——鲁道夫的世界——有一种被束缚困顿的悲哀，以至于一踏进这里，我觉得像是触摸到了鲁道夫内心生活的有形象征。一开始，我恨不得马上逃离那屋子，觉得不能忍受那里的压抑和消沉的气氛。然而，一旦既来之则安之，就会受益于鲁道夫的嘲讽性幽默。而且，有意义的人的接触也使鲁道夫释怀。我觉得，在这几小时里，我不能离开，否则就会把鲁道夫独自撇在自我毁灭的绝望深渊中，在我们谈话时这深渊也似乎一直存在。我们起先每周见一次面，后来每月一次，再后来，间隔的时间更长。有时候我觉得，这些面谈，如果不是鲁道夫显现人的个性的主要宣泄渠道，那么对他来说，至少也比作为调查研究的对象更有意义。鲁道夫非常寂寞。他的家人住在远方，没有朋友，却有个要么羞辱他，要么恐吓他的上司；再加上这种勉强挣扎存活的感觉，他个性中温和、可爱的部分都被禁锢在压抑的自我嫌恶之笼里，他的生活笼罩在自我嫌恶的阴影中。不管怎样，疼痛不是个生活小问题，它使人注意力分散。它是一种经验：打破孤寂，证明他的真实存在；而且，疼痛带领他去与城里唯一会关心他的人群接触，他与他的护士、医生，眼下是一位疼痛研究者，已经建立起一种关系。

工作环境

鲁道夫·克里斯提瓦的症状间接反映了他的工作经验。他的上司比他年轻，教育程度也低。这位上司觉得鲁道夫的学术背景和工作积极性对他构成一种威胁，故视他为眼中钉，老是损他，似乎把鲁道夫贬为落魄的、失败的知识分子是件开心的事。他规定鲁道夫工作时做什么，什么时候休息，工作的进度和结果。他企图在每个环节折磨鲁道夫，这就是鲁道夫所说的策划(以前是暗中的，现在是心照不宣的)开除他的阴谋的一部分。虽然他的工作低于他的学历层次和期望，但这是他目前仅有的谋生饭碗，他要为保住这份工作而奋斗。他曾经成功地越级状告其顶头上司的阴谋。“我觉得自己永远也不能讨好他，好像我犯了什么错误似的。现在我年纪大了，需要稳定的工作，已经不再有先前远大的职业目标。但他总是贬低我，如果我无意中听见他说我的大部分坏话，就会怒火中烧。”继续在这里工作，使他更加看不起自己。或许，应该更准确地说，他的工作与这种糟透的感觉完全合二为一了。

鲁道夫仍然不知道将来怎么办。“我觉得自己被悬在地狱的边缘，被扔在十字路口。”他感到，如果他失去这份工作，那将是灭顶之灾。“我要自己明白，我不能与之抗衡。”但是继续工作，每天都会加重他的压力。“我的上司故意让我不自在，他想赶我走。每一天都非常难熬。”这种连环束缚使他的神经持续紧张。在日常工作中，他切切实实地感觉到，压力在肠内集聚。“只有在家里才会减缓压力，才觉得放松些。”他回家后所做的排泄，已成了他舒解在工作中积累的压力的一种方式。排泄掉的就是那主控其生活的压力和愧疚感。

虽然他的症状并不怎么影响他的家庭生活，但他的家庭生活也是造成痛苦的原因。他几乎没有朋友或家人来访；差不多每晚总是独自吃饭，没有人可以说话；他阅读，听法文录音和民间音乐，最后倒头睡觉。他每过一段时间，就会想起写他的论文，但他承认："我骗谁呀？它是不可能完成的。"

家庭生活

> 我的生活是我父亲生活的缩影。他认为自己是个失败者，并一直担心我会像他一样。我想，他不是，我是。他创办的照明设备生意从来也没有扩展过；他常常咆哮、发怒、情绪失控，因为他不能忍受自己无能的感觉；他有太强的责任感，太高的标准，却无法达到。事实上，我们都这样……他在我身上制造他自己的问题，自轻自贱。对于他，我是他的另一个失败。

鲁道夫说，他的母亲是个能干、努力工作的妇女。她平息父亲的暴躁情绪，使他得以继续工作。她有经常性疼痛，尤其是头疼。鲁道夫·克里斯提瓦爱他的双亲和五个姐妹，"他们是我的一切，我不能告诉他们我的疼痛，他们会过于难过的"。在家人中，同性恋是个禁忌的话题，虽然鲁道夫相信其父亲已经知道。

> 他会把这看作是他的过错，是他的另一个失败……我总是被当作另类，感到无所适从，有什么地方不对劲，无法达到期望的目标……我父亲从来不提他的关节炎和长年便秘，不让别人知道。所以，我也对自己的问题采取同样的态度。

个人的疾痛经验

在鲁道夫·克里斯提瓦的疾痛观念和对人生的总体看法中，有太多的悲怅，以及启迪性的讽刺。他使人感受到永远的徒劳、恼怒、绝望、侮辱、羞耻、被生活所累、没有出路等——在生活中经历的感觉，疼痛只是其中的一部分。不过，鲁道夫·克里斯提瓦意识到自己加深了这些感觉，而且，从不放过嘲笑自己的机会。他把自己的疼痛问题，与别的患者的经验连在一起分析。

> 我像许多我曾遇到的疼痛患者一样：我们的要求过高；我们的表现并不出色；我们苛求自己，于是挫折、失望，因为我们是完美主义者。我们担心太多，太容易被生活所伤，也许是因为我们感知得太深，才会如此失望和危机重重，也或许我们的人生观才是正确的。生活就是痛苦的、沉沦的、恐怖的。至少，医药对我们没有多少作用。然而，为什么我们还要来找医生？我不知道。也许，疼痛是我们寻求帮助、保护的途径，是要求某种强大的部门来照顾我们的渠道。
>
> 当我情绪恶劣时，我觉得我的生活是失败的。我没有亲近的朋友，做着一份可恶的工作。我的收入只能勉强维持生存，又远离亲人——而与他们接近时，又无法相处。我在精神上也感到不满意。但当我情绪好转时，我会看到自己的生活并非一无是处：我与我的姐妹们还是有亲近的关系；能够活着，也是一种成功；我曾做过一些好事，有慷慨之举；我有很强的、也许是有害的智力。我想，我最大的成功，是使憩室炎缓减(但愿老走这种好运)，有自己的栖身之地，能独立地生活，虽然无能为力，也还能活下去。这样看起

来，总体上还并不那么坏。但是，我还是重蹈了我父亲的覆辙。我对自己缺乏信心，但有时又会有一种外强中干的过分自信，两者交替出现。我在论文写作和同性恋问题上有心理障碍。如果社会经济形势变坏，我很容易失业。疼痛嘛，它只是我生活又一方面的问题而已。它令我担忧——它可能恶化，我可能得癌症——但这些都不会比我的工作、我的社交生活、艾滋病等更令人担忧。

诠　释

从这个病例描述中，我们可以看到所有的疾痛意义。克里斯提瓦的疼痛为他的世界打开了一扇窗，透露了个人和人际的丰富涵义。更值得注意的是，他的症状对他有着特殊的意义，我们可以从他对腹痛症状缘由的比喻中，从他关于肠子里集聚的压力归因于工作上无法表达的困境的观点中看到这一点。艾滋病在西方社会中有着重要的文化意义。它是最新最致命的性病惩罚、现代的瘟疫等社会舆论，是我们大家已经通过报刊杂志和电视等大众媒体耳濡目染的。这个文化意义在鲁道夫·克里斯提瓦的心中是个恐惧的阴影，既然它存在于整个同性恋群体中，并且逐渐扩展到社会的其他部分。最后，我们看到，鲁道夫·克里斯提瓦对他的疾痛解释模式，不仅包括对生活中的痛苦的自我反省解释，而且包括对长期疼痛患者的心理特征与疾痛的原因或结果关系的说明。在我看来，他的见地不比研究这个课题的许多学生逊色，不过，那些慢性疼痛的临床和研究报告不会包括这样的患者内心洞察。另外，我们很清楚地看到，长期的个性异常紧缠着鲁道夫的生活，给他的疾痛经验染上了浓烈的色彩，并且与他的工作和其他社会问题夹杂在一起，加剧了疾痛。

我发现鲁道夫·克里斯提瓦的疾痛的人类学诠释，是说明慢性疼痛缘由的一个范例，在北美文化中特别典型。克里斯提瓦是美国社会中的一个失败者，他没有成就。事实上，他的职业和收入已从他父辈的、虽说是不稳定的中产阶级地位，下降至无产阶级的生存方式。无疑，他的心理问题造成了他的社会地位下降，而这种社会地位下降继而使他挣扎在剥削势力中，这种剥削在资本主义的低层领域里尤其厉害，就如中国伟大的作家鲁迅，在一篇描写悲惨世界的短篇小说中说的，它会“吃”人(1981，4)。弱势人群在社会中往往处于更大的危机中，因为他们无法控制压力，无力动员求助以应对各种疾痛和死亡(Berkman，1981；Black，1980；Cohen and Syme，1985；Mechanic，1986)。我们的经济和社会制度把压力搁在我们所有人身上，但是，弱势人群无权无钱，地方社会系统不会(或不能)转移或减轻压力对他们的影响。失业、勉强就业，以及恶劣的工作环境进一步造成了恶性循环。身处其中，这些缺乏地方社会资源的人们，遭遇更大的经济压力，不得不接受不公平的关系，并对此无能为力。这些地方环境造成或加深了绝望的感觉，并使这种感觉普遍化，从特定的问题扩展成整个人生，制造痛苦、消沉和绝望(Brown and Harris，1978)。本来由生物性损伤或疾病引起的慢性疼痛症状，因这些不幸的恶性循环而加重和延长(Osterweis 等人，1987)。显然，原先存在的心理问题和精神疾病可能会使这些不幸永远循环下去，虽然精神病症状也常常是这些循环的后果。鲁道夫·克里斯提瓦的生活恰恰陷入了这样的恶性循环。

我们在中国开展研究工作时，也在社会主义社会的弱势群体中，发现了相同的现象(Kleinman，1986)。阅读跨文化的文学作品，也使我确信，我们正在讨论的是一个全人类的普遍难题。我们描述的病例向我们示意：精神病学、公共卫生和社会工作的介入，有可能缓减地方的恶性循环，甚至打破这种循环，即使这种介入必须伴随着社会的变革才能奏效。从这一点来看，在鲁道夫·克里斯提瓦的境况中，最不幸的也许是他病态的消极态度，一味自怨自艾，而不是更有效地处理具体的情况，以及他的神经质的、不断为自己制造困扰的倾向。不管怎样，鲁道夫·克里斯提瓦的疼痛指出了我们现代社会生活中心的某种更普遍的问题，它造成越来越多的人性异化，这也是引起慢性疼痛的缘由之一。这个从中心作梗的问题，这种生活的痛苦，完全应该像它所造成的问题一样，成为医学和社会科学研究的对象。

在鲁道夫·克里斯提瓦的病例中，有两个主题需要作进一步探讨。一个是他常用的淫秽的隐喻，这也是他父亲喜好的对苦恼的习惯表达；他的同性恋和腹痛也包括在这个语意网络中。也许，我们应该把这个关联看作是沟通他的社会环境与身体，象征性地泄放怨气的特殊例子。果真如此的话，这个综合的、象征-对象化的诠释令人印象深刻，不仅因为它彻底的否定涵义，也因为它那多重沟通渠道(言语、视觉、嗅觉、声音、腹部感觉、日常排便)。除非我们找到连接象征与自我，声音与身体，理智与情感的方法，否则我们永远别想理解这一关联，更别说逆转它的可悲方向。

另一个就是克里斯提瓦的犹太种族问题。我觉得，鲁道夫有时活脱脱是伍迪·艾伦的作品，一幅典型的犹太人特性的漫画。不过在这表面的犹太特质之下，有着更深的层次。鲁道夫的博士论文与阿尔萨斯的纳粹有关，这是某种阿尔萨斯人不愿他深究的事。阿尔萨斯位于德法边境，犹太主义和反犹太主义在那里都有久远的历史。它又是法国军官德雷福斯的故乡，因此是法国本身反犹太主义和亲犹太主义分裂历史的象征。作为一个犹太人，克里斯提瓦开始时勇气十足，想要探查谁成为阿尔萨斯的纳粹，以及他们在法国被占领时期和战后扮演了何种角色。但是他得不到他要的档案材料；有人扯后腿，推说文件遗失，长期拖延，不愿接受访谈；有人告诫他不要打破当地脆弱的平衡；最后，鲁道夫有条件地投降了。他享受了他喜爱的生活方式，代价是放弃努力揭露杀害他的犹太同胞、甚至包括他的一些远亲的凶手。他本应该挖掘得更深，然而他却停留在事情表面。如果现代犹太人的意识特征有一个基本主题的话，那就是对表面现实的深刻怀疑，以及与之相连的挖掘隐藏的动机与意义的热切欲望。马克思、弗洛伊德、卡夫卡、列维-斯特劳斯，以及无数其他人，都在探寻这个恐惧和仇恨残酷混杂的隐秘区域，这种探索丰富了现代知识分子的生命。鲁道夫·克里斯提瓦不曾完成他认为应该为他的同胞，为我们大家做的事。这就是他的负罪感，在他看来，自己与那些袖手旁观装满犹太人的牲口列车、在黑夜里出发的人没什么两样，都有为了存活而犯的罪恶。

一段文字可以因其内容而有意义，但也可以因其为读者带来广阔的联想背景而有意义，它激起了读者对诠释环境因果的需求。我们与故事主人公的生活有任何不同吗？这是否是对患者-医生关系的有用类比？对对象-研究者关系也有相似意义？这个病例中的研究者也是个犹太人。而且，我也曾到过阿尔萨斯，那是在我大学时期的一个阳光灿烂的多事之夏。我也像鲁道夫一样喜欢在那里度过的日子。当时我根本没有注意到阿尔萨斯 20 世纪 40 年代的历史，虽然只相隔了十几年。

直到有一天，我在一个阿尔萨斯小镇外的可爱的水道边漫步时，遭遇到一场骤然的雷阵雨。大雨开始时，我跑着冲向远处的树丛。为了躲避滂沱大雨，我跑得太猛，结果撞在一扇高大、生锈的铁门上，它受到我身体的撞击，猛地打开了。当我通过它时，看到上面有颗大卫之星①。我碰到一座大理石碑，于是靠着它喘气避雨。我发现自己是在一个墓园里，一个犹太人的墓园。这个纪念碑是鲁宾家族的，我记得上面有十一个名字。你可以从不同的出生日期上分别出谁是祖父母，谁是他们的子女，谁是孙子孙女。鲁宾家所有的人死于同一天。慢慢地，从我胸中升起一股可怕而紧张的感觉。巨大的问号与可怕的答案同时出现在

① 犹太教的六芒星形。——译者

脑际，我觉得自己已经戳破了光亮的表面，看到了内部的黑暗。当鲁道夫·克里斯提瓦告诉我，在探究他的同胞，也是我们人类大屠杀的小部分真相中，他是个失败的道德见证人，是个背负罪恶感的研究者。这时，我重新体验了这种存在于内心的不真实场景。你可以把此称为逆向移情作用，但我更喜欢鲁道夫的用词“道德见证”。疼痛见证人——家人、医生、研究者——的故事也是痛苦生活的一部分。

大多数疼痛患者和我们其他人一样，无声无息、平平淡淡地过日子，在生活中挣扎。我们的痛苦和我们的快乐一样，都是微小的、内在的和简单的。疾痛，或者生活，没有重大的时刻。然而，疾痛与其他悲苦合在一起，有时会对人的境况产生某种激情，带来某种认识，可以刺激生活，使其尖锐化。对有些慢性疾痛患者来说，疼痛和苦难与生活——尤其是与生活的黑暗和恐惧，并因此加以否定的方面——比之与疾病本身有更大的关系。或许，治疗者和患者家人，务必像以人类悲剧为研究对象的历史学家那样，让自己倾听——在症状之中，在疾痛之背后，特别是来自我们这样最平凡人的疾痛怨诉——哀泣和悲恸。

第五章　慢性疼痛：欲望之挫折

疼痛像失控的火，在我的骨头里漫窜，
现在焚烧我的又是什么？
愿望，希望，欲望。

——西奥多·罗特克(1982，246)

知识和意图是构成人类社会的必要部分，所以，所有的行为都带有意志因素。然而，这一因素常常可能被淹没。

——罗伯特·海尔布伦纳(1986，193)

疼痛与自由

安蒂根妮·佩吉特是个五十七岁的画家，她的上背部和颈部疼痛已经八年半了[①]。她是个外表紧张、脆弱的女人：身子高而虚弱，皮肤细白，脸部表情绷紧，双眼外圈刻满了深深的皱纹。她看起来要比实际年龄老十岁。佩吉特夫人走路的姿势僵硬，常常左右扭动脖子，似乎是为了消除颈部的僵硬或痉挛。偶尔，她脸上会出现痛苦状——转瞬即逝，无声，也无任何说明。我第一次与她面谈是在一个非常寒冷潮湿的冬日。然而，尽管天气冷得令人麻木，她还是坚决而有礼貌地要求我关掉办公室的暖气，因为暖气可能会使她的脖子处于通风环境，这样会加剧她的疼痛。

疼痛是持续的，有阵发性的恶化，不疼的时间不会超过一小时。佩吉特夫人描绘她的疼痛是“脉冲状的、厌烦的、尖锐的、放射性的、钻心的、勒紧的、烦扰的、令人精疲力竭的”。每日的肌肉痉挛使疼痛变得复杂化：在几分钟内，它们使疼痛严重恶化，然后用数小时时间，非常缓慢地减轻疼痛。可待因[②]、各种止痛药和消炎药都没有什么用。疼痛对气流、伸展双臂、诸如体育运动或激烈锻炼等身体的活动，非常敏感。疼痛在上午比较温和，下午三四点钟则较严重。因为疼痛，佩吉特夫人对未来感到烦恼、惶恐，无法做任何事，终日郁郁寡欢，没有任何事能使她产生“喜悦和兴趣”之感。长期以来，疼痛也加剧她下决心作决定的困难。疼痛刚发作时，曾使她的更年期潮热加剧，现在则造成一种持续的紧张感，而且使佩吉特夫人每天晚上感到虚弱和疲惫。

安蒂根妮·佩吉特的疼痛是车祸造成的。1975 年圣诞节前一天，她和一位朋友驾车一小时从在芝加哥的家出发去采购节日礼物。回来时，她们开在一条高速主干道上。

> 我想我当时正在回想过去，思考我所面临的问题，以及将来怎么办。圣诞节似乎使家里的所有问题变得更现实。突然，一辆汽车冲到我们前面，它的后轮胎爆了。为了避免撞上它，我的朋友急速转向，导致我们的车在冰上打滑。结果车被甩出，先是撞在道路的

---

① 这个案例是几个慢性疼痛患者经验的混合。这些经验非常相似，所以我认为把它们合并为一个案例很适合。给这个案例的主角起假名安蒂根妮，有两个原因：首先因为这个名字的讽刺性。故事的真实主角（佩吉特夫人）无法选择，从而加深了自己，也许还有别人的痛苦。而神话故事里的主角（索福克勒斯笔下的安提戈涅）的选择则太绝对，太没有余地，从而也为自己和他人引来一连串悲剧后果。其次，我想以此来暗示，根据埃里克·埃里克松（Erik Erikson，1958）对马丁·路德的治疗，解决个人疑问的方法，也可能表现或有助于摆脱文化困境。

② 自鸦片中提取的碱质，用以镇痛。——译者

护栏上，接着旋转冲进反方向车道上。我不知道我们是如何设法没被迎面开来的车撞上的。我的朋友没事，但我却扭伤了身子，肩膀上有严重的瘀伤。但在震惊情况下，我根本不觉得，也没想到自己受伤了。我想我意识到自己太容易就这么被撞死了，能活着，已经不错了。第二天，疼痛才逐渐发作，在几个星期内越来越严重。起先，我感到背部有蠕动的感觉。一个月后，出现了所有现在的这些疼痛症状。只是，第一年的情况要严重得多。我想我的身体顶着斜勒的安全带，被很大的力量甩动，骤然间甩向不同的方向。

佩吉特夫人如是描述她的疼痛来源：

像是有一大块——红热的——肌肉、神经和筋腱在我后背上部集聚成团，似乎被拉向不同方向之后，每一样东西都裂开了，发生了许多过度的拉扯；感觉疼痛似乎与紧迫、紧张有关；疼痛会发射到我的颈部；颈部有时感到僵硬，其余时间则感到脆弱、虚弱，好像会折断。

我希望它会逐渐好转，但我担心它会越来越恶化，变成关节炎和机能退化。它限制了我的身体活动，影响了我的工作，但我最担心的是它会妨碍我正在做的事。它还没有消失，这让我泄气。不，这不是正确的字眼：我感到我极度失望，非常沮丧。

反复的病情检查记录了软组织受伤，并有几个触发点会引起肌肉痉挛，但没有发现骨骼和神经系统的严重伤害。精神病学的评估表明，安蒂根妮·佩吉特有浅度的慢性抑郁，它起始于车祸发生后的第一年；她的健康曾受到几次严重的压抑和惊慌失常的干扰，每次持续数月，对服用抗抑郁药物和短期心理治疗有反应。普通的焦虑期曾使抑郁和惊慌复杂化。在车祸之前，她不曾有过任何精神疾病，虽然她说自己是个经常焦虑的人，从孩提时起就抱怨各种模糊的身体不适——这些抱怨被她的医生认为是身心性的，即精神性问题引起的身体征兆。她小时候患过风湿性心脏病，这给她留下心脏杂音的后果，但没有症状，也没有临床证明显示她目前患有心脏疾病。

当我处于紧张关系中时，就像有许多东西勒在脖子上，有一种拉扯的感觉。我好像看到一个地方——纤维缠绕卷成一个球——在那里拉拉扯扯。好像有两条长长的绳索正在被拉紧。我把它们看作是红热的线，好多。在我画画时，如果不小心，颜色混在一起，弄成了一个斑点，破坏了画面。我把它看作是那种情形。

疼痛在她的工作日的关键时刻加剧。她只能在她的画室里工作两个小时左右。当她赶着完成一幅画，或者挂一幅画时，她感到她的脖子僵硬，那么，当天她必须停止工作。

在我与佩吉特夫人面谈的十八个月中，疼痛对于她的主要意义，是在与她面谈数次后才显露出来的。在我们间建立起信任的关系后，她终于告诉我，疼痛是如何与她生活中的其他事情相关联的。

它控制了我，设下了局限。我只能走这么远，不然，它就迫使我停下。每当我必须做某种体力活动，或者处理有压力的情况时，疼痛就可怕地加重。我不得不停止思考我在婚姻上必须做的决定，放松以控制疼痛。当疼痛严重时，我不能处理我的经济和工作上的问题。

对我来说，做到独立、不让步是非常困难的。因为经济上缺乏保障，使整个情况难上加难。我觉得我没有能力完全独立，而且，我觉得自己造成家庭破裂，有犯罪感。另一方，我又向往能掌握自己生活的自由。现在是左右为难，我感到有点忧郁。

你猜我想到了什么？僵硬的脖子就是一种象征，是我向往的形象图标：坚忍、不低头。而这个脖子又是脆弱、易受伤害的——正好相反。这就是我，或者就是我害怕成为的我。僵硬的脖子还是脆弱的脖子？这是疼痛的结果？抑或疼痛只是表现我的主要生活压力的途径？我不是说疼痛不是真实的，而是说它存在并携带和表达这种意义。我将继续生活在这个隐喻中。你看过文艺复兴时期和中世纪那些耶稣柔弱地挂在十字架上的油画作品吗？他头下垂，手臂张开，颈部承受如此重的压力。当我停下工作，看自己正在画的画时，正是这种情形，把压力都集中在脖子上，致使疼痛越来越严重。

被钉在十字架上！我推测这就是最后这个形象的意义。正如她所说，不是被疼痛，而是以疼痛为标志的某种其他东西。当我们了解了安蒂根妮·佩吉特的其他生活部分时，这些东西就清晰地浮现了。但首先，她表达的主题值得强调。这就是，她为独立、坚强、掌握自己生活所做的努力，不被疼痛或任何它所象征的东西所主宰。她有强烈的被压迫感，也有同等强烈的要站起来的要求。正如她另一次所说的：“从捆住我整个生活的束缚中解脱出来。是的，冲突因自由而起。”

与佩吉特夫人的这一主题相联系的生活问题，起始于她的家庭历史和童年。佩吉特夫人是第五代美籍挪威人，是有强烈的独立性、重视家庭的新教徒移民的后裔，他们定居在明尼苏达州的北部。她的祖先——不论远近，都是技术工人。佩吉特夫人是她家族中第一个上大学，最早离开闭塞的乡村家庭者之一。最疼她的祖母常常告诉她，因为她是女的，生活将会是冷酷而没有回报的。

她的祖先都是信守宗教、顽固、不喜欢改变的人。她的父亲是个列车车务员，一直想成为律师。但他只是个高中生，家族的传统观念使他过分担心家人的健康：安蒂根妮和她的兄弟姐妹都有病，以及个人问题，于是安于现状。“当我们出现症状时，他如临大敌。并不是想方设法督促我们的治疗，而是变得焦虑，甚至害怕可能的后果。”平时，家庭的风气总是严厉的、疏远的、“紧张的”，当孩子生病时就变得更紧张了。

> 为了防止生病和受伤，我们在活动上也有许多禁忌。我们不出远门旅游，不在外过夜；遇上闪电雷雨，必须待在家里以免意外；我不被允许交男朋友，不准在朋友家过夜。这很可笑。尤其是，对比我是如何对待我的四个孩子的，这一切显得那么压抑。但当时我都接受，认为生活本该如此，这是理所当然的。我从来没有反抗过，一次都没有。

安蒂根妮·佩吉特十岁时患风湿热。由于她父亲的担忧，加上她的家庭医生保守的医疗观念，她一年的大部分时间在床上静养，以求康复。后来，她的症状都消失了，也没有留下任何后遗症。但她父亲仍要她在当地读大学，住在家里；甚至她毕业后，出于对她健康的担心，仍不让她离开家乡，认为她需要父母亲的照顾。

> 我屈服了，否则，我会有强烈的犯罪感，我不能忍受这种感觉。（是否应该说，我是被迫感到的？）如果我不按照我父亲和母亲的期望去做，他们都会很不高兴。他们希望我留在家里，把家庭放在我个人之前。我有一种渴望，想要挣脱、抛开这一切，自己独立。经过数年的无谓挣扎，无法决定之后，我终于挣脱了。不过那是后话。

从小我就很明白，不能让父亲不高兴，因为他是个容易焦虑的人。我不知道家人曾是怎么告诉我的：担心会使他生病，还是直说，担心会使他更加神经质。但我知道，如果我让他太担心了，我就会伤害他。

宗教在此有很重要的作用。

我们是原教旨主义信徒。我从小受教育，要相信罪恶是现实的，我们都需要自我控制、忏悔和上帝的恩赐。我受到的教育是，要遵守上帝的戒律，这是好的行为。我完全相信魔鬼的存在，如果我不能控制自己的感情，它就会控制我。我记得大学是如何改变了这一切。如今这些观念都成了隐喻，但它们曾经根本不是象征，而是真实的东西，以及因它们而增强的压迫感。我对宗教的疑问是我的秘密，我的需求和抵制，事实上，还有我自己，都是不为人知的秘密。

有一个典型例子，可以说明我紧守秘密，抑制自己的需求，不违抗、不叛逆的做法。我七岁时，有个邻居开始，他开始，对我性骚扰。我试图告诉我父母，但他们不相信我。最后，他停止了。但我永远学会了保守秘密。我心中留有一个隐秘的角落，因为我不善于表达自己的需求、内心的苦恼和伤痛。我一直未能解决这个问题。我知道，对此，我内心有许多无法表达的愤怒。对于我父母过度的保护方式，我内心深处仍有种感觉，如果我批评我的父母，他们就会倒霉。好像语言本身会奇迹般地导致某种可怕的事。

最后，安蒂根妮·佩吉特还是挣脱了家庭的束缚。“我下决心成为一个时装设计师，到远处一个浪漫的地方去，到意大利去。当然，我没能去意大利，但我真的去了芝加哥，真的在那里的一家画廊工作。”这是佩吉特夫人挣脱其父亲的沉重控制所采取的最激烈行为。“这把他吓坏了，而我也担心他会多么生气。”然而，她确实独立生活了，至少实现了她的一小部分梦想，并幻想更独立的生活。

“后来，我又屈服了。我离开了在芝加哥的工作，不过那是在我接受画家训练之后。我回到家乡，并遇到了我的丈夫。至少，我已开始了自己的事业，虽然没走多远。”

回顾多年的婚姻生活，安蒂根妮·佩吉特承认结婚时缺乏个体意识，没有形成足够强健的自我认同。“我年纪不小了，但仍尚未有自我意识。婚后，头等大事不同了，但仍然不是我的。过去是我父亲的担忧排第一，现在是我丈夫的学术事业占据优先地位。”佩吉特夫人在流产后三个月时，变得抑郁，出现忧伤、易怒、虚弱、疲劳、失眠和没胃口等症状。回想起来，这些症状表明，佩吉特夫人已经患有严重的抑郁性异常，但当时没有被诊断出来。经过数年不得要领的医学检查和各种缺乏针对性的治疗，症状消失了。

> 不管怎样，它确实改变了我。有种悲哀和伤痛深深地埋在我的内心深处，这是一种内心的痛苦。在过去的这些年里，有时，完全出于意外，我感觉到它的喷发。那是一种极度的悲哀，一种孤寂，一种空落落、受伤和绝望的感觉。在这种时候，我索性放开自己，沉浸于悲痛，倒没有太多的号啕大哭，而是一种深深的悔恨，悲叹。

在她和她的丈夫领养他们的大儿子仅仅六个月后，她的疾痛导致她住了好几次医院。她原本一直作祟的犯罪感因此而加重。因她住院，她有好几个月不能照顾她的儿子。当她提到自己的负罪感时，她哭泣了：

“我很想做个最好的母亲，想起自己犯的错误，就苦恼不堪。我不懂得母婴联结，这对他有不良影响。他性格退缩、迟疑。我觉得那是我的错。”

佩吉特夫人的丈夫像她的父亲一样，希望他的妻子顺从他，而她也做到了。结婚早期，为了他的学业，为了他的第一个学术职位，为了他的教职，为了有利于他的职业发展，他们频繁搬家。对作这些决定，安蒂根妮·佩吉特很少参与意见。她希望自己能容忍这种格局，她做到了。她把痛苦留给自己。

> 车祸使我想到了自己的死亡，想到了自己正在如何度过一生。我从来不大与我丈夫谈起痛苦，它好像成了我生活中很不相干的东西——某种可怕得不能说的事。但眼下情况已经变了。身体的疼痛感觉变得无可忍受，并且携带着另一种涵义——内在的痛苦，它使我感到必须做点什么，必须行动。

在车祸发生后的第三年，她决定与丈夫分居。于是必须自己养活自己，靠绘画维持生活。孩子们都已长大。他们先与她住，然后与她丈夫一起住。最近，他们有的独立生活，有的离家上大学。他们都希望父母复合。现在，安蒂根妮·佩吉特正处于作决定的节骨眼上：要么回到丈夫身边，要么与他离婚。“很难说决定会是什么。当快要回去时，我变得非常担心，因为我们永远无法在深层次上真正沟通，我怕情况很快会回复到以前一样。”

她说，导致分居的主要原因是：

> 疏远冷淡、缺乏沟通，积怨得不到处理、回避、不开心，以及没有能力调解冲突……现在我很孤独。但以前，我觉得被别人所控

制，自己没有力量，不能为自己作主。我感到自己活在别人的影子里，被忽视了。好像我的丈夫就是我的父亲——他做所有的决定。我只能听之从之。

当我们关于安蒂根妮·佩吉特的这个拖泥带水的两难决定的谈话快结束时，她变得心烦意乱。她问我："作为一个精神病医师，你懂这个领域。我到底能够做出选择，解决问题吗？"

我明确感到，她的疼痛，作为一种可怕的经验，连同对她的独立和自由需求的影响，使她免于对婚姻作出最后的决定。毕竟，要做这样的决定，实在太痛苦。安蒂根妮·佩吉特无法解决内心的矛盾，这伤害了她的自信心，加剧了她的痛苦，使她与周围环境疏远。她不能面对在家庭与自我之间作选择的痛苦，正好，疼痛使她不必作出要么拆散家庭，要么压制自己的决定。

关于疼痛对她生活各方面的影响，安蒂根妮·佩吉特这样说：

如果我觉得疼痛完全不存在了，那是有人在更高的能量层次上起作用。我发现自己外出参与更多的活动，进入新的领域。在我的创作方面：自从车祸之后，我在工作室里有了一些变化。我不再像从前那样喜欢我的工作。画室与疼痛之间有明确的关系，就像我必须对自己的生活作决定一样，画室工作也同样导致疼痛。

我认为疼痛干扰了我生活的可能性，阻碍释放我内心沉默和隐藏的东西，使我与别人隔阂。当我想要作出明确决定结束婚姻时，我就会想到了那些新关系；对与其他控制我的人的新关系，我又心情矛盾，还会有犯罪感，于是我克制自己，不准自己有这种感觉。而疼痛控制了这一切，我唯一能想的只是它有多痛。

我对放手自己生活，没有把握。孤独并不太坏。但当我寂寞时，疼痛总是恶化，难以承受。经济上我还能过得去，当然只是勉强维持。在画室里，孤寂感、剧烈的疼痛、选择的痛苦、缺乏健全的心理、所有威胁我的愿望等，都会妨碍我的自我约束和完成工作。

这痛苦，我指的是我婚姻中的问题，是我不能回去让丈夫重新主宰我的生活。带着这种痛苦，我变得越来越不开心，因而需要为自己做些什么。我控制不了自己的婚姻，就像控制不了自己的身体一样。我无能为力。我想，不管有何种自我意识，我最终都将会失去。我的祖母总是顺从祖父，我仿效了她。分居后，我开始又有了力量。

我最后一次与安蒂根妮·佩吉特谈话时，她的疼痛又加剧了许多。关于搬回去与丈夫试住一段时间的决定已经推迟。她已无法在画室工作。看来，她的未来完全与我们刚开始面谈时一样不确定。

诠　释

每个患者都带给医生一个故事。这个故事使疾病陷入意义之网，也只有在特定的生活背景下，才会有这些意义。但为了理解生活以及由它产生的疾痛经验，我们必须把生活和疾痛与文化背景联系起来。关于生活和疾痛的故事，以及在患者生活环境中诠释它们的机会，既吸引着医生，又使他们有排斥感。他们有兴趣，是因为在此过程中，他们有可能了解个人及其生活环境是如何影响病症的，同时又是如何受病症影响的。许多医生认识到，这是对慢性疾病提供人道和有效医疗的最实在的途径。他们排斥，是因为他们担心故事会使他们纠缠不清，可能遮盖疾病的迹象（从而使诊断更困难），或者干扰了针对疾病的治疗计划的实施。

安蒂根妮·佩吉特的诉说，应该有助于我们更清楚地看到，为什么患者的故事对医生治病救人有关键的作用。我自己在这个病例中的角色，只限于记录故事的研究人员。但作为一个医生，我确信，对佩吉特夫人有效的临床治疗，必须既把疼痛当作身体经验，又把它看作个人的危机来处理(必须把后者看作主流文化压力和患者个性使然)。只注重身体，或只注意个人生活危机，都会歪曲这个问题的心身统一性。在我的临床经验中，我曾经目睹这种片面的治疗，一次又一次使问题更严重，而非解决问题。安蒂根妮·佩吉特案例的解决方案中，必须考虑慢性疼痛与争取自主的相互影响作用——她疾痛的统一主题。对她的治疗必须包括心理治疗(或许，还应该做家庭治疗)，集中针对这个主题及其与疾痛经验的关系问题。而且，必须把这种心理治疗当作医治的一部分，而不是游离于生理治疗之外的独立活动。在第十五章，我为医学心理治疗系统拟出大纲时，头脑中一直出现安蒂根妮·佩吉特以及本书中描述的其他患者的影子，受到他们的影响。这个系统特别强调医护人员通过真切地见证患者的疾痛经验，并诠释其主要意义，重振医疗道德精神的任务。对佩吉特夫人来说，心理治疗应该包括对其已受伤害的同情安抚，并对她陷于僵局的婚姻给予切合实际的、能解决问题的辅导。虽然，安蒂根妮·佩吉特过去也接受过心理治疗，但那并不是针对其疾痛经验产生的亟须解决的问题的。因此，它的无功效并不奇怪。

安蒂根妮·佩吉特为争取自由的努力表现了她个人生活故事的原动力，也表现她作为一个患者阶层代表的角色。在美国中产阶级中，家庭生活的传统观念与因现代社会发展而增强的个人追求自由的欲望之间，存在着难以解决的冲突。中产阶级妇女以明白的躯体化语言表达苦恼，把她们的特殊的生理和心理问题，同这一冲突的普遍文化压力联系起来。显然，安蒂根妮·佩吉特对独立生活的追求犹豫不定，至于其文化背景因素和社会动力，需要更深入的研究，不是我用几句话就能判定的。[1]毋庸讳言，在现代美国中产阶级社会中，很大一部分妇女生活在各种压力下。一方面，社会文化期待她们发挥个人的潜力。在表层上，这常常意味着她们应该有自己的事业，或至少有份家庭以外的工作；在更深的个人层面上，这一社会观念必定要求人们去追求真实的自我意识，以及它的表现(所谓的自我实现)。近几十年来，美国文化中，这已经被强调为个人道德的核心要求(Bellah 等，1984)。这一期待也是消费社会里流行的商业理念的基础，但如果把它看作是电视广告的虚构故事，那就错了。这是社会极力向儿童传播的文化要旨——它引导他们的内心发展，影响他们内在世界的变化。对成年人，它指导他们对自己和别人的身份地位的评价："尽你所能，不枉此生。"这成了我们每个人内在化了的信条，并不知不觉地把它运用于自己的周围环境，以致最后，我们发现它是"现实"世界的"本该如此"的一部分。

对女性而言，有一个最特殊的问题：她们必须面对另一种同等强大的养育使命——建立、经营家庭，并维系家庭的稳定，这就与这个文化观念发生了冲突。在现代职业女性眼里，这种相反的道德要求简直是对她们的贬低，至少它必然与实现个人价值的观念相抵触。事业与婚姻的矛盾、外出工作与家务的矛盾、自我表现与关爱支持别人的矛盾——这些老生常谈的问题都是同一核心文化冲突的表现，是由指导如何做人的对立价值观造成的双重束缚。安蒂根妮·佩吉特正是被困于此：这个左右为难的困境已经成为她与同龄人的共同危机。然而，她的问题由于她特殊的生活经历和环境而恶化。使困境转化为悲剧的因素包括：加剧个人需求的特殊的原动力，以及为了达到双重目标，她们在生活资源上遭

---

① 关于以往 150 年的英国妇女的文化困境，以及它与精神和心身异常的关系的进一步讨论，请参见舒瓦特(Showalter，1985)的著作。书中谈到的因果与我所描述的那些现代北美女性相似，这无疑暗示了西方文化的更为长远深层的困境。

受的相关损失或剥夺。过度压力以各种方式呈现——从沉默的绝望到爆发的愤怒——但苦恼的肢体习惯表达却是共同的，足以使它成为北美社会中医生研究把握的对象。

安蒂根妮·佩吉特的决定是关于要不要离婚，选择是否应该为她精神上的追求而忍受拆散家庭的痛苦，或者为了家庭而压抑自己。并不是这个凄楚的选择使她变得脆弱，事实上，她在这选择前本来就如此。她的疼痛不仅表达她的犹豫不决，也使她有理由犹豫不决。她认识到，她的任何决定，对她的丈夫、孩子和父母将有关键的作用，但却不能解决自己个人的问题。这一问题根源于她早年的生活、她祖先的传统，以及西方社会的结构体系。在她的心目中，义务，这个她很少用到的字眼，与权力有着同等分量，如同忠诚与叛逆也同等分量一样。她的义务与个人意志自由，与社会的秩序有着与生俱来、终身相随的历史性冲突。她知道，疼痛的意义就来源于这些泉源。她的疼痛意义是单一的，前后一致，这在我的医疗和研究经验中是不多见的。像她的生活一样，强大的驱动力一再造成核心冲突，她的疼痛也受到同一驱动力的指令。不管心理分析家将如何分析这个案例，那种驱动力都并非是神经性的反复，而是社会环境与个人经验之间的辩证运动，持续使她经验中的每一个新方面合乎这个冲突作用。要想了解她的慢性疼痛，就要了解这个心理与文化的驱动力。这就是说，她特殊的生活条件与普遍的文化状况联合起来使她的疾痛经验趋于恶化。疼痛是这两方面的象征，因此，对它的治疗也要求探讨这两者。

第六章　神经衰弱症：美国人和中国人的衰弱和疲惫

称之为神经衰弱的症状外衣，遮盖着一群焦虑抑郁的人。包围着这些人的文化压力和家庭期待，只会加深和延长他们的症状。

——德林卡(1984，235－236)

神经衰弱症有两个来源：患者个性的体质(生物的)基础，以及社会环境的力量。

——一位中国精神病医生(个人交谈，1986年10月)

现在我们要讨论的这种疾痛虽然普遍，但在现今的北美已不再是热门的议题。在1900年，它曾是那个时代的医学焦点。[①]神经衰弱症这一词被理解为既是神经的衰弱，又是神经性的疲惫。神经衰弱是一个多义词，它把长期疲劳、衰弱症状，以及相信是由神经问题引起的大量与身体和情绪相关的诉苦，聚集在同一范畴中。在当时和现在，它都被说成是一种“真实的身体疾病”。这个术语是由纽约神经科医生乔治·比尔德在美国内战结束后不久创用的。但在西方世界，这种现象在其他的名称下早已受到长久的关注。在比尔德的新名词问世五十年后，神经衰弱症成了整个西方世界最流行的诊断。比尔德原先称它为“美国的疾病”。他断言，由于现代文明的“压力”，这种疾病已经大量增加，特别是在19世纪后期的美国。德林卡(Drinka)借用进化论(社会达尔文主义)和电的隐喻，来刻画比尔德笔下的维多利亚时代的典型男性神经衰弱症。进化论和电的隐喻于是成了主要的文化象征，体现了这一时期的疾痛的医学模式：

> 一个容易紧张的人，为了社会生活的成功被迫去思考、去工作、去竞争。他把自己逼到生命力的极限，过度使用了他的生命电路。这就像超负荷的电池，抑或像为偷取神火爬得过高而精疲力竭的普罗米修斯。不堪负荷的电力系统短路了，迸出火花，出现症状，引起神经衰弱症。(1984，191)

在工业现代化的巨大威力推动北美社会大转型的时期，韦尔·米切尔是精英女性的最佳医生。他强调，在特定的家长式统治下，维多利亚时代妇女所处的文化困境，导致她们多发神经衰弱症：不愉快的爱情、失去社会地位和财产，“日常的烦躁，还有对生活的担忧；少女时期一去不复返，生活失去了明确的目的和目标，而这些目标在男人的生活里，就像飞转的轮子对机器的稳定作用”。(引自Drinka，1984，201)

美国19世纪后期的历史学家西奇曼(Sicherman)指出，神经衰弱症表现了那段时期的主要社会危机，即“超负荷的电路和透支的银行账户”。他认为，神经能源的供应是有限度的，这就像资本主义市场里的金钱和商品一样。然而，社会压力“要求过度、无节制的能源供应”(1977，34，35)。在众多被诊断为神经衰弱患者中有威廉·詹姆斯、亨利·詹姆斯、西格蒙德·弗洛伊德和查尔斯·达尔文。假如在比尔德的青少年时期，神经衰弱症已经普遍流行的话，无疑，他自己也会被诊断

---

① 关于神经衰弱的历史性讨论摘自克莱曼(Kleiman，1986，14－35)。

得病。

霍华德·范斯坦在他撰写的威廉·詹姆斯传记中，对神经衰弱症的文化环境前提及其受社会的重要影响概括叙述为：

> 在19世纪中叶的新英格兰，它(神经衰弱性慢性虚弱)将浪漫主义和清教徒的传统聚合成一个“持久耐用”的社会角色。努力工作以获得救赎，谴责疾痛，怀疑快乐，相信受苦受难导向荣耀等，乃源于清教徒文化。坚持自我表现，高度评价休闲，赞赏精到敏锐的感性，则源于浪漫主义。在如此猛烈的逆流交汇中，疾痛有相当的实际用途。它为患者提供了社会性的解释；它认可欢愉，把休闲作为健康的处方；它使患者免受幼稚的责任压力，迫使别人提供照顾；它还使患者能够表示自己的拒绝情绪，以保护重要的个人关系。(1984，213)

在那个社会飞速发展的年代，对今日普遍存在、被冠以专业术语的“压力”，神经衰弱和其他的医学名词已经替代了宗教范畴。社会变得较为世俗了，在解释个人身体问题上，治疗专业占了优势(Lasch，1979)。里夫(1966)把这种发展称为“治疗学的胜利”。后来，在北美和欧洲社会，更多的对于苦恼的心理学怨诉和解读，取代了神经衰弱症的身体怨诉。

德林卡(1984，230)说，神经衰弱症患者是他们那个时代的问题患者：他们的症状持久；对他们的治疗难有成效；他们及其医生都默认这种疾痛带有文化印记，同时它还有社会的用途，使人得以从困境中撤退，或者取得回旋的余地。德林卡列举了繁荣时期中上层阶级中的个人和群体的苦恼的社会渊源：“可敬的”男人和女人的严格的双重标准，看重选择保险的职业和精明的经营能力，以及保护家庭富裕和好名声的责任。

神经衰弱症已不再是时髦的诊断。事实上，这个风行一时的“美国疾病”现在在北美已不再是一种公认的疾病，因为法定的美国精神病诊断系统，美国精神病学会的《精神障碍诊断和统计手册》第三版（DSM－Ⅲ），已经把它从正统的疾病分类学表上删除，取而代之的是现代的歇斯底里症，也即抑郁和焦虑障碍，以及各种心理生理学和心身医学的名称。神经衰弱症这个术语，虽然仍可在世界卫生组织的《国际疾病分类》第九版(ICD－9)中找到，但在西欧已不通用。不过，带有各种文化特性的抱怨，诸如法国人的“疲劳”，英国和北美人的“神经质”和“压力性疲惫”仍持续不断。这说明，这一现象本身并未消失，只是改用了新名字而已。

在世界的有些地区——譬如，东欧、日本、印度和中国——神经衰弱症继续按其原意使用，仍是重要的诊断术语。我曾在中国做过田野调查，那里的情况值得注意。在那里，神经衰弱症作为20世纪初由西方引进的医学名词，是所有精神病中最常见的诊断，也是普通临床医学中十种最常见病之一。抑郁和焦虑障碍反而不是广泛运用的诊断术语。1980年至1983年间，我和我的妻子，一位中国研究学者，在湖南医学院——早年耶鲁在中国的医学院，也是中国主要的精神病学中心之一——主持研究工作，目标是要弄清神经衰弱症与抑郁症之间的关系。我们发现，中国的神经衰弱症患者的许多抱怨，就是比尔德和米切尔所说的与神经衰弱相关的典型问题：乏力、疲劳、衰弱、晕眩、头疼、焦虑，以及其他各种反复出现的隐隐约约的身体不适。我们还发现，大部分患者可以用美国DSM－Ⅲ的分类法重新进行诊断。然而，即使让他们服用了有效的抗抑郁和抗焦虑药物后，他们的长期神经衰弱抱怨仍会持续。只有那些解决了家庭或工作问题的患者的情况才能好转。政治、经济、工作、家庭和个人问题，对病痛的发作和加剧都会有作用。我们的调研结论是，神经衰弱症作为慢性疾病，对来自患者所处的生活环境乃至更广泛的社会制度的影响尤其敏感。这种现象同19世纪北美的情况如出一辙。

虽然，在今日北美的基础医疗或精神病医疗中，这类症状苦诉仍有所见，而且通常都以“压力症候群”为幌子。由于诊断的名称不同，所以对有此类苦衷的患者的治疗方式也不同。我将描述两个神经衰弱症的病例，一个来自长沙(一个位于中国中南部的省会)，另一个来自纽约市。我还是聚焦于症状和行为对患者、家人和医生的意义。每个病例都为它所处的特殊社会文化和地域环境提供了一面镜子。对它们作诠释时，我将努力了解两个十分不同的社会体系，进而揭示它们对神经衰弱症的发作、过程和后果的影响，以及神经衰弱反过来又对这些生活背景产生的循环影响。不管社会公认的语汇是否把神经衰弱症当作真正的疾病，慢性的衰竭是无处不在的疾痛行为，可以把它们回放到特定的个人在特定的文化背景下的处境和关系中描述和诠释。其实，在神经衰弱这个医学名词被引入中国很久以前，神经衰弱作为一种慢性行为问题，在传统的中医书籍中已有所描述。而当它在北美失去正统的疾病身份很久以后，在中国，临床医生却仍在治疗它。

下面我将简要叙述我们在湖南医学院神经病学系研究项目中的一个病例，然后延伸病例的描述，用以阐释现代中国社会的重要一面。最后，我会对北美的病例作同样的处理。将两者加以比较研究，可以对疾痛的意义有更深的洞察。

中国的神经衰弱病例

严广珍(音译)，时年四十岁，是湖南农村一个小镇上的教师。她聪慧，语言清晰，但非常忧郁；她静静地坐在我们对面的木凳上，眼睛盯着地面；她那掺杂银丝的黑发紧束在脑后，梳成一个发髻；她俊俏而高颧骨的脸上，皱纹已爬满了她的双眼外围。她缓慢地向我们述说她的长期神经衰弱的故事。头痛和疲劳是她的主要苦诉。①严同志坐在我们面前，显得厌倦而疲惫。她看上去比她的实际年龄老得多，有时好像难以支撑她的身体；她的声音很虚弱。

> 有几个原因造成我现在的状况。“文化大革命”前，我外向，活跃，自视甚高。青少年时我曾是学校的共青团书记，梦想将来从事党政工作，接受高等教育。我的家人对我寄予很大的期望，朋友们也都认为我前途光明。我当时心怀远大理想和目标。后来“文化大革命”开始了，我受到了严厉的批判，被迫离开共青团的工作，下放到偏远贫困的农村。②我无法接受这一切。这里的工作太辛苦，吃的东西很少，到处臭烘烘的，找不到一块干净的地方。生活条件太可怕！

当她意识到自己的理想梦已破灭，甚至连返回城市也渺无希望时，这一切就变得更加无法忍受。严广珍出生于知识分子家庭，家里几代人都是专业人士。失去上大学、做党政工作的机会，对她的打击极大。在

---

① 这个案例是个改写过的修订版，原病例见克莱曼 1986 年版本第 134 - 137 页。我当初写这个病例时，只强调头痛这一苦诉，没有多提其他的苦衷，意在重点突出慢性头痛症状。这一版本的描述更翔实，资料也更新。

② 在“文化大革命”期间，数百万中国青少年离开城市的中学，到偏远和贫困的农村人民公社去，在那里从事农业劳动，向贫下中农学习。对缺乏辛劳农村生活经验的城市青年来说，要适应乡下的环境是件十分艰难的事。而对当地农民来说，城市青年徒然加重了对有限资源的消耗，成了他们的负担，尤其是那些本来就资源贫瘠的公社，更是如此。这种人文危机成了许多作家的创作之源（Chen，1978；Link，1983；Barme and Lee，1979），也成了中国海外人士的传记文学的重头部分（Frolic，1981；Liang and Shapiro，1983）。Thurston（1987）对“文革”时期受害者的生活也有精辟的描述。

中国，入党进大学是社会地位升迁的途径。现在她与家人、朋友相隔绝，也无任何书本和报纸可看，起初又不太为农民所接受，她逐渐变得孤独离群。当“文化大革命”升级加温时，她偶尔会成为自我批判会的冲击对象。有一次在乡村医院里，一个护士拒绝为她打针，责骂她是“臭知识分子”。她的性格开始变化：她总是心灰意冷，原本的乐观主义不复存在，代之以对生活的彻底绝望，总感到有更糟的事情会发生；她变得内向，对自己所觉察的农民和干部们的批判和拒绝的眼光极其敏感；她先是否定了自己的生活目标，接着贬低她自身；严同志曾经是个果断、有主见的人，现在却变得犹豫不决了；对她一度热衷的事业，也失去了信心。她觉得自己无所适从，于是以进一步限制自己的生活来应付环境，变得离群索居，孤僻独处。后来她在乡村小镇上谋得一小学教师的职位。当她固有的才能显现出来后，她的同事们都要选她当校长。但严同志谢绝了，因为她害怕担负责任，不愿再出头露脸，她觉得这种处境可能招致失败，不得不忍受更多的不幸。

她与一个当地人结了婚。她的丈夫现在是个农民，但原来是个矿区的干部。他们俩分开居住，她显然宁愿如此：他住在一个很远的村庄里；她住在这个小集市镇上。他们有三个孩子，两个小儿子跟他们的父亲住；一个女儿跟母亲住。严同志对她的丈夫未能努力复职、恢复他的干部身份，耿耿于怀，很是生气。而她的丈夫则已放弃，说他绝不可能重新获得原来的身份。这是她长期挫折感的又一个根源，也是另一个使她感到无能为力的难题。

她生气的第三个根源是她的女儿。

> 我真的不想要她。我只想一人独处，我已有足够的孩子。当我怀上她时，我猛力撞了好几次墙，希望会因此流产。但我丈夫要孩子，我不能一人决定去医院堕胎。这样，当我生下一个一只手臂萎

> 缩的女婴时，我责怪我自己，觉得这是我造的孽。①

这个女儿出落得美丽，又非常聪明，是个杰出的学生。但她的母亲为她的残障而伤心。“在中国，正常人不会与残障者结婚。尽管她什么事都会做——烧饭、打扫、体育活动——我还是觉得她会有婚姻问题。”面谈至此，患者开始无声地哭泣，视线凝固在隔在我们之间的桌子底下的水泥地上。

她的丈夫陪她一起来面谈。他看上去比严同志老多了，对仅来过几次的省会睁大了眼睛。他那饱经风霜的粗糙容貌与其妻子比较精致的外表反差明显。当她继续讲叙他们的女儿时，他也毫不掩饰地与她一起哭泣。

> 她没有希望。尽管她是这所高中最优秀的学生之一，她却不能参加高考上大学。她学校的校长和党支部书记都说只有完全健康、正常的孩子才能参加考试。我们向县政府说明情况，但他们也维持这一说法。没有任何办法，我们女儿只能待在家里，做她可做的事。②

接下来的数分钟里，患者啜泣不止，无法继续说下去。最后，她告诉我们，她和她丈夫曾如何安排他们的女儿与附近小镇上的另一位“残疾人”相亲。但她的女儿坚决表示，她宁可独身一辈子，也决不与另一个畸形人结婚。

---

① 从生物学的观点来看，先天性的畸形不太可能由严同志怀孕期间的行为造成。但她对自己极力中止怀孕行为的愧疚感，却因中医学而加重。这种传统观点相信，母亲怀孕期间的思想、情绪和行为会在成长的婴儿身上打上象征性的印记。

② 最近几年来，这种对残障学生的歧视政策已经改变。现在，接受残障学生上大学已是明文规定。但把残障视为污点、耻辱的现象仍然广泛存在。

严同志向我们吐露了她完全绝望的感觉，她常常想到自己不如死掉算了。她的头痛和长期疲惫使她难以与人交往，也不能面对任何更多的“压力”，这实在太难过了。“我的健康状况太不稳定了，不能太操劳；我只能照顾我的头痛，顾不了过去和将来。”严同志严格地限制她的世界，除了主要的责任，其他一概不管不参与。她不能外出，“因为天气、噪声、拥挤的人群对她的健康会有不良的影响”。即使有限的劳作，也会使她感到精疲力竭。她把这种情况描述为：总是缺乏精力，感到虚弱、晕眩、冷漠寡淡，兴趣索然。

由于她的挫折和无望的悲观情绪，她把她的生活圈在学校和宿舍之间，只是偶尔在周末去探望她的丈夫。她的女儿与她同住。她们像两个遁世者，为各自的不幸哀伤。眼下，严广珍的世界里只剩下疼痛和疲惫：忍受苦痛，等待它，惧怕它，谈论它，把她所有的问题怪罪于它，因它而感到筋疲力尽，于是睡觉和休息，以求缓解。疼痛及其相连的衰弱，加上其他苦诉，使她有理由在工作和家庭生活中退缩，同时鼓励了她的孤僻离群和意志消沉。她的多重不幸导致了她的抑郁症，而长期慢性疼痛和疲惫是抑郁的不可避免的表现。在我们离开前，她给我们写了封信：

> 我对久病不愈一直很伤心。我觉得头痛、晕眩，不想说话，落落寡欢。我觉得脑袋和眼睛肿胀。我的头发脱落；我的思维变得迟钝。当我和别人相处时，这些症状会加重，独处时会好些。我做任何事情都没有信心。我想疾病使我失去了青春、大量的时间，甚至一切。我失去了健康，这让我无比哀伤。每天我必须和别人一样劳作，但我前途暗淡，看不到希望。我想你们也无能为力。

三年后，我收到严广珍的另一封来信，那是答复诊所关于追踪面谈的要求的。她很有礼貌地婉拒了要求，并提到她的症状没有什么改变。她说她只是没有气力旅行，长途汽车和回答问话使她的头痛更厉害，所以无法接受另一次面谈。她已经不得不停教休假一年，并正在申请残障身份，以获得减少教学课时和提前退休的待遇。她也已获准返回她成长的城市，但她的父母年老体弱，她自顾不暇，无力照顾他们。甚至写封信也使她感到累，引起一阵阵的头痛。她正在接受一位专治精气不足的传统中医师的治疗。

神经衰弱症与中国文化

神经衰弱在现代中国所扮演的角色，与其在19世纪与20世纪之交的北美的角色相近似。它作为一种公认的生理疾病，为个人和社会的苦恼在身体上的表现提供了合法存在的理由。否则，这些身体不适就是没有根据的，无正当名分，甚至更糟：被贴上情绪问题或精神病的标签。在中国文化中，精神疾痛带有很深的耻辱烙印。它与西方的精神病烙印不同，不只影响患者本人，还把耻辱带给整个家族。有精神病患者的家族，被认为必有道德污点和体质脆弱的遗传问题。这会累及子女的婚嫁，以及此家族在当地社会的名声地位。因此在中国，当事人和家人都用委婉说法或者掩饰暗喻来描述精神上和社会性的苦恼，以避免被贴上精神病的标签，或沾上对社会不满情绪的麻烦。在现代北美社会，压力、紧张等术语已取代神经衰弱这一习惯名词，用于达到此目的。神经衰弱却在中国找到了新的、受欢迎的家。①

神经衰弱这一术语在中国流行的另一个原因，是它回避了抑郁症这类术语，因为它们传达了一种社会政治和心理上的异化感。例如，在

①“压力”这一术语刚开始在中国流行，主要是在专业人员中。

“文化大革命”混乱期间，毛泽东就说过，这种精神疾痛与其说是疾病，不如说是政治思想的错误。所以在中国，80年代以前，抑郁症还一直是个微妙的术语，只因为它间接地传达了对政治、现实不满的意思。在中国激情燃烧的政治道德环境中，每个人都被要求积极投身于群众政治运动和地方政治团体。对许多人来说，对政治不满，是一种不能接受的情绪（见 Kleinman，1986）。

最后，神经衰弱作为一种概念，很容易为传统的中医所吸收和同化。从古代起，中医就对虚弱、疲劳这类问题感兴趣，并认为这些皆归因于精气的流动或结构问题，或与人体中的阴和阳的平衡问题相联系。在将近一个世纪里，中医把神经衰弱同化进自己的概念体系，现在传统的中医用起它来犹如自己的土产，而非外国的舶来品。

严广珍的经历表明，巨大的社会冲力（政治帽子、群众运动、被迫离家、移居他乡、贫穷，等等）加上心理因素（抑郁、焦虑、性格问题，等等）会引起和加重神经衰弱。处于同等的压力下，并非所有的中国人都会患神经衰弱症，这说明，遗传的基因素质、家庭环境、个人的发展状况使一部分人处于发病高危人群中。地方环境又会影响社会势力对脆弱人群造成的冲击。有些小环境可以起到遮挡、转移冲击的所用，或者把政治迫害和经济剥夺的冲击后果减到最低程度。而有些环境则加重了对某些个人或某几类人（如政治上受歧视的人）的冲击效果。

神经衰弱症在现代中国具有正当“权威”性。它是认可患者取得残疾福利的一种诊断，也是患者提前退休的正当理由；它还能使患者获准调换工作，或者由农村迁回城市——在中国当时制度下，这类调动是相当困难的。现在，神经衰弱症在北美已不再有这种性质，只有诊断为公认的慢性疼痛、抑郁症、创伤后压力症候群，或特定的医学疾病，才能获得以上这些社会效果。在北美，个人声称的疾痛，必须有合法身份，包括在残障、医疗、法律，以及其他官方机构确认的列单上。

虽然严同志的医生没有直接与我们谈论，但她内心里理解我们的许多评论。这些临床医生往往开出特定的养身疗法治疗神经衰弱症，就像他们诊断它时也有他们本土的标准。有意思的是，中国的神经衰弱症患者与美国的慢性疼痛患者处于同样的地位：他们都被视为问题患者，因为他们都难以治愈，让治疗他们的医生深感挫折。针灸、传统的草药、现代的生物医药对神经衰弱症都不太有疗效。也许我们看到的是慢性疾痛总体的一面，即所有医疗系统都对其难有疗效。我与一位从事传染病研究的同事一起在台湾做的调查发现，甚至连民间郎中——据说，在非西方社会里，他们对疾痛问题颇有疗效——也拥有许多神经衰弱病人（Kleinman and Gale，1982）。也许问题是，对于这些无法治愈同时又带有强大的社会功用与文化意义的疾痛患者，各类行医者在长期治疗中都遇到了困难。

现在，让我们转向北美的那位虚弱、疲惫、心理-生理痛苦的患者。由此，我们可能会问：美国是否有神经衰弱症？

曼哈顿中城区的神经衰弱症，1986

伊丽莎·乔特·哈特曼是个身材苗条、脸色苍白、大眼睛、长头发、神情懒洋洋的女人，时年二十六岁。白天，她为生计在纽约城里当临时秘书，晚上和周末则追求自己的职业，想成为双簧管和木箫吹奏者。她个性迷人而敏感，带有古典的魅力，还有点诙谐；她既不活力四射，也不果断自信。她那倦怠的神态让我想起19世纪欧洲的“闲暇”观念。她的个性中还有某种脆弱的东西，使她间歇性地犹豫不决、惶惑不安，有时甚至像犯了什么错误。她首先向我吐露，她疲惫、耗尽的苦诉被认为是一种慢性疾痛，而这个术语意味着残障性，甚至是对生命的威胁的严重性，这使她感到难堪。但她马上又向我断言，她的症状正在慢慢地“扼杀”她。她一字一顿地说出用以描述她的症状的字眼，像是需要时间从冗长的精神问题列表中品味挑选：“疲倦”、“虚弱”、“持续不断的喉咙干燥”、“喘不过气来”、“老是觉得濒临伤风或染上流行性感冒”、“不曾感到舒服过”、“精疲力竭”。说最后一词时，特别加重了中间音节，还无力地叹了口气，同时像演哑剧似地垂下了眼睑、嘴唇和头。伊丽莎追溯了她的症状，首次发作起因于两年半前的单核白细胞增多症。

我因过度劳累而得了单核白细胞增多症。当时我在曼哈顿的一餐馆里做全职女招待，上下班各要走约四十五分钟的路。而下班回家前，我要到离我住处半小时的一间阁楼去，在那里独自练习双簧管和木箫，然后与一个乐队练习合奏。我们都非常认真。那年夏天，我们要去纽约州北部的一个小型音乐节参加演出。有时候我们练习直到半夜。然后，我和男朋友步行回到我们租住的小公寓。这更累人。当时我们俩正处于分手之际，每晚我们吵架直到睡着。我的睡眠严重不足。有时，我就在阁楼里过夜。来回走路，使我餐风沐雨，受尽风寒。我想这也与得病有关。

单核白细胞增多症真把我吓坏了。我不知道哪里出了毛病，只觉得一天比一天更难过。我虚弱到走几个街区就筋疲力尽了；我浑身酸疼，喉咙非常干燥疼痛；我觉得身体沉重，移动困难，要费比以前更大的劲。但尽管处于这些情况，我仍有钢铁般的意志和决心。我要努力继续下去。我的心在前面，勉强拖着我坚持着。但有一个月我无法持续以前的生活，完全不能做任何事：不能工作，不能会朋友，不能演奏。我是个无依无靠的单身女人，这种情况着实吓坏了我。

你知道，问题是我从此没有完全恢复过元气。我没有时间。我必须回去工作，否则我会失去这唯一能找到的工作。我的身体已经元气亏空，还没能恢复，又回去做那让人疲惫不堪的日常工作，从此我疾痛缠身。我真的需要时间，一长段休息的时间，用以恢复元气，积蓄精力，修养健康。如果我坚持目前的作息表，我不知道——这后果太可怕了，我恐怕无法克服。如果我能中六合彩的话，我就能休息和恢复体力；可以不必玩命地工作，只做重要的事即我的演奏，其他都不管。我担心的是，感觉到自己会再次染上单核白细胞增多症，病情加重。我不能想象再经历一次——它太恐怖，我太孤独，难以重新开始。我不能再坚持了。

伊丽莎觉得自己正在“衰退”，“被侵蚀”，“无力气，枯竭了”。她老觉得自己喉咙是“红肿绽开”的。这些症状几乎每天影响她，每月顶多暂停两三天。上午通常还好，但“到了下午三点钟，我觉得身体沉重，难以动弹，喉咙也疼痛了”。如果她晚上睡不足八小时，那她早上也不会觉得好些。“假如我可以不说话，假如我休息得好，睡得好，并独自安静几小时，假如我不过度练习，我就会好起来。”但是，伊丽莎并不觉得她对自己的生活拥有这样的控制权。于是，她知道她的抵抗力永远是低的，因此常常“感冒”，使她更虚弱。

伊丽莎很不喜欢她的临时秘书工作。她觉得这个工作“无聊，机械，耗费精力……但我不能不做，它是我唯一的经济来源”。由于她身体虚弱的状况，以及需要一个全职的工作，她必须放弃她的音乐爱好。带着极大的失落感，她退出了合奏乐队，并把自己的练习减到最小程度。即使经过这么重大的调整，她仍感到在工作日里无法得到足够的时间休息，以恢复她的体力。

为了找回她失去的健康，她咨询了一些医生。其中最受她重视的，是那些号称注重整体健康的治疗者——对整体健康，她坚信不疑。另外，她还找过健康食品顾问、各种民间的偏方顾问、按摩师、打坐冥想和瑜伽、一位脊柱按摩师兼饮食学家、一个慢性疾痛患者的自助团体；最近又接连找了一位反射学家、一位声音治疗医师和一位中国草药专家。伊丽莎试过各种食物疗法，通常是素食、生菜和无糖。她的药柜里塞满了各种各样的维他命、滋补药、草药和一些舶来品，诸如来自香港的虎骨膏、来自朝鲜的人参。以她一万七千五百美元的年薪，除了房租和食物，伊丽莎把相当大部分的收入用于健康，这成了她的主要花费。

我与伊丽莎的家庭医生通了电话，他已经为她提供生物学医疗近两年了。他列出伊丽莎的问题："不适、疲劳和反复发作的咽喉炎"。在邮寄给他的、要求圈出受疾痛影响的人体部位的问卷上，他画了个大圈，圈进了全部身体。他把她的症状列为"非常严重"，但她的身体病残只是"轻微的"，并认为她的心理问题和情感压力纠结成为一种心身障碍。这位处于事业中期的临床医生，对伊丽莎的医药治疗颇有信心，但同时也吐露了他的苦恼，说治疗她是"非常困难"的。他告诉我："在早年，我想伊丽莎会被诊断为神经衰弱症，或者某种感染后疲劳症候群。"

伊丽莎的主要帮助(和困难)来源于她自己。

> 我想，以前我老是向别人寻求帮助或者安慰，但这并非总是奏效。我与我的症状已斗争两年了——一直担心，想方设法要恢复健康。我那过分要强的生活方式使我生病，却仍未改变。我对生病、落后于人感到羞耻，我需要鞭策自己；我需要让自己生病，而不是强求健康，那没用。你不能只看到那些情感是如何损害你的健康，于是就跳起来控制它们对你的影响。你需要在身体上表现那些情感。你需要腾出空间和时间来哭泣、愤怒、大笑，将它们统统发泄出去。这样，改变自己才不至于有太多的挣扎。

当我喜欢某种事，譬如，表演时，我被第二天要做的事弄得兴致全无。我真的难以入眠，感到疲惫彻骨，喉咙疼痛；我的大部分时间都在担忧；我无法休息、放松，也得不到充足的睡眠。处于这种状态，我有可能使自己好起来吗？

我的医生和他的专科同事们对我过去的单核白细胞增多症、未能充分恢复，以及疲劳都不够重视。我最近去看了一位传染病专家，觉得好些。也许他们会发现一种病毒，像EB(爱泼斯坦-巴尔)病毒什么的。如果这种检查的结果是阴性的，那么，我会比较相信我的医生。他没叫我去检查，是我自己要去的。

伊丽莎形容她的症状是“全身疲惫”。她认为自己容易感到疲劳、倦怠，一旦透支体力，或者得不到充分的休息，就会变得弱不禁风。这种脆弱感时时强有力地影响着她的日常决定和生活方式。当她开始练习双簧管和木箫吹奏时，她常常会感到一阵疲惫向全身袭来，如果它持续不退，那她只好放下乐器去睡觉。不过，有时是干燥的喉咙干扰了她的吹奏。深度睡眠可以缓解喉咙不适(也可以缓解疲劳)，温暖、在温暖的地方休息(例如“长时间悠闲地泡热水澡”)、“盖着东西”等，都有这种作用。反之，睡眠不足，休息不够，受凉，吃糖和小麦食物，以及练习吹奏乐器太久等，会加重她的症状。

我生病时，不能够停下来休息以完全赶走病魔。我得照顾我的男朋友，而不是我自己。我只知道工作、工作，没有学会照顾我自己。我对我的疾痛深感懊恼：它完全不是我能控制的。我很惭愧自己竟如此久病不愈。我生怕自己会再次患上严重的疾病，这样，我又得从头开始，花费很长时间才慢慢达到的好转就会中断，付诸东流。也许恢复我的健康，得再花五年时间。

从她的心理检查中推导出来的人生经历，与对她的恶劣心境障碍诊断——长期的轻度抑郁症，以及与她的疾病相关的消沉低落——是相吻合的。这种境况基本上已成为她疾痛和生活的重要组成部分，因此也似乎变成了她个性的基本成分。她觉得寂寞、忧伤、愤愤不平；她对自己病病恹恹，只得做不如意的工作，荒废了心爱的音乐，男朋友又离她而去，感到极度失望。有时她感到愧疚，为她的困境责怪自己；有时她又会怪罪自己的问题导致她的孤独、落落寡欢，以及时不时地绝望。

伊丽莎通常做的临时秘书工作是低层次的打字。她说这个工作"重复、无趣、低报酬"。这个工作是她持续的挫折感的源泉，因为它耗费了太多的时间，使她只有太少的时间用于她"真正的工作"——她的音乐；她的工作既不符合她的职业标准，收入又不好。但是，它是她仅能找到的维持自立的工作。然而，她感到她的这一工作使她失去个性，变得与人疏远。她觉得自己没有精力去寻找更好的工作。由于害怕失去她仅有的工作，她甚至踌躇不前，不敢向秘书经纪人提出加工资或减少工时，虽然她知道改善工作情况对她所追求的生活方式有益。她把她的困境归咎于自己缺乏自力更生的能力，不够坚强，不能在这个必须积极进取、勇于竞争的世界中获得成功。

关于伊丽莎·哈特曼的家庭和童年发展对造成她目前困境的作用，她的叙述在两种互相矛盾的说法中来回摇摆。在一个说法中，她责备她的父母过分保护她，以致她没有准备好(现在仍然没有)去面对"真实生活"的实际困难。在另一种说法中，她又责怪她的父母(还有其他人)没有给她足够的时间、金钱和实际支持，帮助她完全康复。她的叙述与其说是经历描述，不如说是对自己一连串失败的辩白，对何以未能按照自己理想的轨道生活，把她"扔在地狱边缘"的处境的说明。

伊丽莎的父亲是个德国天主教移民工程师；她的母亲是个贵格会教徒，家庭主妇；她是他们俩第二次婚姻的独生女儿。伊丽莎概括她在哈特曼家庭中的经验，说："我被宠坏了。邻家孩子们都看不惯这样，他们对我很刻薄。这是我的第一次矛盾体验：我父母告诉我的生活与真实生活是不一样的。"

她大部分时间都和她的父母在一起。

> 在我自己的世界中，没有多少朋友，孤独寂寞。我是个好学生，却老害怕自己会做得不好。
>
> 我从我父母那里得到了这样的信息：你永远会受到照顾。我在中产阶级家庭环境中长大，拥有我想要的每样东西；这使我以为世界将会永远如此。没有人告诉我现实的生活——工作会如此该死地艰辛；你必须发展自己的坚毅和力量去应对问题；总有一天你要自立，独自一人，除了你自己没别人可以依靠。然而，当事态真的变得很糟时，我并没有得到照顾。因此，我责怪我的家人。我的母亲从来不必面对像我这个单身女人和音乐人士所遇到的问题；她没有教我如何对待生活；她从来不需要面对事业、赚钱，她出生于有特权的中上层阶级家庭。而我的父亲也差不多是同样的情况，他应该懂得更多些才好。我怨恨自己必须离家独立，埋怨自立的困难。
>
> 从小到大，我不曾有自己的生活。别人要我做什么，我就做什么；我像是被包在茧里，直到现在才破茧而出；我跟随着周边人的做法，因为不曾有人教过我，应该适当照顾自己的身体，约束自己。我把自己弄得肥胖而邋遢。

伊丽莎像个修正主义的历史学者，几乎是完全透过她目前问题的有色眼镜，重新诠释了她的履历，回顾责怪其父母不曾教育她该如何处理疾痛，该如何面对每日单调沉闷的工作和孤独一人的处境。她觉得她的父母从来不承认她的疾痛，也不接受她作为慢性疼痛患者的角色。她相信他们要她像他们一样，对她的耗竭感，尤其是她的心理状态保持缄默。在伊丽莎的大部分童年和青少年时期，她常常有轻度疾患，因此缺课不少。现在她认识到了，那时，每当她感到压力太大时，她就会加大症状苦诉，尤其是疲劳和肠胃的症状。她坚称，她的父母从不接受她自认脆弱和软弱的形象，但他们倒让她缺课，不去学校。

> 我是由祖母一手抚养长大的，她什么事都替我做。我从不认为自己能做成什么事，即使在音乐方面，我也时常怀疑自己。我的生活中隐藏着一种我不愿承认的压力——只有当有人照顾所有的事情时，我才感到舒服。譬如，当我的朋友们打理我住的公寓时，我就感觉很好，有一种心想事成，天下太平的美好感觉。当他们留下一些事让我完成时，我就会沉溺于担心：这工作一定很困难，要不就是不可能完成的；我可能无法完成它，也许它还会要我的命——这使我每天起床去上班都变得有点困难。我就是不相信自己能活着完成它。

伊丽莎常常为自己在处理她所遇到的现实问题时的那种依赖性和无能感辩解，认为它们是由于她的疾痛引起或加重的。她的疾痛使她在正常发展事业和人际关系上，有一种落后于他人、被疏漏的感觉。但她的疾痛也提供了一种解释，可以为她的窘境作辩解："我感到没有时间从事我的爱好专长。我每天虚度光阴，只为恢复体力：只是行尸走肉而已。"

伊丽莎·哈特曼也相当善于袖手一旁，以嘲讽的态度看待自己的失败和损失。

> 有时，我觉得我们的社会是那么有序，以致我们每个人都必须

花费所有的时间去营求生存，我们不应该有时间从营营碌碌、疯狂竞争中分神，去探视世界的本来面目。我们大家所做的，就是用各种固定的细节和琐碎的事情填满我们的视野和思想。总之，这就是我，我的疾痛、工作、经济问题、练习我的吹奏音乐。我的日子就是这样。没有时间四处观望，去研究胡萝卜和大棒，去分析种种生活。我们每个人都需要一位人类学家。

伊丽莎的多种理论和持续的苦诉，传递出她深信的观念，即认为她基本上是缺乏元气，虚弱是她的中心问题——她的活力有问题，来源枯竭，能力普遍衰退。当我比较中国与美国的神经衰弱症病例时，我会再返回来讨论她确信的观点，以及她没能觉察到的，她的症状的策略作用和非语言的沟通作用。

诠释

虽然，我们拥有的关于伊丽莎的资料比关于严同志的多，然而，我们已看得出两人间存在着重要的相似和相异之处。她们的身体苦恼症状是相似的——虚弱-疲惫-意志消沉症候群。这与乔治·比尔德在伊丽莎·哈特曼（住在同一街区）和严同志（住在万里之外的完全不同的社会）之前一百年描述的神经衰弱症的古典类型相一致。这种相似性并不令人惊奇，因为抑郁和意志消沉症状底下有着同一的生物学原因（包括脑部边缘系统、神经内分泌系统、自主神经系统，以及心血管的和肠胃生理机能的变化）。严同志的情况具有中国文化特色的、对神经衰弱症的常识性和专业性认识的意义。但在北美社会，情景就更为复杂。也许，伊丽莎·哈特曼对神经衰弱这一概念，知之甚少，她对其疾痛的解释运用了各种令人困惑的生物医学、非主流医学以及民间资料。比如，她关于缺乏活力的说法来源于整体疗法中心，她参加那儿开设的特别强调“复苏活力”的课程。而那个课程的观点又反过来加强了伊丽莎对自己疾痛这方面的认识兴趣。然而，她另外又运用了疾痛压力模式中的概念、疾痛之冷/热的民间说法、心理分析的精神理疗，以及其他等等。伊丽莎·哈特曼甚至接受过在曼哈顿中国城里开业的传统中医的治疗。我们这个时代社会与社会间的知识与商品的交流，由此可看一斑！

在两个病案的因果关系中，也有不可忽视的结构相似。伊丽莎和严同志身不由己地卷进了恶性的社会生活循环，这导致并加重了她们的意志消沉，及其在身体上的表现症状。在她们俩的生活中，工作、家庭和身体问题，都既是前因又是后果。在此，我们见证了人的境况中存在的相似的因素，不管在湖南还是在纽约，在个人职业问题上拿疾痛经验说事，也是人性共通的一面。

另一个相似之处是，两位患者都认为她们的疾痛是由身体因素引起的。对伊丽莎·哈特曼来说，新生物医学对慢性病毒性疾病的研究，为她的慢性疲劳症候群提供了最新的解释。这不仅消除了她对症状的责任感，同时给了她新的希望：生物医学将会发现一种技术途径，可能治愈她的疾痛。在美国医学界，对慢性病毒疾病是否真的会引起长期疲劳和抑郁，一直存在争论；对虚弱以及其他类似神经衰弱的症候群是否源自患者对生活问题的心理反应，是否是为了寻求更能被社会接受的医学借口，也一直存在不同看法。这个争论与20世纪早期北美社会关于神经衰弱症的讨论不无相似之处。同时也请注意最近的一些争论：低血糖和食物过敏是否会引起疲劳，或者肌肉的触发点是否会引起疼痛。在现代的中国社会，神经衰弱症为那些会引起严重的个人道德责任的问题取得了医疗的合法性。因此，疾病标志对严同志和伊丽莎·哈特曼起到了同样的作用。

然而，这两个病例之间也有很大的不同之处。特别是社会政治、经济和文化体制的差异，使中国和美国成为如此不同的社会。两个患者所处的地域环境、个性、世界观、对疾痛的反应和结果也有显著的差异。严同志是情感克制型的，奉行正经、实际；她生活在语言粗犷、农民道德氛围、条件艰辛的环境里，必须忍受大部分的个人问题。她的情况与伊丽莎·哈特曼的情况形成鲜明的对比：伊丽莎非常善于表达，有心理导向。她意识到自己缺乏实际经历，于是运用过于世故、都市化、中上阶级的辞令机巧地讨论生活问题；她期待大部分个人问题都可以改变。这样，这两个病例的分析也导向不同的方向：严同志比较倾向于她的社会处境；伊丽莎·哈特曼则比较倾向于她的内在自我。由于这种差别，严同志的医生比较注重神经衰弱症的身体残障性，而伊丽莎的医生则大多强调它的心理因素。

她们俩都没有更深入地看到她们的慢性疾痛在生活中表现和帮助解决压力的意向。这一点也许在全世界都非常相像。慢性疾痛者都会受到切身紧迫问题的干扰，即使她们对疾痛的因果结构有所洞察，我们也不能期待她们表达出来。这是社会为疾痛拟定的角色。患者，要合法拥有这个角色，就不应该清醒地知道她想从中得到什么，它有什么实际用途。

在北美，对“神经衰弱症”的治疗中，心理治疗是一种合适的介入；在中国，当时几乎还没有西方社会所谓的心理治疗。在这两个病案中，社会的干预都会有帮助。但在不论是资本主义还是社会主义的制度下，要通过适当的社会改革缓解特定的社会问题，似乎是行不通的。事实上，激烈的社会转变引起了严同志的问题。不过，有些疾痛问题会因为变换工作，或工作场所和家庭环境的有力调节，而有所缓解。这两个病例都需要这种社会调节，同时施以更标准化的心理和医药的治疗。然而，这两种文化中的生物医疗体系结构，都倾向于排除这种必要的社会调节。

严同志和伊丽莎·哈特曼，就像其他我曾讲述过他们故事的慢性疾痛患者那样，都是她们各自的医疗系统的问题患者。在慢性疾痛治疗中，这种跨文化的相似性有数种原因。确实，患者、家属和医生们的挫折感无非是因为遥遥无期、效果不佳、复杂性、花费高昂，以及其他许多围绕有效治疗这类患者的困难。然而，有一种治疗问题的根源很接近本书的中心主题。对慢性疾痛的治疗揭露了这个固有的、潜在的根源：患者对疾痛主要担忧的东西，与医生对疾痛治疗的主要兴趣相抵触。在下一章中，我们将通过观察医疗过程中外行人的解释模式与医生的专业解释模式之间的相互作用，来仔细考察这种冲突。

第七章　慢性病人治疗中互相冲突的解释模式

我们……一方面住在一个世界上，对它的结构成分，我们能够发现、分类，并且能够依照合理的、科学的、精心计划过的方法行动。但另一方面……我们……淹没在一种介质中，而且恰恰达到了我们不可避免地把它当成自己固有的一部分的程度；我们不会也不可能做到超然从外面观察它，也不能确认、衡量和寻求操纵它；我们甚至不能完全意识到它，因为它已太密切地融入我们所有的经验之中；它与我们本身，以及我们的行为太紧密地交织在一起，以致我们无法把它从这股潮流(它本身就是潮流)中分提出来，然后把它当作客体，科学地、超脱地去观察。

——以赛亚·伯林(1978，71)

解释模式是患者、家属和医生对某一疾痛事件的看法、见解。这些关于疾痛的非正式描述，有着极大的临床意义：忽视它们将会有致命的后果。它们一般回答以下这些问题：这种疾痛是什么性质？为什么发生在我身上？为什么是现在？它会有什么演变过程？它会如何影响我的身体？我愿接受什么治疗方法？对这种疾痛和治疗，我最害怕的是什么？解释模式是对生活中紧急情况作出的反应。因此，它们更像是对实际行动的说明，而不是理论和严格的本质陈述。事实上，它们大多是不言而喻的，或者，至少部分如此；它们的内容常常变更，也包含矛盾；它们表现了我们生活经历中的文化潮流。所以，正如本章标题所提示，解释模式只是那种潮流以及我们对它的理解在某种环境中的凝结和阐明。在另一种环境里，这种模式就不复存在了。而且，这些解释模式——可以把它们当作帮助认知的地图——驻留在那种很难公开表达的强烈情绪和感觉中，而这种情绪和感觉会严重影响一个人对另一个人的解释模式的反应。

启发引导患者和家属的解释模式，有助于医生在制订临床治疗策略时，真正尊重患者的意愿。而后，医生对他们的模式的有效沟通，又会帮助患者和家属做出更有效的判断：什么时候进行治疗，找哪位医生，选择什么医疗方案，在什么样的花费和保险计划范围内选择，等等。患者和医生针对模式中凸显的冲突进行洽商，可以为有效的治疗方案消除主要障碍，而且往往使医生的治疗更富有同情心，更符合职业道德。反之，医生对患者和家属的解释模式的忽视，可能标志着对患者的不尊重，也可能表示对非主流观念的傲慢，不把心理学看作是与医疗相关的一个方面。这种明显的轻视会阻碍医患关系，还会损害医疗服务的沟通基础。下面的故事形象地说明了解释模式的重要临床意义。这个病例叙述也显示了患者和家属对医疗过程所起的重要作用。

威廉·斯蒂尔病例

威廉·斯蒂尔，美国白人律师，时年四十二岁，患哮喘病已两年了。他的哮喘病自首次发作以后，一直在恶化。斯蒂尔先生正在接受广泛的医药系列治疗，包括每天服用二十毫克的泼尼松。他夜里睡在冷雾蒸发器旁，白天用各种支气管扩张药吸入器，还喝许多流质以保持支气管的分泌物潮湿。他已做过过敏检查，并针对花粉和灰尘过敏做了脱敏治疗，但没有效果。斯蒂尔先生的家族并没有哮喘史，他小时候也没有患过哮喘，虽然常患上呼吸道感染。

他的家庭医生詹姆斯·布兰查德是位内科医生。布兰查德医生向斯蒂尔先生解释过，哮喘是一种支气管压缩障碍，使患者呼吸困难；它最终原因不明；不过，有时过敏、紧张确会引起哮喘——不幸，斯蒂尔先生正是这种情况；运动也会引起剧烈发作。他向斯蒂尔先生明确说明，哮喘是无法治愈的慢性疾病，但若适当用药，它对身体的作用是可以有效控制的。在这两年治疗期间，布兰查德医生告诫斯蒂尔先生，吸烟斗和喝红酒会加重病情。斯蒂尔先生把两者都戒了。斯蒂尔先生和太太向布兰查德医生询问过关于针灸、自我催眠术和长寿饮食法的意见，得到的回答是，没有科学证据能够证明这些民间疗法有任何疗效。布兰查德医生介绍斯蒂尔先生去看过两位专科医师：一位是胸腔专家，他同意布兰查德医生的评估、治疗，并提议给这位患者做一系列肺功能检察；另一位是精神病医生，他得出了间接性抑郁的诊断，认为这是由于哮喘和服用泼尼松引起的，并建议服用抗抑郁药物和做心理治疗。布兰查德医生踌躇着不赞成心理治疗，他的理由是："患者是个潘多拉的盒子，谁知道一旦盖子打开会发生什么事？"他倒接受了用药的建议，开始给患者服用小剂量的抗抑郁药(Tofranil)，但当患者抱怨口干、晕眩和便秘的副作用时，就立即停止使用了。

在布兰查德医生看来，斯蒂尔先生的哮喘逐渐恶化的过程，以及疾病的中年急性发作，没有早期的症状，颇令人费解。他觉得可能存在着一个过敏源，他正考虑做进一步的过敏测试和脱敏治疗。斯蒂尔太太深为其丈夫的状况所苦恼，在她的坚持下，布兰查德医生终于给患者介绍了第二位精神病医生。那已是几个月后的事。这位精神病医生诱导出了下面这个故事。

在斯蒂尔先生看来，他的首次发作和病情恶化的过程都不难解释。

他的哮喘是在他四十岁生日的第二天早上发作的，以大声喘气开始。他生日那天，他出庭为一个困难的案件辩护。因为他没有提供足够的材料，数度遭到法官的否定。结果，他和他的委托人争吵起来；争执一发不可收拾，他的当事人竟断然解雇了他。那天晚上，威廉·斯蒂尔、他的妻子和三个孩子(从十岁到十四岁)庆祝他的生日。他想起到人到“中年”的各种极其复杂的感觉；当时他正处于律师事务上(不如此前预想的那样成功)和家庭生活上(他与其妻、大儿子和岳父母的关系越来越紧张)的极大压力之下。

我好像觉得每件事都出了问题。我的事业不顺利；我太太与我的关系越来越糟，我受不了她的父母，他们从一开始就反对我们的婚姻，并且不断向我太太唠叨，说我不会成功；我的儿子——噢！天哪！我小时候有过某种学习问题，但他的问题甚至比我还严重，到了高中会有许多困难，这使我郁闷，似乎连孩子的事也不顺心。

结果，那天生日晚会之后，我一夜辗转反侧，难以入睡。我自问，假如我不成功，我，我们所有人会怎么样？我的太太会离开我吗？我的孩子会看不起我吗？假如我死了会怎样呢？我曾经梦想在生活中成功，你知道，我想成为一个出色的律师。但我担心自己在法律上没有才能，我生日那一天，我的担心被证实了。我必须放弃从大学时就努力追求的理想，我该怎么办？我感到迷惘。后来睡着了。

嗯，那夜，我做了个可怕的梦，真是个噩梦。那是在法庭上，和我在一起的还有我的委托人、法官，还有我的妻子、我的岳父母和我的儿子。我站起来说话；法官说我犯了个大错误；我的委托人插进来，为那同一个错误大吼大叫；接着，我的太太、我的岳父母，还有我的儿子，全都加入进来，大叫：“错误！错误！失败！

失败！”然后，法庭里爆发了一场大火，把我们烧为灰烬。我醒来不断咳嗽，喘不过气来，我的哮喘就这样开始了。你不能否定，它们是有联系的。我认为这就是起因。

从那以后，倒霉事接二连三。我觉得我已经完蛋了。我既不能控制我的哮喘，也控制不了自己的生活。我请了太多的假，我的律师事务所的合伙人已是怒火满腔；我吸着空气过滤器，一边咳嗽，一边挥开他们的香烟烟雾，简直无法工作。在家里，我只想一个人待在房间里，不能有任何压力；我每天与我太太和儿子争吵，我受不了了。哮喘会要我的命，要不，我会杀了我自己。

斯蒂尔先生的妻子对他的病也有她的看法。她带他去过天然食品商店，鼓励他尝试长寿饮食法。最近，她又介绍他去看一位中草药兼针灸师。她相信哮喘把他吓坏了，使他意志消沉，并改变了他的个性。

这是我们婚姻中的一场灾难。我们不出门；我们所谈的全是他的病，他的治疗；他甚至害怕与我做爱，因为他怕因此而进一步伤及他的健康。至于孩子们，他不能忍受他们的正常活动，他们一吵闹，他就开始大声喘气；我们的儿子在学校有学习问题，他阅读困难，比尔不知道如何应对这个问题，只知道躲避。他从前不是这样的，他变得恐慌，完全被他的症状吞没了。如果再这样下去，我不知道我将会做什么。

威廉·斯蒂尔对他的哮喘作如是描述：

你知道，发作时很可怕。你似乎正在下沉、窒息，透不过气来。我会长时间地担心它，尽一切所能避免它。一有哮喘的迹象，就加大我的服药剂量。我什么事也不敢做，因为怕运动会引起发作，过去已经有过这种情况。我可以做什么？我感到绝望。也许，他们应该干脆把我拉出去毙了得了。

斯蒂尔先生说，只要一开始气喘，即使是很轻微的，他也会感到恐慌，生怕自己会一命呜呼。所以，他会服下比处方更大剂量的药，然后常常会出现中毒的症状。他深知这是恶性循环，但他过于担心自己会因喘不过气而憋死，故而无法中断这种循环。

有几次，斯蒂尔先生瞒着他的医生，擅自改变治疗方案。一次，他完全停止服用一种药，因为他觉得此药使他极度焦虑，同时他又加倍服用另一种药，结果产生了中毒反应。另一次，他听从了草药针灸师的建议，停止口服支气管扩张药剂，致使哮喘骤然发作，被送进急诊室。

斯蒂尔先生和太太都相信，个人的、工作的和家庭的问题会使他的病情加重。他们向布兰查德医生提出了这个问题，但他们觉得他并不重视这个问题的意义，也没有鼓励他们去寻求这方面的咨询服务。当他们的婚姻和家庭问题恶化时，斯蒂尔太太坚持要布兰查德医生让他们去做精神病学的鉴定。但布兰查德医生拖延着没送他们去做心理治疗，并拒绝试用第二种抗抑郁药（前面已经提过，第一种药因有副作用已经停用）。在斯蒂尔太太的一再坚持下，他才终于让他们去找第二位精神病医生。

斯蒂尔先生的孩子们对其父亲的病有他们自己的看法。大儿子惶恐，因为他在学校成绩差，被诊断为学习障碍，觉得是他使父亲的病情恶化；小儿子们则以为他们经常吵闹加重了父亲的呼吸困难。

斯蒂尔先生的岳父母认为他的哮喘有相当强的自愿成分。他们说他利用症状获取其妻子和孩子们的同情，并控制他们。他的岳父母来自美国人民党背景的中西部，属于相信神授能力的天主教宗派；他们直言不讳地反对专业人士；他们推崇自然饮食法、同种疗法和宗教治疗；他们说，“上帝正为某些事情惩罚他。当他身上存在某种严重的宗教问题时，医药治疗是不会有效的。我们从一开始就觉得他就是那种人。”

经过六个月的心理治疗、婚姻关系咨询，服用了一个疗程的抗抑郁药后，斯蒂尔先生的哮喘症状和精神状况有了显著的好转。他服用的药大幅度减少，已经完全不用类固醇了。在以后的几年里，他的婚姻关系改善了；他还在他的个人职业上做出了一个重要的决定：放弃律师职业，加入他父亲与兄弟的鱼类批发生意。斯蒂尔先生的故事发生的四年后，他已不再服用任何哮喘药，也不再有任何症状。

> 我想我是对的。这不是过敏引起的，而是我的生活。我当时处在那么重的压力下，让我想想都觉得可怕。我知道我在法律职业上不会有前途，不得不放弃我的理想，但又放不下。我工作得更努力，情况却变得越来越坏。我想我的身体是要告诉我，我必须做出重大改变。心理治疗很有帮助，但生活的改变才是决定性的。现在，我在家族企业中感觉不错，不再有那种要成为我不能胜任的角色的压力，也不再有必须做我做不了的事的苦恼。我觉得更能掌握自己的生活了。

此时，斯蒂尔太太的看法倒是与她丈夫的相一致了，但布兰查德医生则不这样看。他认为，哮喘仅仅因为心理社会原因而完全消失，是极罕见的。他还提出，哮喘在四十岁时首次发作，也是很少见的。他争辩道，也许有一种短促的过敏源(宠物，或新种类花粉，或环境污染物)引起了斯蒂尔先生的哮喘，而现在却消失了。第一个评估斯蒂尔先生的精神病医生，也不完全同意斯蒂尔夫妇关于成功治疗后果的结论。他充分肯定，缓解压力、改善社会支持，以及治疗潜在的抑郁症，都对这个结果有帮助，但同时他也推测，一定还发生了其他生理性的变更。第二个实际治疗斯蒂尔先生的精神病医生，更倾向于接受心身原因的解释。但在他看来，抑郁症是斯蒂尔先生的症状的主要原因，对其治疗是他痊愈的主要原因。斯蒂尔先生的岳父母则相信，这一结果是上帝的恩赐。在这个病例中，家属和患者的解释模式不一致。事实上，这些模式的冲突也在一定程度上导致斯蒂尔一家的问题。这个病例的特殊性在于，尽管它有戏剧性的结局，医生的解释模式仍然既不认同患者对有效治疗结果的作用，也不认同心理-社会调节的有力影响。

对斯蒂尔夫妇相信非主流治疗，或者自我医疗，布兰查德医生也不以为然。他似乎对把心理-社会治疗用于慢性内科疾病，持有最对立、最坦率的敌意。他是个资深的、受人尊敬的临床大夫，对患者的身世、患者及其家人的意见很少注意，因为在他看来，这些都首先应该向心理咨询医生说。对布兰查德医生来说，治疗就是开药方，但斯蒂尔太太或她的丈夫都不这么认为。因为没有意识到患者意见的重要性，布兰查德医生无意间参与造成了患者的不遵医嘱与心理-社会苦恼的恶性循环，这加重了患者的哮喘病情，并使医疗本身成为问题的一部分，而不是解决问题。在此，我们看到了医药专业中存在的有害的心身二分法，认为只有生物学意义上的疾痛才是“真的”，也只有生物学医疗法才足够“科学”，才能导致生物性的变更。虽然，像威廉·斯蒂尔病例那样的圆满结局是不多见的，但在慢性疾病的治疗中，医药专业的传统观念无意间加重患者及其家属的消极态度和情绪低落的现象，却是很普遍的。

专业解释模式与慢性疾痛作为疾病的结构

下面的对话录音是一位研究助理录制的，她跟随吉尔·劳勒太太，一位牛皮癣患者，来到一位有名的皮肤科医生的诊所。劳勒太太，三十五岁，患牛皮癣已经十五年了。她对这种疾病的知识相当丰富，读过有关的医学书籍，甚至最新的研究报告。她还对生活压力与疾痛关系持心身失调观点，这个观点已受到大部分行为和社会科学家，以及越来越多的医生的认同。她因为最近新搬到这个城市，第一次造访这位以新技术方法治疗牛皮癣出名的皮肤科专家。

劳勒太太：我与琼斯大夫约了门诊。

接待员：请坐，填一份关于您的保险和最近健康问题的表格。

劳勒太太：（进了大夫的门诊室）琼斯大夫，我到这里来是为了我的牛皮癣，据我知道，你是用新技术治疗的专家。

琼斯大夫：你患牛皮癣多久了？

劳勒太太：哦，大约十五年了。

琼斯大夫：是从哪里开始的？

劳勒太太：在我读大学时，当时我处在大量考试的压力下，而且有皮肤问题的家族史；那时是冬天，我穿着厚毛衣，这似乎干扰了我的皮肤；我的饮食……

琼斯大夫：不，不！我的意思是你最先注意到皮肤上的病斑是在哪里？

劳勒太太：我的肩膀和膝盖，但有时我的头皮也有问题，那是我从未……

琼斯大夫：过去几年，它的进展如何？

劳勒太太：这些年都很艰难，我是说，我的工作和个人生活上都有很大的压力。我……

琼斯大夫：我是问你，你的皮肤病的情况如何？

从这一面谈中，读者对患者述说自己故事的受挫情形，大概已经有了清晰的一瞥。这位牛皮癣专家的兴趣，只限于收集能为疾病状况提供线索的范围。他的谈话是权威性居高临下的、讯问式的。他不了解，患者长期的慢性疾痛经验，使她成了半个专家，她的见解可能会是有用的。事实上，面谈至此，琼斯大夫已经开始激怒他的患者，她决定不再来复诊，这毫不奇怪。对查尔斯·琼斯医生，我略有所闻，如这段简短对话所示，他对疾痛的“麻木不仁”，并不让我吃惊。不过，他是个非常忙碌的临床大夫，这是他第一次与初诊患者面谈，他希望尽可能迅速确认患者的疾病问题，以便确定他的新疗法是否适合她的病情。我想，我可以毫不夸张地说，在琼斯医生的职业观中（以及许多医学专业人士的职业观中）不存在患者可能对疾病及对其治疗的临床判断作出贡献的概念。对急性疾病的治疗，尤其是对威胁生命的疾病，讯问的方式可能是必要的，因为这样可以帮助医生作出对可能治疗的疾病诊断，并尽快开始有效的技术处理。但不能过分强调这种方式，因为它用在慢性病人身上，则是一种不合适的临床方法。

哈佛大学的行为科学家埃利奥特·米什勒（Elliot Mishler，1985），对医-患沟通的社会语言学有长期的研究，他把这两者的相互作用归结为医学和生活两个世界的对话。他的研究及其对许多学生的临床沟通研究的评论显示，医学声音压倒生活声音的时候太多，而且在患者看来，常常是以不尊敬、甚至难以忍受的方式进行的。既然诊断疾病要根据病史，而且是一种将外行的说法转译成专业分类的符号语言行为，仔细聆听疾痛诉说是很重要的，即使故事已根据狭隘的专业目标加以调整了（Hampton 等人，1975）。当激励患者及其家属的能动性成为医疗的一个目标时，设身处地地倾听他们的疾痛故事，也必然成为临床医生的一项主要治疗任务。

医生们间接地向患者及其家属传达了这样的信息：你的看法实在不太重要；做治疗决定的是我，你用不着知情，也别想影响和判断我的决定。这是医学中心论的观点。它越来越与现在患者及其家属所期望的那种慢性疾痛治疗模式相左。不要忘记，患者和他们家人的诉述才是原始的、最基本的疾痛始末。它构成了医生的解释文本。我要向医生呼吁：回归原始的诉说！我们生活在一个极其关注医生对患者的要求作何反应的时代。但是，治疗的最初基础不是医生的反应，而是患者对疾痛的诉说。医生说，他们倾听诉说是为了诊断（“倾听患者，他正在告诉你如何诊断”是对医学院学生临床教育的一句名言）。这是很重要，然而，医生必须超越这一点，回复到他们刚当医学院学生时期，脚踩外行和专业两个世界，专注地旁听他们的第一个病人的诉说；对患者用他或她的话说出的故事，带着某种几近敬畏的尊敬，并对人类受苦的状况怀着深切的同情。在我看来，这是了解疾痛经验，并在治疗中给予考虑的最佳方法。

对疾病记录的专业影响

记录病案形成病历，看起来是一种平实无奇的描述，事实上却是一种意味深长的、仪式性的转化行为：由此，疾痛被转化成了疾病；诉说疾痛的人变成了患者；专业的价值观由医生传输到这个“病案”。通过记录患者的诉述，医生把病人由主体转变为客体，先是受专业调查询问的客体，最终是被摆布的对象。患者的记录是正式的报告，采用生物医学的语言，有法律和官方的意义。医学院学生都受过如何写病案报告的训练。他们学习如何记录症状和病史，如何用权威的医学分类学重新将它们解释成正式的诊断实体。每个学生都得学会重新制作符合严格规范和标准格式的报告。对学生成绩的评审，有一部分就是看这种报告。在临床职业中，医生学会根据专业标准，以及可能相关的法律和官方机构的鉴定眼光来作记录，因为记录会被其他医生阅读，还会被护士、行业同事评鉴委员会、医学伦理委员会、临床病理评鉴组织，以及——假如发生法庭诉讼事件——律师、法官和陪审团阅读。

从人类学的观点来看，记录病案是一个世俗仪式的实例：它正式地复制了社会现实，重新声明核心价值，然后以不断标准化的格式应用在人类生存条件的主要问题上。同宗教仪式一样，世俗的仪式表现和操纵了那些主要的象征，将一套人们共有的价值观和信念与实际行动连接起来。在这一观点之下，通过观察把个案写成病历，我们应该会更清楚地看到专业的价值观(以及专业人士的个人好恶)在慢性疾病治疗中的影响。为了做到这一点，我将先提供一段医生-患者谈话记录，然后描述医生写下的作为患者正式病历的文字。我并不是要将下面这个例子当作普遍代表，其实，我相信它所刻画的对疾痛的职业性迟钝程度是罕见的。不过，我也相信，不幸的是，医生偏向对疾病感兴趣而忽视疾痛是常见的。(请注意，我只观察了一长卷记录中的一段，整个记录也许会给人相当不同的印象。)

这段面谈记录中的主角是梅利莎·弗劳尔斯太太和斯汤顿·理查兹大夫。弗劳尔斯太太是个高血压患者，三十九岁，黑人，有五个孩子。她与她的四个孩子、她母亲、她的两个孙子女住在城中的贫民区；她现在在饭店当女招待，但时常失业，靠救济金生活；她结过两次婚，但两个丈夫都遗弃了她，结果，她成了单亲家长；弗劳尔斯太太是当地浸信会教堂的积极分子，多年以来，教堂一直是她和她家庭的重要资助来源；她也是社区活动团体的成员；她是这八口之家中唯一挣钱的人。她的母亲，梅尔德里德，五十九岁，因中风而部分瘫痪，那是长期高血压未能得到有效控制的结果。她的大女儿，玛蒂，是个十九岁的未婚母亲，有两个年幼的孩子；现在失业在家且又怀孕了；过去，她有服用毒品的问题。弗劳尔斯太太的十五岁女儿也怀孕了。她的十八岁的哥哥，杰笛，在监狱里服刑。特迪，十二岁，有旷课和轻度犯罪问题。阿梅莉亚，十一岁，家中的老幺，她母亲说她是个天使。一年前，弗劳尔斯太太的长期男伴埃迪·约翰逊在酒吧的一次殴斗中被杀。最近，弗劳尔斯太太因思念埃迪·约翰逊，担心坐牢会对杰笛有什么影响，害怕特迪会像她的兄姐一样沾染毒品，而变得日益心烦意乱。她还担心她母亲的残障正在恶化，其中包括她最害怕的痴呆早期征兆。

理查兹医生：哈啰，弗劳尔斯太太。

弗劳尔斯太太：我今天觉得不太好，大夫。

理查兹医生：什么地方不对头？

弗劳尔斯太太：唔，我不知道。也许是我的压力，我头疼，睡不好。

理查兹医生：你的血压有点高，但和过去的情况相比，并不太坏。你是否按照规定服药？

弗劳尔斯太太：有时吃药，但有些时候，当我没有压力时，我就不吃药。

理查兹医生：啊呀，太太，我告诉过你，如果你不定时服药，你真的会病得像你母亲一样。你必须每天吃药。盐呢？你是不是又吃盐了？

弗劳尔斯：为一家人煮饭而不放盐，这很难做到。我没有时间只为自己做饭。午饭我是在饭店吃的，而查尔斯，那个厨师，总是每样东西都放很多盐。

理查兹医生：唔，现在，这是个严重的问题。限制食盐，我是说低盐饮食对你的病很要紧。

弗劳尔斯太太：我知道，我知道。我何尝不想照你说的做，只是有时就忘记了。我有那么多其他事要做，似乎每一件事都会让我血压升高。我家里有两个怀孕的女儿；我母亲的病情又严重多了，我想她是衰老了。接着，我又担心杰笛，而特迪也开始有了同样的问题。我……

理查兹医生：你感到呼吸急促吗？

弗劳尔斯太太：没有。

理查兹医生：有任何胸疼吗？

弗劳尔斯太太：没有。

理查兹医生：你的脚肿吗？

弗劳尔斯太太：有点肿，但我在餐厅一站就是一整天……

理查兹医生：你说你头痛？

弗劳尔斯太太：有时我觉得我的生活就是一大头痛。头痛什么的还不算太坏，我已经痛了很久了，好几年了。但最近几个星期比以前严重了些。你知道，一年前的上个星期日，埃迪·约翰逊，我的朋友，你知道，嗯哈，嗯，他死了。还有……

理查兹医生：头痛的部位与以往一样吗？

弗劳尔斯太太：是，一样的地方、一样的感觉，只是更频繁了。但，你看，埃迪·约翰逊总是告诉我不要烦恼……

理查兹医生：你的视力有问题吗？

弗劳尔斯太太：没有。

理查兹医生：恶心吗？

弗劳尔斯太太：没有，不过，当我喝泡菜汁时，有一点。

理查兹医生：泡菜汁？你一直在喝泡菜汁？那里面有许多盐，对你，对你的高血压很危险！

弗劳尔斯太太：但是，这个星期我感到压力很大，我母亲告诉我，也许我需要它，因为我有高血压，而且……

理查兹医生：哎呀，不行，不能喝泡菜汁。弗劳尔斯太太，不管什么理由，你都不能喝它。它就是不能喝，你不知道吗？它有许多盐，而盐对你的高血压有害。

弗劳尔斯太太：嗯哈，好吧。

理查兹医生：还有其他问题吗？

弗劳尔斯太太：我的睡眠一直不大好，大夫。我想这是因为……

理查兹医生：是不是难以入睡？

弗劳尔斯太太：是，而且早上很早就醒了。我一直梦见埃迪·约翰逊，老是回忆和哭泣。我感到非常寂寞。我不知道……

理查兹医生：还有其他问题吗？我是说身体上的问题。

弗劳尔斯太太：没有了，除了疲惫的感觉，但这已经好多年了。理查兹大夫，你觉得担心和思念某人会使你头痛吗？

理查兹医生：我不知道。然而假如是紧张型的头痛，就有这种可能。但你没有其他的问题，像晕眩、虚弱和疲劳吧？

弗劳尔斯太太：那正是我所要说的！疲惫的感觉，已经有一段时间了，而且，压力会加重这种疲惫感。但我要问你的是关于担忧，我为一大堆事发愁。我感到消沉，好像已经无法再撑下去了。现在钱是最大的问题。

理查兹医生：唔，我会要求社会工作人员马夫人去和你谈经济方面的问题，她也许能帮助你。现在我们何不做个体检，看看你的情况到底怎么样了？

弗劳尔斯太太：我的情况不好，这连我都能告诉你。我有太多的压力，它们使我的血压升高。我真的感到自己很可怜。

理查兹医生：唔，我们很快就会知道实际情况。

做完体检后，理查兹医生在病历上作如下记录：

1980 年 4 月 14 日

39 岁的黑人女性，患高血压，日服 100 毫克的 hydrochlorothiaziade 和 2 公克的 aldomet。现在的血压是 160/105，有几个月曾是 170－180/110－120，按时服药时下降为 150/95。有轻微的充血性心力衰竭迹象。无其他问题。

印象：(1) 高血压，控制不良。

(2) 不遵嘱造成(1)。

(3) 充血性心力衰竭–轻微。

计划：(1) 将 aldomet 改为 aprosoline。

(2) 送其去见饮食控制专家以强迫实行低盐饮食。

(3) 经济问题需咨询社会工作人员。

(4) 定期三天复诊一次，直到血压下降、稳定。

签名：斯汤顿·理查兹医生

理查兹医生也给饮食控制专家写了简短的会诊介绍："三十九岁的黑人女性，患有高血压，控制不良，不听从低盐饮食劝阻。请协助安排 2 克的钠限制的饮食，并向她解释盐与其疾病的关系，她必须停止吃高盐食物和加盐烹调。"

诠　释

这个用文字记录在案的病案，与这位女病人在交谈纪实中所说的似乎有很大的不同。梅利莎·弗劳尔斯的问题被简化为她的高血压、她的不遵从医嘱、她的早期心力衰竭迹象和给她的处方。从病历上，看不到梅利莎·弗劳尔斯是个处于极大社会压力下的病人，她由于家庭困境而担忧和心灰意冷的迹象(见 Dressler，1985)。这些问题反映了社会的腐败、暴力，以及美国底层黑人的生存资源不足和生活机会受限制。虽然我们不能期待理查兹医生把弗劳尔斯太太的种种不幸的多重社会原因都写进病历，但他未能把她的生活问题，包括她家庭的各种困难、长时间的哀伤反应，以及这种困扰的社会环境对她的心理影响记录下来，这未免太不应该了。（我确实相信，一个病案记录可以包括描述疾痛的社会原因，这样可以防止和治疗这种生活的苦恼，也为了明确揭示所需要的社会性变革。）然而，值得注意的是，理查兹医生从不追问具体的问题，要么干脆打断弗劳尔斯太太的详细苦诉。也就是说，理查兹医生只许弗劳尔斯太太谈她的疾病，而不准她谈她的疾痛；身体的苦诉被认可了，心理或社会的苦诉却得不到认可。事实上，这个诊断是对面谈的有意识的歪曲：只有与疾病及其治疗有关的事实，才加以追究，才准予呈现，似乎听到的只有这些。人的苦难是构成慢性疾痛的那么重要的一部分，医生却对它不闻不问，而且似乎要否定它。

在医疗中，人文性质的问题总是一个接一个地滑过去，不予注意，只有生物学性质的问题，才会被视为是纯粹的临床治疗失当。弗劳尔斯太太用“压力”和“高血”来称呼她的疾病，是一种美国低阶层黑人社会的民间疾痛说法（见 Nations 等人，1985）。这些概念可以帮助解释病人何以会如理查兹医生所说的“不遵嘱”。譬如，民间偏方认为，“高血”，是血升高到脑部的结果，会引起头痛，可以用泡菜汁来治疗（“降低”、“稀释”、“减少”）。如果理查兹医生注意到这种民间的偏方，他就会对弗劳尔斯太太的行为有更好的了解，也就会有机会更好地解释生物医学的观点，并进一步劝说弗劳尔斯太太改变其潜在危险的行为。当弗劳尔斯太太用“压力”一词时，她是要体现社会、心理的压力与血压相关联的整体概念。生物医学理论勉强承认压力在血压高中的作用，认为只是一种慢性长期的刺激来源，不是短期波动的重要因素（见 Kumhagen，1980）。最后，理查兹医生的“不遵嘱”是一种道德用语，指患者不服从医生的指示。这种说法是以专业的医患关系观点为基础的，这是一种是家长式的、单向的关系，已越来越受到人们的反对。如今人们要求更平等的关系，在这关系中，患者应是决策的伙伴。

谈话录音与正式记录、面谈与形成文字的病历之间的差异，是疾痛与疾病之间的区别，而疾痛是患者的问题，疾病则是医生的问题。从这个把病人变成病案的转化中，我们可以看清传统生物医学的核心价值结构。严格的生物医学方式对急性疾病常常是合适的、有效的，因为生物医学的神奇子弹可以治愈疾病，而弄清楚特定疾病则是使用正确的子弹的关键。甚至在慢性疾病治疗中，当病情急剧恶化，威胁生命的生理问题必须加以控制时，严格的生物医学方式也应有其地位。但是，由于此书中阐释的所有理由，它在慢性疾病的长期治疗中是不合适的。所幸过去那么普遍的狭隘专业方式，即使在医学专业中也变得不太被接受了。不过，它仍然是医疗领域的普遍手段，尤其当上层阶级的医生治疗下层阶级的患者时。在此情况下，社会的阶级关系在现实的医疗过程中复现，当他们走进诊疗室时，政治经济地位使医生成了主角，患者成了他们的影子。不妨设想一下，假如劳尔斯太太是白人，且属于理查兹医生那个社会阶层，他是否也会如此麻木不仁？

读者应该意识到，这种诊疗面谈和临床记录的格式并非是理查兹医生个人特有的，而是他接受教育训练后融入专业文化的结果，它是理查兹医生所学到的面谈格式的复制，我和其他医生也学过这种面谈格式。这一点很重要。我试图揭示的是，那个专业模式反映了关于病症和医疗工作的性质，以及人类本性的特定价值观，而这一价值观在慢性病治疗中显然是有害的。然而，将治疗问题搁置一边，单从人的角度来说，我们应该对使医生和患者同时失去人性的治疗方式持批评态度。

第八章　不气馁和胜利：应对慢性疾痛

年轻时不曾学会心怀希望、爱——和相信生命的人，才真是不幸！

——约瑟夫·康拉德（［1915］1957：338－339）

读者可能会认为，前几章中我所复述的故事似乎过于病态和阴暗。许多患有慢性疾病，甚至严重病残的人成为勇敢面对生活的楷模，他们常常过着非常稳定和成功的生活。这样的患者自然不必前来做心理评估。即使对未经选择的慢性疾病患者的人类学研究，也未必没有偏颇，因为我们很可能把注意力集中在生活上最困难，治疗问题最难以对付的患者身上。所以，我们应该在资料中增加对适应疾痛极为成功的患者的描写，对成功控制疾痛问题的患者和医疗系统的介绍，以及对泰然直面生活中灾难的豁达典范的推崇，使研究资料得到平衡，这很重要。身处苦难的逆境而不气馁，每天努力有效地抵制病体对强健精神的削弱，在长期身体受损伤中，在病残的威胁中，保持必胜的信心——这些对我们所有的人都有教益，是我们共同人性中最好的榜样。我们每个人，包括那些最成功的人，都需要所有我们能发现的这类榜样。也许只有当我们遭遇苦难时，这种榜样才会显得更真实，就像只有经历过长期日常痛苦的人才能证明这一点。

我很有幸认识几位慢性疾痛患者，他们的意志不仅未被长期慢性疾痛摧毁，而且增强了。可以说，他们与疾痛共舞的生活是成功的。我这样说，并没有把他们的生活浪漫化，因而他们每日的挣扎也不曾被歪曲。帕迪·埃斯波西托的闪光生活首先在我脑际浮现。

为了讲述这个故事以及它带给我的道德力量，我必须先介绍一下我遇到帕迪·埃斯波西托前的背景。那是1973年，我正在新英格兰州的一所大学的教学医院做住院医生。时值初冬，白昼短促，整日灰蒙蒙、冷飕飕。秋季的（起始于专业训练、跃跃欲试的）热情已经被沉闷的认识所取代，冬天（以及剩下的训练）将是一段漫长、难熬的时光。只求生存的精神状态开始萌生。实习医生和住院医生是严酷的生存竞争者：忙碌的怀疑论者，不稳定地在医学院学生的“软性的”热情与资深临床医生的“硬性的”智慧之间摇晃，前者遭轻视，后者被渴望。他们的精力和耐心遭受太多的打击，以至于他们不再是大部分患者希望在医院里遇到的模范同情者了。老实说，长期的睡眠不足，加上处于一种延长的青春期紧张状态——夹在职业生涯与个人生活之间，不上不下——导致我脾气暴躁，目光短浅。这就是我当时的境况。

那时，我已是住院病人康复部的联络人，当时这个部门专门照顾四肢瘫痪和下身麻痹的青少年。我的任务之一，是每周组织并主持一次小型的团体治疗会。治疗会在一间大理疗室里举行，有六到八位瘫痪的青少年参加，有的坐轮椅，其余的躺在病床上，围着我被排成一个大弧形。至少在理论上，这个团体治疗会的目的，是为了帮助这些严重伤残的男女青少年们适应他们各种器官功能损伤——有些病人双腿不能移动；有些病人颈部以下失去知觉，动弹不得（包括大小便失控）；还有些病人，甚至不能自己呼吸。实际上，这种团体治疗会一直是一种集体发泄，表达对如此严重病残的悲哀，以及对康复治疗挫折的愤怒。我的劝告似乎是在淡化现存的严重事实；而这群病人聚在一起并不是互相提供支持，而是互相影响，不可制止、无休无止地咒骂他们的命运、他们的医疗服务者和我。我由于能够组织这种一小时至一小时半的怨恨发泄会，而受到同事们的称赞。他们说这种治疗会可以包容怨恨，或许也可以重新导向更积极的方向。但我对这成果深感疑虑，我不知道这个团体治疗会应该如何运作。

在一次最糟糕的这种聚会上，患者们竟决定讨论自杀，认为自杀应该成为一种合法的潜在方式，用以摆脱这种几乎无法接受的现实束缚和凄凉的前景。在倾听了十或十五分钟的绝对阴郁的谈论后——我意识到这种集体经验所带来的害处将大于益处，并导致每个人都意志消沉，情绪低落——出于我自己的担心和失望，我回顾复述了标准的病例，用以说明为什么自杀是种无益、甚至是怯懦的表现，在他们正处于康复治疗的情况下，是个于理不通的选择。我振振有词地大谈了一通勇气和希望，现在一想起来都会脸红。我想我甚至说了，随着时间的流逝，他们会接受他们的现状，并与其共处，生活下去。

时间已晚，我也非常疲倦，我想以正面的语调结束这次治疗会。当时是星期五下午五点，我因前一晚在急诊室里值了一个通宵班，那个周末轮到休息，正期盼着带我的妻子和孩子到白雪覆盖的乡村去。突然，一位十六岁、因车祸折断了下脊椎，因不断表现敌意而使医院职员们无形中与其疏远的年轻患者，对我大叫："去你妈的，克莱曼医生！去你妈的！你又不必在你的余生过这种日子，你怎么就知道在我们的这种情况下会这样？你竟敢来教我们该怎么做！如果你像我们一样，你也会想到死，也会想自杀。"一阵愤怒而悲哀的咆哮，劈头盖脸冲我而来。

会后，回到家里，我多少仍处于震惊状态。我很清楚，那个年轻人是对的，而我是错的。在后来的几个星期和几个月里，那次治疗会的情景总是在我脑海里清晰回放。我彷徨，我找不到答案。我就是无法想象，如果我处于那种悲惨的绝境时会怎么样。病残是如何产生意义的？这个问题在我的经验里震荡，冲击着我决心从事慢性病人治疗的意义。

帕特里克(帕迪)·埃斯波西托帮助我走出了退守的医疗虚无主义。怎样才能最好地描写帕迪？他三十岁，高个子，极瘦，几乎永远穿着一套深藏青的灯芯绒西装，纽扣眼里插着朵小红花(他说那是表示庆祝，因为“每一天都是个好日子”)。他留着胡须，长相强悍，但他那大而富于表情的双唇和褐色温柔的眼睛，随时会漾开富有感染力的微笑。他算不上英俊，但他有一种魅力，当他一进门就能吸引每个人的眼光，他的出现使你感到美好。他的气质中带有温暖、坦然和完美的礼貌，还有深沉的宁静感。用古代中国人的话来说，他有充实的气(活力源泉)，找到了生活之道(规律)，而且修身具有了仁(仁爱之心)。

帕迪是郊区一家小医院的临终顾问，他的工作是劝导临死的患者和他们的家属。就如他常说的，他“善于遣词造句”，富有自嘲式的幽默，他将此归因于自己的意大利-爱尔兰血统的遗传。他单身，但有一大群朋友。帕迪患有一种神秘不可解的进行性炎症(心肌炎)，心脏平滑肌遭到破坏。这使他几乎永远呼吸急促。但许多人都说，这是他身上最不引人注意的事之一。他虽然他有严重的病残——限制他的行动，引起严重的症状，最终导致他在1976年死亡——但却很少提到它。甚至当他住院成为病人时，与他交谈几分钟，你常常就会忘掉他的所有问题，相反只感觉到他对你的困难真诚关怀。他的这种品质使与他不太熟悉的人也愿意向他倾诉自己的困难。他似乎是那种天生的精神治疗师。

在我心目中，他还是个内心极为宁静，真正睿智的人。帕迪读完法学院第二年时，被诊断为心肌炎，不久，不得不中断学业。他一直想到世界各地旅游，特别是印度、尼泊尔和东南亚，因为他对佛教有强烈的兴趣。他在亚洲度过三年，大部分时间是住在印度教徒的修行所和佛教的寺庙里。这一经历对他有很大的影响。他自己承认，生病前，他一直静不下来，极有野心，很自负。回到美国后，他的身体情况恶化，但他巧妙地说：“我变得更好了。”

他确定自己的人生角色是服务他人，要给人们带去他所找到的宁静和睿智。这就是为什么他成了临终咨询顾问。这一工作是相当不易的，当时北美的慈济运动还尚未形成规模。大医院的有关部门不肯用他，因为他本身患有严重疾病。但他坚持努力，可以说，他制定出了自己的方案，走出了自己的道路。他是个出色的咨询顾问，但他自谦、低调，从不对人宣扬自己的成功，他的名声因此只限于朋友圈。他明确表示，他不在乎赞誉。他也并不十分抨击我们这个时代的自我膨胀、不人道的自我形象，只是把这些完全置之度外。他从不看电视，也不看报纸。当被问及此事时，他会开玩笑地向问话者引用李尔王对考黛莲说的话，是关于政治抱负、社会地位与爱和快乐不相干的话①。

引用之后，帕迪通常会接着说，欲望是不快乐的源泉，而失却是升华的基础。他还说，渴望只应该为人的小小的幸福：友谊、内心的宁静、

① 我想帕迪想到的是李尔王与考黛莲重逢时，他的人生转变的快乐，即使当时他是被关在监狱里。

不要，不要，不要，不要！来吧，让我们跑进牢里去；
我们父女俩，要像笼鸟一般，孤零零唱着歌。
你要我祝福的当儿，我会跪下去
恳请你饶恕。我们要这么过着活，
要祈祷，要唱歌，叙述些陈年的故事，
笑话一般金红银碧的朝官们，
听那些可怜的东西说朝中的闻见；
我们也要和他们风生谈笑，
议论哪个输，哪个赢，谁当权，谁失势，
还要自承去参透万象的玄机，
仿佛上帝派我们来充当他的密探。
我们要耐守在高墙的监里，直等到
那般跟月亮的盈亏而升降的公卿
徒党们都云散烟消。

帕迪的意思或许是，他那威胁生命的疾病就像李尔和考黛莲的监狱，一个人即使重病缠身，仍能有活力，仍能过得快活。事实上，他的意思可能超越这一层面：疾病本身甚至可能成为活力和快乐的一部分，它可以成为智慧的源泉，而不仅仅是一次意外。有趣的是，另一位身患慢性疼痛的英国文学教授，以李尔王的悲剧风格，排遣自己所受的苦痛，结果，声称他的痛苦因此而减轻了。

助人的愉悦、勇敢、寻找我们赖以生活的意义，而在人们心中点燃。但帕迪并不刻意说教佛教思想，我从未听到过他把自己的看法强加于人。事实上，他似乎对简单的真理和公式化的答案不无怀疑，认为活出自己的“风采”才是重要的。他性格活泼，从不一本正经；他对追求的目标是认真的，而追求的风格则是温和的；他常常很容易开怀大笑。有一次，他告诉我，想到我们社会的领袖们，在为对无价值的物质的贪婪和过分消费辩护时，摆出一本正经的样子，就觉得实在太滑稽了，这些不过是东西而已。他又说：“而我会被认为是不切实际的。为什么(我可以听到他不恭敬地大笑)崇拜东西会是严肃而理智的呢？”

帕迪的经济情况不稳定，他死后必须靠募捐来付他的丧葬费。后来发现，他把他有限的收入的很大一部分，捐给了慈善机构。他过着效法释迦牟尼的生活，当他经济窘迫时，就说，他生不带来，死不带去。他的生命是人，不是物。

我对他知之不深。事实上，我对他的许多了解来自他人。不过，当他的疾痛刚进入最后阶段时，我们在医院里有过一次长谈。在那次谈话中，我告诉他关于脊椎受伤的青少年患者的治疗会故事，以及他们面对如此毁灭性的人生困境，我不知道如何回答他们的困惑和人生意义问题。我记得，他虽然病得很严重，却大笑，对我说，恰恰是全然绝望和临终期的境况，才是创造真实意义的关键。他说了以下这些话：

> 如果你处在他的境况，你就不难回应他的问题。这些孩子太年轻，且被宠坏了。他们还不理解事情。也许这就是我们的文化，这你应该比我更清楚。我们拒绝面对现实的痛苦和死亡。我们有强大的科技，却缺乏智慧。当科技失败时，我们就被留在毁灭中。很可惜我不能对这些孩子试一下。我有些东西想教他们，一些我学到的关于人性，以及我自己的特殊经历。

接着，帕迪告诉我他的身世。他在南加州的一个劳动阶级家庭中长大，是两个孩子中的老二。他的姐姐在十岁时得了癫痫症，随后又发脑膜炎。他姐姐发病时的痉挛使帕迪感到难堪、困窘，他设法避开她。有一次在他们的学校附近，她癫痫发作。他记得亲眼看见她倒在地上，眼睛向上翻，四肢抽动。人们围着看她，不知道该怎么办。帕迪深感羞耻和恐惧，假装没看见发生的事，走开了。他不想让别人注意到他，又感到麻木而无助，束手无策。

“你读过约瑟夫·康拉德的书吗？”帕迪在讲述了下面这个故事后问我（我只能转述他的话，因为我当时没有录音）：

> 你知道，康拉德写的《吉姆老爷》（*Lord Jim*）和《胜利》（*Victory*）是关于普通人处于困境，他们个人的勇气面临考验的故事。两个主角都像我一样，一开始就败下阵来。他们之所以失败，是因为他们不能看透对能力的肤浅恐惧，以及自我认同的问题，而这些问题总是困扰着青少年和年轻人。他们过分专注于自己，只看重他们对事物的反应。他们在重大考验中不及格，从此，为自己的懦弱深感羞耻，结果逃跑了。他们逃跑，是为了躲避那些将他们与别人绑在一起的责任。但他们无法躲避，即使逃到南海。在他们每个人的生活中，一旦他们不可避免地与别人建立某种人际纽带时，考验就会重复出现。这些纽带，这些新关系会受到威胁，于是他们起来面对挑战。这就是对每个人的重大考验：服务别人，并由此使自己变得更好。这，也就是我。我因自我中心而可耻地惨败。但我也得到了第二次接受挑战的机会，一个把我的人生转向胜利的机会。也许这不是伟大的美国式的成功之梦，让我们称之为小小的成功。唔，不管你信不信，就是这个该死的疾痛给了我第二次机会。

我说过，我没能如愿对帕迪作更深入的了解。一位对帕迪十分了解的人告诉我，他认为，帕迪的最后那几年堪称道德生活的光辉典范。我不知道该用什么语词来描述他，但我确信，帕迪·埃斯波西托对待疾痛的方式，表现了我们人性中最美好的东西。正如W·杰克逊·贝特对塞缪尔·约翰逊的生平所作的结论："他给了别人一个人所能贡献的最珍贵的礼物，那就是希望。遭遇过重重困难，他证明了以赞美人性的方式完成这种奇特的冒险人生是可能的。"（1957，600）

我甚至不能确定帕迪对疾痛的处理方式(多么平凡的字眼)是否为别人提供了实际有用的榜样，因为我们很少有人会有这种品质和自律力去实践。然而我想，他的一生，对那些青少年瘫痪病人提出的，深深困扰着我的问题，是一种解答。在严重疾痛的情况下，意义会从极度痛苦中产生，以调解我们个人和文化的困境。当病残或死亡把我们震离现实的日常轨道时，我们就会转向那些意义的源泉，它们会赋予生活以活力。意义是不可避免的：这就是说，疾痛总是有意义的。当疾病不必然造成自我挫败时，疾痛经验可以成为——即使不常如此——一种成长的机会，一个转向更深刻更美好的起点，一个善的模型。

我在临床治疗和教学中很少用帕迪的故事，也许是因为它太罕见了，大部分患者无法和它产生共鸣。在这种情况下，它甚至可能给他们加上一个我们之中很少有人能够效法的理想负担。不过，虽然我只遇到一位帕迪·埃斯波西托，我却觉得病人应该有其他方式(而且常常确实有)能够成功地对付慢性疾病。这些方法更加温和，却高度个性化。另外，成功的处理方式不是一蹴而就的，也并非一旦形成就一劳永逸的。患者、家属，还有医生，须日复一日地努力对付疾病。星期二，我们处理得很好，星期三早上不好，星期三下午好些，星期四又更好些，如此等等(见第九章戈登·斯图尔特的故事)。脱离了个人在特殊环境中的特殊经验，一般意义上的成功处理方法的涵义，甚至是不确定的。可以确定的是，慢性疾痛是一个持续的过程，其间，个人的问题不断出现，向科技控制、社会秩序、个人驾驭生活的能力挑战。像人生的其他部分一样，虽然疾痛被高度专注和强化，我们必须接受整个人生，不能重视一部分，排斥另一部分：我们既勇敢又软弱。从宏观意义上说，我们中间很少有人成为英雄，但从微观、平静的格调，从道德而非军事的意义上来说，慢性病人中确有真正的英雄。对我们大多数人来说，应对慢性疾痛每日的挑战可能是艾尔弗雷德·诺思·怀特海以下这段话更贴切、更近人情的例子(考验)。他说："将具体成就的概念引向'它的现实之中……强调与其价值的相关之处'。"（引自 Bate，1975，xix）慢性疾痛患者某一天遭遇失败，下一天又有了希望，这种长期的灾难连同它带来的许多失却和危机，确实是一堂道德课，甚至可以防止我们中那些最顽固的人跌入绝望。

第九章　从疾痛到死亡

噢，上帝赐给每个人他自己的，其实是他的死亡。那源自同一生命的死亡，在他曾经拥有意义、爱和需求的生命中逐渐形成、演进。

——勒内·马里亚·里尔克(1983，46)

他们(一个行为科学家精英小团体)提议要使死亡和快乐和好。他们认为，死亡必然会简单地成为一个淡泊宁静的人的慎重而有尊严的出口，而这个淡泊宁静的人必须是来自一个助人为乐的社会，该社会没有受到生物进化思想的撕扯，甚至未被过分烦扰过，因而没有意义，没有疼痛或痛苦，也终究无所畏惧。

——菲利普·阿里埃斯(1981，614)

善　终

癌症患者戈登·斯图尔特，一个三十三岁的作家，已生命垂危。哈德利·埃利奥特医生，五十多岁，是与当地晚期病人安养所合作的家庭医生。埃利奥特医生出诊看望斯图尔特先生已有六个多月了，他为斯图尔特先生纾解疼痛和其他症状。现在，戈登·斯图尔特的疾病已进入晚期，直肠癌细胞转移至全身。我听过埃利奥特医生出诊的录音。依照斯图尔特先生的强烈意愿，他要死在家中。在这些最后日子里，埃利奥特医生的照顾，一直是使斯图尔特先生能留在家里的关键。我从未见过戈登·斯图尔特，但我觉得，我已经通过这些录音认识了他。我像他的医生一样，对他肃然起敬，感觉到他的某种崇高的价值。我也佩服哈德利·埃利奥特医生，他给临终病人提供了我希望得到的照顾，根据我的经验，这是很难得的。

在诊访过程中，斯图尔特先生备受一阵阵咳嗽之扰，他的胸部有很大的响声，急速地喘气。他说话的声音微弱却清晰，有时中断，然后重新开始。我无意要将这些与死亡的肉体共鸣的征兆，引进以下录音选段。

戈登：我快死了，是不是？

哈德利：是的。

戈登：我能看到我的花园，看到外面阳光明媚。我知道下星期，或许明天，阳光会一样明亮，一样美丽，但我将不再在它的照耀下，我将不在这世上了。你知道，或者你能够想象作这样的陈述，而且知道这是真的：你正在死去，是什么——什么样的感觉吗？

哈德利：我想我能，但我不能确定。

戈登：那些关于死亡阶段的写作，全是胡扯。好像那是些完整的转移——一些房间让你进入，通过，然后永远离开。真是胡说八道。愤怒、震惊、难以置信、悲伤——它们是每天的一部分，而且没有特定的次序。谁说你以你的方式努力，最终就能接受——我不能接受！今天我不能接受；昨天我部分接受；星期六，我有点神志昏迷，等着，准备死去；但现在又不是了。今天，死亡的恐惧又都出现了。我不想死，我才三十三岁；我还有整整一辈子要活，我的生命不能现在就遽然夭折；这不公平。为什么是我？为什么是现在？你不必回答。我现在只是心情不好，等待死亡使你变得伤感、精神脆弱。我通常很好，不是吗？只是有时，某种年轻人的恐惧情绪会爆发。否则，我已经变得像个老人了，准备好了寿终正寝——不过，只有几星期，不是几年……

至少这是我想要的离去的方式：在家中，在我的家人、我的书籍的包围中，还有音乐在近处。花园——直到现在，我仍把它当作某种你可以看得入神，以逃避你自己的唯我论的东西；花草枯荣，物转星移，而你看到了它们。这反映了我的职业，写作是经历幻想，阐述见解，努力用正确的字和词来表达。不过，现在我把我的花园当作一个格局，可以把你的感觉投射进去以便将它们组织起来。你通过观察一个外在、有序的空间，来整理内心世界。有道理吗？或许，我说的是些莫名其妙的话。

哈德利：有道理，很有道理。

戈登：你记得，我早先告诉过你，我不能忍受，如果疾病影响我的智力。感谢上帝，它不曾受影响，至少到现在为止。

（接着是一段长时间的沉默。）

我想起我在处理我生活中的重大问题时，总是先逃跑，然后，在精力耗尽之后，再去思考它们。现在不逃跑了，我无法逃避它；我不能避开我正在死去的感觉。你知道，有这样一种感觉，一种明确的内在感觉：一切正在逐渐衰退，越来越脆弱；活力、元气之类正在失去。我不知道这样说是否准确，但它确实存在。

当他们第一次告诉我得了癌症时，我出去喝了个酩酊大醉。我无法接受它，我感觉相当好，唯一的迹象是大便中有血。我觉得，**癌症**这个词，一种死刑，与我当时的感觉之间，有一个极大的距离。然而，十八个月以后，我想我的身体已与诊断相符合了，我看上去恐怖，也感到恐怖……

我一直试图写下我的感觉，但就是缺乏精力，或者无法集中思想。我想不起我所经历过的事；所有的时间都化在诊所、候诊室和医院，检查结果一个比一个更令人沮丧。这是一个无情的势不可挡的进程。我觉得，有某种非我在我体内，一个“它”正在噬啃全身；我是自身毁灭的始作俑者；这些癌细胞就是我，却又不是我；我被一个杀手侵入，我正在死亡。我真的不想死，但我知道我一定会死，我将死，我会死，但我不要死。

（又是一段长时间的沉默。）

哈德利：你要我把录音机关掉吗？

戈登：不，不要。这帮助我感觉到我身后还会留下些东西，虽然不太符合我过去宏大的抱负，但不管怎样，总是些什么……

我要感谢你，哈德利，为你所花的时间，你所做的一切。我知道，没有你，我不可能在这里。我不能忍受死在医院里。这违背我珍视的每一价值：富有人情和亲切温柔的自然、家庭和生命。谢谢你，哈德利。

哈德利：做这一切的人是你，戈登。

戈登：这我知道，没有人能替我死……当我听到癌这个字时，就知道这是死刑。人有种种不同原因的死和种种不同的死法。我想，如果我们能选择，那我们都赶快去选。癌症让我们想到一种慢慢拖延的折磨，从内部被噬啃。看来我就是这种死法。

（这时，戈登·斯图尔特和哈德利·埃利奥特医生谈论一些具体的问题：药的剂量，戈登的遗嘱，葬礼的安排；戈登写给朋友和晚期病人安养所的信，要哈德利发送，等等。）

戈登：我还想谈点别的，哈德利。

哈德利：谈吧，戈登。我有时间，我乐意听。

戈登：我想，死亡会造成太多的后果。就拿我父母来说吧，我几乎不见他们，他们受不了这个事实。我的死，对他们将是非常沉重的打击。然而，有时，在这种最后的时刻，我觉得已经准备好结束生命，画上句号。我们出生，花费很长时间成长，然后我们走了。如此循环不已，新面孔取代老面孔。这几乎能让我们相信灵魂轮回论，即使像我这样的无神论者也认为它有些道理。我们是否正在解答某种仍然未知的进化论难题？我们所有的失败和担忧都是为了某种意义，那么我的生命、我的病、我的死亡有何意义呢？我仍然在努力思考这个问题。它当然不可能是——战火中的从容不迫，或是什么重大的领悟。它一定是某种更私密的东西。死亡也许就是生命的意义，只有处于我们自己的现实死亡之际，我们思考死亡，才能认识它的最终意义。你看，哈德利，死亡快使我成为哲学家了。也许这是因为你是一位这么好的听众，我和你说过以后才会有这么好的感觉。我想我已准备好了，哈德利。如果我可以作决定，我愿意现在就死——在话说到一半时，讽刺性地，留下最精彩的部分不说出来。现在，你可以走了，哈德利。你今天做得很好。

这次诊访后十天，戈登在家中去世。哈德利·埃利奥特医生陪伴在侧。哈德利·埃利奥特医生对我说：

戈登有个善终。他至死头脑清醒；他意志坚强，个性鲜明，以他活着时的独特风格死去；他的愤怒没有减退，他拒绝接受死亡，但他不失自己的嘲讽意味和语言风格。他似乎成长为他理想中的人物，他的死确证了他的人生。如果你不在场，你也许会说，一个三十三岁的人在他的事业刚起步时就死了，是个悲剧。但对我们这些有幸在场的人来说，悲剧，是个不确切的字眼，至少，这是戈登讨厌的字眼，虽然它充满着伤感情调。临终前，他把事情安排得井井有条，说出了所有要留下的话。他是我的榜样，我希望自己死时也能做到这些。

死亡的致命恐惧

朱利安·戴维斯是个六十三岁的建筑师，这已经是他第二次心脏病发作了。他的身体向来不错，直到他五十九岁生日后不久，开始出现心绞痛。一个月后，他突发心脏病。他在两个月内顺利恢复，并回去工作。他的生活“回到常规”，直到四年后第二次心脏病发作。朱利安·戴维斯的心脏病医生，塞缪尔·米德瓦要我去看他，因为米德瓦医生觉得他的患者已经放弃，不愿参加康复治疗，尽管朱利安·戴维斯的病情稳定，也没有严重的后遗症。我在戴维斯先生心脏病发作后三星期见到了他。

戴维斯先生矮胖、秃顶，穿着睡衣和丝织浴袍，坐在他市郊家中的硕大皮椅里。他点头与我打招呼，目光低垂。他的太太在他周围走动，一会儿拉平他膝盖上的毯子，一会儿为他的水杯加水，一会儿提醒他不要用力过度，并对我明显存有戒心。

我先问戴维斯先生关于他的身体情况，他肯定地回答，没有感到任何疼痛，也没有任何严重症状。我告诉他，我觉得他有点沮丧。他耸耸肩。我问他，是不是感到绝望，他点点头。我又问他，是否要放弃治疗，他说：“也许。”我问，为什么。他直视着我，这是我进这个房间后的第一次。他告诉我，他知道自己会死于心脏病，因此，他认为没有太大的必要去参加康复治疗。戴维斯先生伸手抓住我的手臂，他睁大眼睛，脸上全是汗。看来他很害怕。

他确实是害怕。朱利安·戴维斯低声告诉我，他怕死。他哭泣了，双手抱着头，毫不掩饰地为预期的死亡悲伤。他的太太前来干预，她告诫说她的丈夫情绪变坏了，怪罪我使他难过。戴维斯先生挥手让她离开。他和我又谈了二十分钟。这二十分钟里，他反复讲他的悲观，他好不了了，他害怕死亡。我问他，为什么他对第二次发作的反应与第一次那么不同。他答道，第一次的症状很轻，他从未相信他医生说的：那是一次“真正的发作”。事实上，恢复工作后，他决定不照康复计划行事，因为他不相信他的心脏有什么严重的问题。第二次心脏病发作与这一切大不一样：疼痛很严重，住院的头几天他感到极其虚弱，他开始相信他的心脏已经发生了致命的损害，他难逃一死。这一认识使他惶恐。他知道连轻微的压力或过度的活动都可能致死，感到惊慌失措；他害怕参加康复活动，甚至害怕为自己的医疗负责。

戴维斯先生的母亲因难产而去世，当时他才十一岁。回想到母亲的死，他觉得那是对他们全家的可怕打击，一个惨痛的损失，使他深受伤害。他的父亲在二十年前心脏病发作，拖延着慢慢死去；在数月间，他变得越来越衰弱，先是出现心律紊乱，接着心脏衰竭，最后死于肺栓塞。戴维斯先生向我吐露，他感到绝望，自己也会步父亲后尘，无法阻止他的情况走下坡路。夜里他会惊醒，害怕自己会停止呼吸，或睡着死去。他被恐惧缠住了。

戴维斯先生不能与他的妻子谈他的惊恐。他受到她无微不至的关心和母亲似的照顾，认为这是又一种迹象，表明他已生命垂危，或如他对我说的“临终期”。戴维斯先生无法相信他的心脏科医生让他放心的话，他把医生的再三保证理解为职业性的欺瞒。我离开前特地问他，他是否相信他会死。他又满目恐惧地回答，他相信。我尝试说服他去掉这个念头，但很快发现，自己在白费工夫。

回到办公室后，我打电话给米德瓦医生说明我的看法：戴维斯先生事实上已经放弃治疗，并妄想他会死掉。我读过乔治·英戈尔(1968；1971)有关这个问题的文章，并会诊过两个坚信自己会死掉，结果真的原因不明地死了的患者。这种印象深刻的经验，使我意识到这是个紧急情况。我建议让他住院做短期的精神治疗，并且必须尽快安排。米德瓦医生去见了戴维斯先生，却无法说服他进精神病医院，或者再见我。我打电话给他，但他太太拒绝让他和我说话。

两个星期后，米德瓦医生打电话告诉我，戴维斯先生已经死了。那是在米德瓦医生为他做过检查，发现他的病情没有变化之后的第二天，突然地、原因不明地死了。在那次检查时，戴维斯先生着实让米德瓦医生吓了一跳：他极其激动地跪在地上，请求戴维斯医生用过量的药，结束他的生命，让他不必如此痛苦难熬地、慢慢地死。这一天，戴维斯先生试图说服戴维斯太太，让我或另一位精神病医生到她家里来诊访，以便确诊戴维斯先生是否有精神病，是否需要强迫住院。戴维斯太太拒绝了这个要求。她告诉米德瓦医生，她知道她的丈夫快死了，这个话题太可怕，他们无法谈论它，她只要他在家里平静地度过他最后的日子。米德瓦医生无法改变戴维斯太太的意念，即使他再次让她过目医学证据，下结论说戴维斯先生的心脏病并没有生命危险，而是出现了强迫症。米德瓦医生被他患者的死深深困扰，他问我，这是否是个“心理性死亡”病例。我们将在本章末再回到这个问题。

另一个地方中的死亡

时值 1977 年，我正在台北主持田野研究，得知我熟识的宋明远(音译)医生，在几个月前被诊断为胰腺头转移性晚期癌症的消息。他是个资深的医生，是台湾最先进的医学教育学家之一；他的病已近晚期。一个星期六的下午，我买了一小罐山茶，带着它和一份我新近开始主编的学术杂志，去他家探望他。他的成年子女、孙辈和兄弟都在。宋医生很客气地接待我，问我为什么意外光临，令他十分荣幸。我刚开始告诉他，我听到他生病的消息，他的兄弟突然打断我的话，告诉我说，宋医生很好，我不必多虑。在接下来的一个多小时里，我们谈了许多事，但绝口不提癌症、治疗方法，也不提我们大家都看得出的，宋医生的恶疾和病入膏肓的事实。在我离开前，我设法问宋医生他的治疗情况。我的问题似乎使他感到尴尬，我用英语又重复了一遍，以为他听不懂我的中文。“不要问我这些事，我一点也不知道。这些事是由我家人管的。”当我离开时，我向他在隔壁的兄弟询问关于他的病情；我们压低声音交谈；他们告诉我，所有的治疗，包括传统中医和西医，都没有疗效；他们知道，他们的兄长快死了；他们已开始准备丧事和后事。我问他们，宋医生是否知道。也许，他们答，不过他现在不过问这种事，这是家属的责任。他们还提醒我，不要在他面前讲这事，好像我是个感觉迟钝、不谙礼节和习俗的青少年。

宋医生于数月后去世，在他死前我没再见到他，但两位见到他的同事——也都是他的朋友——都有与我相同的经验。家属做了所有关键的决定，他们中没有任何一位是在医学界工作。虽然宋医生清楚地知道他快死了，但他表现得好像他并不知道有什么事正在进行。

诠　释

以上我们有三个在长期疾痛过程中死亡的实例。在第一个实例中，戈登·斯图尔特让我们见证了他的最后日子。医药治疗已无法制止他的癌症扩散，但他与他的医生的关系一直保持到他死去的那一刻。埃利奥特医生调整了目标，由原来治疗患者的疾病，转为处理漫长的痛苦历程。这样，医生的工作成了帮助患者善终。这是西方医学的传统宗旨，不过，它已被医学科技不惜任何代价要维持患者生命的使命所侵占。戈登·斯图尔特和哈德利·埃利奥特约定不让戈登的临终日子科技化。戈登·斯图尔特得到协助，得以在他家的亲密氛围中，有尊严地死去。这一善终照料使医生的品格和患者-医生关系成了医疗的主旋律。

然而，不考虑医疗技术却能够帮助患者、家属或医护人员做好准备面对临终的时刻。戈登·斯图尔特和哈德利·埃利奥特的谈话录音的显著品质，在于参与者对关系生死存亡的问题努力保持平实，避免伤感情绪、忧形于色，否则，就难免不真实。哈德利·埃利奥特对戈登·斯图尔特的问题不作回答，戈登也并不期待，甚至并没有要埃利奥特尝试回答。这位极其仁慈的医生对他那不寻常的患者所提供的，唯有专注的倾听。感情投入的见证是一种道德行为，而非技术处理过程。埃利奥特医生的技巧在于他善于倾听戈登的故事，反映出问题的分量，允许他的患者保持原有的嘲讽感和批判性分析，并且对他在面临自己身心的完整受到最后摧毁时的语词风格，给予尝试性的理解。

这种临终方法对戈登的人生有着重要的意义，但它对我们中的有些人未必适合。对有些人来说，较有宗教特色的，或较少强烈自我意识的方式也许更合适。医生和家属，以及临死的患者必须考虑，根据自己的感觉找出一个适合自己意愿的死亡方式。医生一定不能强迫患者接受与他们的意愿和人生相违背的死亡方式。我担心这种情况常常会发生，故我拍手称赞戈登·斯图尔特对临终阶段的缺乏人情味的模式的否定态度。世界上不存在一种单一、不变、对每个临终的人都最适用的死亡方式。每个人的死亡过程，就像他们以各种各样不同的方式到人世间走一回一样，有的回到了起点，也有的会进入一个前所未知的境界。医生无法预知他们走向哪里，或者怎么做是最好的。临死的方法和过程应该从医患关系中产生，或者由临终者和家属来决定。医生不(不能)从医学中提出目的论(关于最后原因和终极意义的学说)。如果有一种由医生提出的目的论，那它也是源自宗教和文化背景，而非源自医学①。

并非每个人都想效法戈登·斯图尔特的做法。有些人会因为强迫自己在最后的日子里做到完全清醒，而感到惊慌，或产生厌恶情绪。在这里，文化的力量是强大的。戈登·斯图尔特的临终行为轨迹与宋明远医生正好成对比。在中国文化里，在像宋医生这样有传统思想倾向的家庭成员中，家是责任的中心。这种中心还延伸包括了种种西方人认为是神圣不可侵犯的个人方面。宋医生把处理自己癌症的所有决定全部移交给他的家人，尽管他是家族中唯一有医学专业资格的，还是慢性疾痛的专家。其实，甚至我的这种说法也是种族中心主义的：宋医生不是“移交”他的责任，责任本不属于他，而是属于他们。从根本上说，宋医生只是永恒的维系关系媒介的一部分——这就是中国人对家族的感觉——它在他出生之前就存在了，他暂时占有一席之地，他死后，他的后裔连同他们的祖先会使它继续存在。在以这种文化意义组建起来的家庭背景下，对死亡的意识和说法与戈登·斯图尔特的经验有很大的差异。（虽然戈登死在家里，有他双亲和朋友围绕在侧，但他们对他经验的影响作用甚微。终究，他的死亡是孤立的、个人的事。在这方面，中国人常常会觉得，美国人的生活方式是奇怪的，令人心生反感。）这个结论可能会遭到反对，因为我并不认识戈登·斯图尔特，也没有机会了解宋医生的临终经验。我同意，但其他人的经验和有关文献使我相信，我们讨论的是北美文化和中国文化间的一个重大差异②。

---

① 伊齐基尔·伊曼纽尔（Ezekeil Emanuel）的著作为我阐明了目的论在医疗护理上的角色。MacIntyre（1981），Rieff（1966）和Lasch（1977）也有类似的论述。

② 证据来自心理学家（Bond，1986），精神科医生（Tseng and Hsu，1969；Lin and Eisenberg，1985；Kleiman and Lin，1982；Tseng and Wu，1985），社会科学家（Hsu，1971；Liand Yang，1974；Parish and Whyte，1978；Potter，1970；Wolf，1972）和历史学家（Metzger，1982）的有关论著。中国文化中对死亡的传统观念和反应，在人际关系的范围内已由沃森（Watson）作过认真研究和有影响的评论。但据我所知，中国人的临终与悲伤作为个人的经验，却不曾有人研究过。

朱利安·戴维斯表现出对死亡的另一种反应：害怕与恐惧。他父母的死亡故事极大地影响了他对死亡的反应，不过还存在着其他的因素。面对他的病情，戴维斯先生和他的妻子患了一种感应性精神病①。也许是因为严重的抑郁症或其他的精神性问题，朱利安·戴维斯开始深信他会死；他已经放弃了生的希望，处于致命的惶恐状态。对确认心理性死亡的病理机制，目前尚存在着极大的争议②。显然，对心脏有严重疾病的患者来说，突发性严重心律紊乱、肺栓塞、急性心衰竭，或其他由疾病本身引起的恶性症状也是可能发生的。虽然这些因素都有可能单独导致心脏病人猝死，但劳恩和他的同事们(1980)则证明了心理-生理学的因素也往往是致死的原因。因为没有验尸，所以我们无法知道戴维斯先生的确实情况。在医学和人类学的文献中，对心理性、自我意愿、巫毒教或不可思议的死亡存在着争议，这些死亡观点认为，个人会因为相信自己在社会性上已经死了——他们社会关系中共有的一种信念——而在心理-生理的感应作用中死掉。恩格尔(1968；1971)在罗切斯特大学做了一项研究，确认了在严重的慢性疾痛患者中，“放弃和已经放弃”的复合意念与原因不明的突然死亡相关联。哈克特和韦斯曼(1960；Weisman and Hackett，1961)在马萨诸塞综合医院的研究发现，强烈相信自己会死的手术病人，事实上比其他的手术病人死亡率高。戴维斯先生似乎体现了数种这样的征候：他相信自己会死；他放弃了；他对死亡有病态的焦虑。

我陈述这些病例，是为了举例说明慢性疾痛意义的特别重要方面：疾痛可以意味着死亡的威胁，或者是临终的经验。根据我的经验，怕

① *Folie à deux* 是一种两人或更多人之间共有的幻觉系统，甚至是一种共同患有的精神病。

② 这种争议延伸至心理性死亡(特别是自我意愿和巫毒教说法)是否确实发生的疑问(Lewis，1977；Reid and Williams，1985)。

死——虽然不至于像戴维斯先生那种病态的迷失程度——在慢性病患者及其家人中乃是普遍的心理。对许多慢性病患者来说，死亡的恐惧是模糊的、无条理的沉思默想，只有当疾病进入晚期或当症状急剧恶化时，它才会变得明晰起来。切记，大部分慢性疾痛患者并无紧迫的生命威胁，许多人，或许是大多数人，不会死于他们的慢性疾痛。事实上，医生中有句老话，意思是说，要教一个人如何长寿，没有比经历慢性疾痛更为有效。对有些患者来说，确信自己将死或放弃生的希望，并非他们对自己现状的妄想，而或许是一种早期的预感，也可能是对终有一死的极为敏感的觉察，虽然那是潜在的身体变化。在严重但无生命危机的慢性疾痛的灰色地带，这种直觉也许是极度的心理-生理感应的准确反映。然而，对大多数人来说，这种第六感是情感作用、个性种类、生活情况，甚至文化背景的反应(例如，相比美国老一代的北方人，犹太人对疾病和死亡的威胁更害怕)(Zborowski，1069；Zola，1966)。

如果疾痛有教育我们珍视自己生命的一面，那就是如何面对我们都必有一死的事实，如何对此作出反应。这就是帕迪·埃斯波西托给我们上的一课(第八章)。我曾经好几次把疾痛看作是道德教训，在跨越文化的人的境况中，它有一种冷酷的启发性质①。最能说明我这些话的意思的实例，莫过于患者对死亡的妥协、接受。正如戈登·斯图尔特的经验所教示的，现实是复杂的，一个人无法(也不必)被简化为一个简单的答案。作为戈登·斯图尔特最后的话的聆听者，如果我们从中学到点什

① 虽然在第八章和本章中，我明确地陈述了临死患者的病案，但死亡是本书中出现的大部分患者生活中的一个问题。死亡以及临终的历史性和跨文化性的主题，在一些精辟的论著和文章中有所论及(见 Aries，1981；Schieffelin，1976；Bloch and Parry，1982；Levy，1973；Keyes，1985；Obeyesekere，1985；Madan，1987)。这些人类学和历史学的论述揭示了对死亡的理解和反应的多样性，但同时也揭露了相似的迷惑、苦痛和社会秩序问题。这些问题必然表明，在全球范围的经验和社会生活的核心需求中，文化特性对心理-生理相互作用过程的束缚和影响的存在(参看 Kleiman and Good，1985)。

么，那就是：死亡是一个令人敬畏、不断产生意义的过程，经由这一过程，我们构成并表现出最独特的人性和我们自己①。

① 让我们再来看另一个例子，谢恩斯韦德(Stjernsward)等人引用的诺尔的话：“我知道我得了癌症。他们劝我开刀做手术，但我拒绝了。这不是因为我的英雄主义，而是因为这不合我对生命和死亡的见解。我别无选择。他们将切除我的膀胱，用放射性技术治疗，而这一切努力只能给我百分之三十五的存活希望，我将残缺不全，而且存活时间有限。我们都会死亡。我们中有些人死得很早，有些人活得很久。我觉得，如果我们顺其自然，我们会活得更好，也就是在限定的时间里活着。当一切将永远失去时，生命能延伸多久也就无所谓了。”（1986，1）

第十章　疾痛的烙印和羞耻

所谓正常者和带烙印者，与其说是人，不如说是观念。

——欧文・戈夫曼(1963，138)

我的出发点总是出于对偏见，以及不公的感知。

——乔治・奥威尔(引自 Crick，1980，406)

烙印的本质

词源学通常很少能译解现代名词的涵义，而对烙印(stigma)这个词则不尽然。从希腊人开始，烙印指的是“打上标记或烙上火印”——在公众中羞辱人的印记。戈夫曼谈论烙印的著作用于慢性疾痛倒是十分恰当、中肯，他说：“记号被刻入或烙进人体，以告示天下，这个带记号的人是个奴隶，是个犯人或是个叛徒——一个有污点的人，按照仪式被打上瑕疵记号，人们必须避而远之，特别是在公共场所。”（1963，1）在这个词的背后意义中，包括宗教涵义的烙印，即所谓上帝恩赐的肉体记号，也包括医学的定义，那就是疾病的标记，可见的病理烙印(例如，特殊形态的皮疹意味着出天花)。最后，烙印的涵义改变成指身体残缺不全、有瑕疵或丑陋斑点的人。戈夫曼(1963，2)指出，越是近代，烙印的涵义越偏向于耻辱，而非实际的肉体印记。这种涵义的改变，是西方社会中心理-生理经验更趋于一般化过程的一个实例。在此过程中，痛苦的征候，以及其他人类曾经经历的肉体上的问题，变成了精神上的。

如果烙印的缘由是公开可见的，那么这烙印就是“非常丢脸”的；如果那缘由是隐蔽不为人所见的，那么这烙印就会致使其人“丢脸”。不管在哪一种情况下，它都会被内化为“玷污的明证”，使人感觉到次人一等、受鄙视、不正常、羞耻地与众不同(Goffman，1963，3)。戈夫曼还指出：“有特定烙印的人，往往对他们的困境有相似的认识经验，对自己的看法也有相同的转变——一种相同的‘道德经历’。”(1963，32)他认为，结肠造口术、脑中风、癫痫、智障、破相更兼残障等，会引起外貌、自我形象上的问题，造成坦诚与合乎礼仪之间的冲突。

疾病强行使患者打上不切实的文化意义印记，这种对人的羞辱，与海丝特·白兰佩戴的红字①、缝在纳粹集中营犯人衣袖上的黄色的大卫之星，或中国“文化大革命”中，在群众批斗大会上，知识分子被迫戴上的圆锥形高帽子如出一辙。也许在古希腊文中，烙印，是实际地在皮肤上刻画印记的意思，就如麻风病人塌陷的鼻梁，残缺的四肢，是极不名誉的疾病的活图像。毁损的面容、畸形的肢体、鲜明的精神病怪异行为都会成为患者的烙印，因为它们打破了所谓可接受的外表仪容和行为的文化传统底线，形成所谓丑陋的、可怕的、异己的，或非人的，等其他文化范畴。

烙印往往带有宗教意义——承受折磨被视为是因为有罪或是邪恶的——或者是因为软弱和不光彩的道德意义。因此，带有烙印的人被认为是异类，他们的人格外貌属性，被认为是与他们所在的群体所看重的

① 纳撒尼尔·霍桑的《红字》里的女主人公白兰被清教法庭判处胸口佩戴红色字母A，标志犯了通奸罪。——译者

属性相违背的。从这个意义上讲，烙印有助于说明这个群体的社会特征。在某些社会中，疾痛的文化标签带给患者的耻辱烙印非常强大，会影响他们的所有社会关系，甚至可能被放逐：麻风病就是一例。在印度乡下，麻风病患者甚至比贱民更让人避之唯恐不及；艾滋病在今日之北美亦是如此；在中国，精神病的耻辱烙印是那么厉害，它不仅烙在严重的精神病人身上，还使整个家族蒙上耻辱。一般来说，传统的中国人认为，如果一个人得了精神病，那他/她的祖先无疑有问题，而他/她的兄弟姐妹也同样脱不了干系，得分担这个家族的道德污点，而他/她的后裔也有一定的危险。因此，媒婆应该将精神病人的兄弟姐妹和后代排除在相亲候选人之外。在19世纪和20世纪早期的欧洲，智障、癫痫、精神病被认为是“低级进化层”的家族一代一代地遗传下来的一种退化特性，优生“科学”企图阻止他们的繁衍。

在带有烙印的病症中，耻辱可能是从社会对此种症状的反应开始的，也就是说，对一个被贴上耻辱标签的病人，他周围的人会躲避他，嘲笑他，嫌弃他，看不起他，虽然通常他的近亲不会这样做。于是，带标签的疾病患者会认为这类反应是必然的，在尚未发生，甚至根本不发生时，就预期它们。在这种境况下，在深感羞耻和受损害的认同中，他已完全将烙印内化了。此后，他的行为就会因这种否定的自我观念的影响而改变。南希·瓦克斯勒(1981)曾经让我们知道，在斯里兰卡，被麻风杆菌感染的患者，如何效仿麻风病人的感觉和行为。患者可能会抵制耻辱的烙印，也可能接受，但不管前者或后者，他们的世界已经被根本改变了。

第四章中的鲁道夫·克里斯提瓦一例，描述了另一种打上烙印的过程。烙印并非始于社会对他的反应，而是由他自动接受打上烙印的身份开始的。在这种情况下，不是疾痛标签的文化意义给病人打上烙印，而是鲁道夫·克里斯提瓦的同性恋、种族划分和性格异常给他的疾痛行为打上了烙印，使他有了不合群、次等的，最终是名声不好的印记。在下面几段十分简短的叙述中，我将概括描绘带有烙印的疾痛和其他病症（可见的和隐蔽的）对个人的影响。然后，我将转向一些与之相关的情况：一些患者蒙受羞耻的实例，在这些实例中，羞耻并非因为疾痛的文化意义，而是由家人尤其是医疗专业人员的反应行为造成的。也许，任何疾痛的患者面对医护人员都会感到羞耻（参见 Lazare，1987）。慢性病患者（以及畸形的和残障的）的家人和治疗他们的医学专业人员，务必对烙印和羞耻保持高度的敏感性。这种敏感性是对处于危机的慢性病治疗的一种承诺，换句话说，就是愿意帮助分担痛苦的生活经验重担。

六个蒙受疾痛羞耻的人

哈罗德·多德

哈罗德·多德，二十八岁，是个新英格兰州的面包师傅。他脸上天生有一大块丑陋的红色胎记——人称紫红酒斑——几乎占据了他的左边脸部。哈罗德·多德的胎记属于解剖学上的异常，但没有活动性的病变，既不影响健康，也不会遗传。更何况，哈罗德从未把他的胎记当作是一种疾病，也从不这样认为。然而，在对待他那巨大的皮肤斑块中，他还是表现出一系列疾痛的行为。脸上的瑕疵已经成为哈罗德的终生“负担”，他心中的“残障”。

他告诉我，最早的记忆是家人盯住他的胎记看，并触摸它。他至今记得当他的哥哥姐姐注视它时，他母亲明显的难堪；他也记得无意中听到他父母在讨论，他上学后，学生和老师会如何对待他：他们在担心他会因胎记而感到与众不同，会不容易交上朋友。他们的担心应验了。哈罗德回忆说，他觉得他在人际关系上的畏缩和困难就是从这时开始的。

他说，他上学的第一天“很惨”，孩子们都围着他，取笑他的胎记。第一个星期，老师不得不常常出来干预，帮助哈罗德参加活动，因为“没有人要我”。从那以后，情况虽然有所改进，但哈罗德已经习惯了如他所说的“每时每刻都意识到自己的异样——让第一次看见我的人吓一跳”。他知道任何人初次见面都会有这样的反应。他于是等待这种反应，预期它，并在它发生时感到羞耻，就如二十三年前他第一天上学时所感到的那样。

哈罗德遇见过其他脸部同样破相的人，看来他们相当成功地调适了对自己畸形的态度。可是他仍然相信自己的一生已经被它“破坏”了；他已经内化了被视为“丑陋的”、“有印记的”、“异样的”、“不正常的”、“异类的”等感觉；而这些感觉又加强了他对拒绝的敏感度。虽然他从高中起有了几个好朋友，但他觉得，他们能接受他，只是例外，就像他的家人一样。困扰哈罗德的并不是亲近的人际关系，而是当他进入一个新的社会群体，面对从未谋面的银行职员、女招待、邮递员，使他难堪，因为他们都盯着他看，最初的羞耻感又回来了。哈罗德告诉我，如果酒斑可以用衣服遮盖，那它的影响就比较有限，但他的酒斑使脸变得丑陋，那就无法可施。

哈罗德认为，都是因为这个胎记，使他的生活受到巨大束缚：他不能在经常需要与新面孔打交道的场所工作；他从未能与他心仪的少数女性发展成亲密的关系；他通常也避免参加一些可能使他处于“众目睽睽之下”的活动。他已经接受过一位心理医生的行为科学治疗，以缓减他对自己脸上酒斑的敏感，但结果并不理想。哈罗德知道，通过增强自信，减少病态的敏感，积极接近别人，他的问题可以得到控制。但是，他从来做不到。相反，每一个新的环境都会使他感到丢脸，打击脆弱的自我意识。“我终生被烙上了印记。我看着镜子，也像别人一样凝视我自己，我感到羞耻。它毁了我的人生。”

奥拉西奥·格里帕

奥拉西奥·格里帕，三十二岁，一个患有艾滋病的同性恋者，是位教师。当我 1985 年初与他见面时，他正要出院，他的病情部分缓减，但生活却如一团乱麻。当他染患艾滋病的事传出去后，他被解雇了；然后，他的房东太太命令他搬出他的公寓；再后来，他的父母告诉他，他不能回家。他当时正与他的私人医疗保险公司打官司，他不知道那家公司是否会付他的医疗费。由于极度沮丧，他被送来寻求精神科医生的帮助。格里帕先生对受到如此对待感到愤怒。

> 护士们对我像避瘟虐一样；医生们戴口罩，有时还戴手套；甚至牧师似乎也不太想与我握手。这到底是怎么回事？我又不是麻风病人。他们想把我关起来，一枪毙了我？我已经没有家，没有朋友了。我可以到哪里去？我能做什么？上帝，这太可怕了！是他在惩罚我吗？唯一让我活下去的理由是，我还不是临死之人——至少现在还不是。

苏珊·米洛

苏珊·米洛，二十五岁，是个漂亮、高挑的白人秘书。她患有溃疡性结肠炎，最近动手术切除了一大段结肠。她一直在接受关于清理和照顾她的结肠造口术的指导。想到自己今后的生活，她不胜沮丧。她对我说：

> 这让我太难堪了——那个东西。它看起来太不自然，太脏了。

我不习惯它的气味，我怕它把我弄脏了。我会感到非常羞耻，无脸见人。我遇见过四五个做了结肠造口术的病人，他们似乎过得很好，但没有一个与我年龄相仿，也没有一个是未婚的。谁会要这样的人做妻子？我怎么做得到出去约会，然后看着人家的眼睛，当面告诉他们真相？就算我这样做了，谁还会跟我交朋友？我是指亲密的朋友。我又怎么能进一步考虑在别人面前暴露我的身体，发生性关系呢？他们现在告诉我，结肠炎连同我的肠一起去除了，但留给我的是什么？是我的灾难。我觉得自己像个怪物，感到恐怖。我见了我的家人，他们都哭了，为我感到非常难过。他们无法提到将来。将来怎么办？

丹尼·布朗

丹尼·布朗是个大一学生。他告诉我，在诊所里，患者是那么容易被弄得无地自容；医务专业人员如何在无意间促使患者产生羞耻感。丹尼的身体上有大面积的严重湿疹。

当你脱掉衣服，而且，而且，而且是脱个精光时，你首先会感到羞耻。为你的外表，为你暴露出那么隐私的部位而难为情，为护士和医生如何看你感到窘困。你羞耻，是因为你不正常，和别人不一样。而且，嗯，因为，因为你还剩什么东西可以逃遁别人的眼光？然而对你的感觉，诊所里的护士医生们似乎那么麻木不仁。有时，当我赤裸裸地站在他们面前时，他们自己管自己交谈。当女性盯着我的皮肤看时，我感到特别不自在。有一次，他们竟叫来了一群医学院的学生，那是最糟糕的。我觉得自己像个怪物，你知道，——一个像人似的怪物。我恨不得把我的脸藏起来。在这群人中有两三个年轻女性，比我大不了几岁。噢，这太可怕了。在大学宿舍里，我总是避开其他人，在没人的时候淋浴。我不想让任何人看到我的皮肤问题有多严重，知道我有多么异样，有多么丑陋。但我不得不赤裸着站在这群医学院学生面前，像，像只怪物，让人直瞪瞪地看。那个可恶的医生，让我经受这一切。他从不考虑我会有什么感觉，我只不过是一个“有趣的病例”而已。

年老的麻风病人

我记得这是我第一次访问麻风病院。那是一家大型的麻风病院，破旧的环境，是台湾一个极具象征性的地方。一道大斜坡将它与马路隔开：切断、隐蔽、孤立。我去了其中的一个诊所。虽然我受过医学训练，我还是被所见的情景吓着了：如此严重的伤残、毁容和残缺。我想探访小木屋里的患者。我记得有一个年老的脸部严重畸形、没有手指的女患者，她一见我掉头就走。我以为她是对我的闯入生气了，其实她不是生气，而是感到羞耻。她不想让“外国贵宾”看到这样恐怖的畸形。她的家人遗弃了她，虽然她已不再具有传染性，照理可以自由回家。于是，她拒绝出院，因为她已无处可去。她告诉我，她不为外界所接受，她的家人不想让别人知道她，从而“嘲笑他们”。她已经在医院里学会了自己过日子。其他的患者也像她一样畸形。她和他们一样，是麻风病人，她属于这里。

医院的主任告诉我，这类患者是不可能重新回到社会的。社会对麻风病的恐惧是那么厉害，家人们会遭受牵连。患者们都知道。因此他们放弃离开这儿的念头，他们希望避开孩童的嘲弄、让人羞耻的凝视、咒骂和恐惧。身为中国人，他们对羞耻特别敏感。而现在，他说，他们患上了他们认为是最可耻的疾病。

保罗·森萨堡夫

他是个高个子，很瘦，永远穿着同一套黑西装，系着同一条红色的领带，戴着那顶卷边帽；咧着嘴笑，似乎也永远是他表情的一部分。不过，这也使他显得异样。他总是朝下看或朝别处看，从来不直视你——像个过于害羞的孩子，不敢抬头看着你的眼睛。有两个原因造成了他的这种异常的举止。首先，他不愿意让别人看到他的头部手术的疤痕；其次，他答话有困难，对自己说话和理解缓慢感到窘困。在保罗·森萨堡夫发生可怕的交通事故而导致脑部手术前，他是个典型的年轻丈夫和父亲。当时他结婚已五年，有两个孩子，在一家保险公司当职员。一辆卡车撞上了他的车，将它猛击到一个铁护栏上。医生说他能活下来，实属天大的幸运。他昏迷了几星期，至少发生过一段深度的生理休克，他的额骨和颞叶也受了伤。这些被认为是导致他个性变化和智力下降的原因。他还变得像孩子那样任性和愚笨；也难以表达自己的思想。他的妻子说，他好像已经成了“呆头呆脑”（缺心眼）的人。

保罗·森萨堡夫已经无法胜任工作了。他的妻子说：“家里好像有了第三个孩子。”森萨堡夫太太感到很难过，但还是与他离了婚，她得照顾她自己和两个孩子。她和孩子实在感到保罗使他们羞耻，于是，他们上法庭中止了他的孩子探望权。现在，他从不去看他们。

他独自生活，住在一个贪婪牟利旅店的单人房间里，这种旅店像杂草般地在大医院附近出现，专门招揽无处可去的精神病人、智障者和酗酒者。他的福利金支票直接寄到旅店的经理手里，经理也是他的合法监护人，他给保罗零花钱，还得保证他有足够的食物，他的房间保持清洁。

在几个月期间，我每周见保罗一次。起初，翻阅他那冗长的病历记录，我不明白他固定来看医生的原因。后来我才知道，医院是他的世界的一部分，看病是他每周的主要活动。

他的日子是如此单调，当他说给你听时，你实在是无法相信。然而它确实就是：起床，淋浴，穿衣，走出他的房间，向旅店柜台后的经理道早安，然后过街去买每日的报纸。他告诉我，买报是他每天最开心的事。经营报摊，每天卖给他日报的路易，是个热心、善感的老黑人，他叫保罗“帅哥”，问他为什么总是穿戴得这么整齐，要到哪里去。这样的寒暄持续了好几年。保罗感到很自在，能够稍微抬起头，作简短的问答。事实上，保罗因为视力问题，不能看多少报纸。我相信，他买报是为了这重要的每日固定程式，很显然，这每周六次两到三分钟的寒暄是他主要的人际接触。然后，他到医院的餐厅里去吃早饭。那是一个洞穴般的、没有人情味、不讨人喜欢的饭厅。在那里每个人都认识他，但没有一个人跟他说话。他独自远远地坐在这巨大的、光线黯淡的饭厅边上，花很长的时间吃早餐。吃完后，他“散步”：在这城中他所住的一带漫逛。他在午饭前回到旅店的房间，正好有时间盥洗一下。然后又到医院的无名自助餐厅吃午饭。午饭后，是他的午睡时间。之后，他又在几排旅舍间作短程漫步。然后在房间里看电视。晚饭又使他回到医院的餐厅。吃完后，有时他会坐在医院的大厅里，观望和听别人讲话，但永远不是面对面的，他的脸总是藏在杂志或报纸后面。他回到旅店后，一般就待在里面。过去他喜欢在黄昏时散步，在我与他见面的几个月前，他曾遭到青少年团伙的抢劫，他们不停地叫他“怪人”、“笨蛋”，甚至更损的“半脑”。所以他现在总是留在房间里看电视。旅店的经理每周一次检查他的房间，给他零花钱，向他解释，他账上还有多少钱。保罗估计，这大约花十五分钟时间。

他每周的大事，也是他翘首等待的，就是去诊所。为此，他在他的黑色西装上衣下加了件黑色背心或灰色毛衣。有时，他在医院边上的礼品店里买支康乃馨，并请那里的义工帮他别在上衣的翻领上。我从我的前任同事手里接过保罗，后来我又把他交给了我的继任者。无疑，在过去的几年里，他已被移交过好几次了。保罗没什么话要说，但他喜欢每周重复同样的问题，而且已经变得很会回答它们了，只要你以同样的顺序慢慢地问他。任何一种新的问题都会使他招架不住。简单地改动一下问题的顺序，也会造成对他的注意力和记忆力的过重负担。他告诉我，他只是喜欢坐在那儿听医生说话。随着时间的推移，在看了他的大量病历，并不动声色地加进新的问题，让他有长时间的思考回答，我终于对保罗有了很多了解。

也许，我了解到最重要的资料，是他非常容易感到窘困。他知道自己“脑袋有问题”，并努力掩饰他的缺陷，因为，正如他每星期至少告诉我一次，他“不要人们嘲笑他”。保罗假装自己过着正常的生活，自己是“独立”的，而且“靠我自己”。他拼命想要被看作正常人，就像在医院的自助餐厅里吃饭，去医院看病或向路易买报纸的其他人一样。但他的残疾是那么明显，甚至连他自己也不得不承认他是不正常的。他会加上一句：“不过，也不是那么异样。”

我每次见到保罗都会觉得十分悲哀、怅然：生活竟会如此寂寞，人际接触竟会如此匮乏。但我相信保罗并不这样想。他只是努力做着他所必须做的一切，他感觉到的不是悲哀，而是羞耻，因为他知道自己不正常，每个人也都是这么认为的，而他希望能被划入正常人之列，虽然他知道自己能力不够。只要一整天过去，觉得没人盯着他看，嘲笑他，或者待他“像个小孩”，那就是他的一个好日子。

我了解到他是如何常常感到羞耻：因为医院里的孩童呆呆地盯着他看，还模仿他的举止，因为患者家属避免靠近他坐下，因为医院的警卫人员在他走过时做鬼脸，因为账台的女收银员会催他：“快点，快点，我们不能一整天就等你一个人数零钱。”最不堪的是因为杂务管理员们叫他“木偶”。我发现自己也无意间加入了这种行为行列。我有那么多患者在等着我，和保罗又实在没什么与医疗有关的事可谈，我会中断谈话，想早点收场。这时我会在保罗脸上看到这种羞耻的表情，像是在说：“我回答得不好，是不是，医生？我甚至不知道怎么做个脑子受伤的病人，是吗？”保罗·森萨堡夫的个性已经变得很幼稚，他的认知能力也非常有限，但他对别人的反应的敏感性却完整无损。他不断地努力，要想向别人和自己表现，他是一个人，他并不比其他人缺少什么。我时常想：医院这个组织，对那些坐轮椅的人、盲人、需要接氧气、或特殊忌食、或生活料理帮助的患者提供生理上的保护。然而，在医院里，且不提在外面，是否应该有任何保护患者羞耻心的措施？

就如左拉等人所论及的，病残使残疾人处境困难，他的世界与残障之前不一样了。别人对他的反应十分复杂，包括从迟钝的疏忽，到令人难堪地过分关心。一般人、家人或医疗专业人员很少能站在残障者的立场看待他们。他们期许他努力“掩饰”、“得过且过”或正常化他的处境。保罗·森萨堡夫的脑部创伤使他丧失了部分日常生活的技能，但他也为自己开辟了一个世界。就像他常常告诉我的：“我是个成年人，我和别人一样。我会照料自己。”在他看来，他的那个世界最要紧的事，是他需要“像其他人一样”，不被看作不正常，不要成为笑柄，不要被拒绝或者被认为不近人情。在这种情况下，医生的任务应该是努力理解那个世界的界限和可能性，用医生的术语对病残患者的需要和潜力作出反应，并尽他所能避免使患者觉得自己像个傻瓜，或者不是完整的人。

在一年多的时间里，我每周会见保罗·森萨堡夫四十五分钟。我记得只有一次，我们的交谈远远超出了固定的问题范围。那些回答是他用剩余的记忆长时间努力的结果，他一边复述一边品味，似乎这些回答是他送给我的礼物。在一月份的一个寒冷的冬日，我乘坐的火车因大雪而延误了，当我终于到达时，候诊室里坐满了前来就诊的患者，保罗已经等了数小时。我竭力为自己说明迟到的理由，然后把保罗带进会诊室。我向他致歉，并向他解释由于时间有限，那么多患者在等待，我只能与他谈几分钟。他似乎不能理解。我唐突的态度和缩短预定的时间伤害了他，他试图告诉我，这个面谈是他每周最重要的一件事情，是他以极愉快的心情等待着的活动，他的一周生活都围绕着它来安排。而且，他有一件特殊的事要告诉我：他又遭抢劫了。他说的时候显得那么骄傲，以至于我起先不相信这事真的发生在他身上。我以为这可能是他在电视里看到的，或者是梦见的，抑或是幻想出来的。最后当我弄明白时，我告诉他，必须等下星期会见再说了，这次没时间。

他看来是受到了严重的伤害，像个失望的小孩。我不知道怎么办才好。护士不断来提醒，说又有些患者必须马上见我。我仍觉得不能让保罗就这么难过地离去，于是，我向他解释我的难处。对此，他说了以下这段话：

> 没关系，克莱曼医生。我已经习惯这样了。我只是个小人物。我几乎已不能算是成年人了。我知道真相(这时，局促不安的笑容从他脸上消失，他开始哭泣)。我这里，不完整，像他们所说的，我是半个脑袋，是不是？对我来说，这个世界太快，对不对？人们太大了，他们生气时会伤害你，对不对？对我来说，这实在是个太危险的地方。也许我应该住进一个家中，你知道我的意思，一个适合像我这样的人的家。

我感到深深的悲哀如潮水澎湃，我觉得我的眼睛湿润了，我也许应该与他一起哭泣。接着，我感到气愤——还好不是对保罗，而是对这个弱肉强食的世界，因不正常、怯懦、脆弱而经受不公正的经验感到气愤。我旋即安慰自己，这并不是事实的全部；保罗本人就是人道医疗体系的受益人。但是，我不能不觉得，是我，应该感到羞耻，而不是保罗。

第十一章　慢性疾痛的社会环境

在我长期的疾痛期间，你一直欣然对我亲切温柔，我希望，不论以后健康或生病，都不会使我忘记那份对待。而且，在我们分离后，你也不会从我心中消失。然而，一个病人，除了他的病，还能说什么呢？他的思想必须集中在他自己身上；他不能接受欢乐，也不能给予快乐。他所探寻的是疼痛的减轻；他所作的努力是抓住片刻的舒缓。虽然我现在就在山峰下，你却别指望我告诉你，山峰的奇观，山坡、溪水、山洞，或者矿藏之类。我要告诉你的是，亲爱的先生，在过去的大约一周时间里，我的哮喘症状已经缓和些了，希望你听到时不要感到不满。

——塞缪尔·约翰逊(引自 Boswell，［1799］1965，1347)

双 重 束 缚

人类学家琳达·亚历山大(1981；1982)有一系列根据她在透析治疗中心的工作经验而写的深邃的论文。其中，她引用了格雷格里·贝特森关于社会关系的双重束缚理论，来描述医护人员对重症病人提出的相互冲突的要求：首先要独立，不要消极和依赖，要积极参与你的治疗；但是，当你的病情恶化时，就要顺从地把自己交给我们，我们则会因为你所做的或没能做到的事，而怪罪你加重了你自己的病情。通过案例描述，亚历山大揭示了这种双重束缚是如何误导患者，使他们产生负罪感。这种做法干扰了有效的医疗措施，长此以往，还会使患者和他们的家人心灰意懒，因而导致久治不愈，遥遥无期。杰弗里·朗豪佛(Longhoffer，1980)描述了骨髓移植病房中许多患者和家属的类似现象。也许，问题在于高科技和分科治疗场所的结构。在门诊部，患者被期待成为积极的治疗合作者，可是，一旦需要进入急诊室或住院治疗时，他们则被要求乖乖地顺从，整个治疗完全由医生和护士控制。患者的这种积极和消极的行为阶段，在慢性病人的医疗中，以及患者与家人和朋友的关系中，也有相似之处。

马修·蒂默莱是个三十六岁的黑人邮递员，患有糖尿病引起的慢性肾脏疾病。马修先生对他在透析部的医疗和护理情况作了如下评论：

> 信号不断改变。起先他们告诉你带着球一起跑，并帮助策划比赛。然后，当情况改变时，他们把球从你手里拿走，并告诉你，不再要你参与决定，那是专家们的事。这种做法会带来极大的挫折感。我到底是把自己交给他们呢，还是参与决定？当我情况好时，他们驱使我多多参与，对医护负责。当我病情恶化时，他们说，这都是因为我做得太多才有这样的后果。你永远是输家。

菲利普与吉尼亚·威尔逊夫妇去了当地教学医院的遗传咨询中心，因为吉尼亚生了一个有多种缺陷的婴儿，出生不久即夭折了。吉尼亚对他们在那里的情形作了如下描述：

> 坦率地说，那是非常混乱和不愉快的。他们给你解释是很充分，你是应该可以为你未来的怀孕作决定。但是，那么多情况都是未必发生的，都是基于可能性之上的，资料远远不是完整的。你感

到非常不确定。我们怎么能作决定？我们不是医生。他们向你作解释时，要么把你当小孩，好像你什么也不懂，要么就把你扔进游泳池，不给你足够的课程和训练，就要你自己游。他们也根本不考虑你的情绪和感受。生了一个有这么多问题的孩子，难过的心情是可想而知的。我们感到精疲力竭、失望，对她的死感到悲哀。在这种压力下，你不可能以一种客观的方式听取信息，更别说作出决定了。我想这是一种心理学中的假相容关系。我们需要有人表现得像真正的医生，帮助我们在现实生活中作决定。不要把任何事都推到我们身上。接下来怎么样？如果事情变得不好，那是我们自己的决定，我们应该受到责备。但我猜想，他们在法律上是可以逃脱干系的。

凯文·奥马尼克斯，五十二岁，爱尔兰裔美国人，是个保险业务主管。他患有慢性阻塞性肺部疾病，他的家人和医生都相信这是长达三十五年的严重吸烟史的后果。他的妻子，玛莎，是个大学毕业的家庭主妇，两个女儿和一个儿子都已成年。玛莎这样评论凯文的疾病对他们家庭的影响：

他一直给我们添加束缚。一方面，他是那么专注他自己的问题，似乎与我们不断疏远，却仍要我们的关心；另一方面，当我们要他，不，是求他停止吸烟时，他叫我们不要管——这是他自己的问题。但这不是他一个人的问题，这也与我们有关。如果我们对他不作反应，他会怪我们对他的病不管不顾。怎么办？我们太纵容他了吗？或者，我们应该大叫大嚷，与他辩论我们的观点？

奥马尼克斯的儿子乔治，是个法学院的学生。他认为他们家所处的这种两难困境，是慢性疾病的一部分。

> 总之，这就是我们家的结构。爹爹是独裁的。但有时候，他似乎把妈妈当作他的母亲，这种时候，他需要我们的帮助或者接管他的问题。我们家的情形一直是这样的。疾痛只是使这种情形更清楚。我认为这样不好。这样，他会继续吸烟，也会影响治疗方案。如果你问我的看法，那我就说，这个热与冷的循环，就是问题的一部分。我确信它使他的情况恶化。对我们来说，这是令人无法忍受的。

（在此章的后面部分，我们将回过头来讨论家属对慢性疾痛的反应。）

在疼痛中心

好几年时间里，我负责一个大型慢性疼痛中心的精神治疗联络事务。这个中心的住院部，每周有一次研讨会，评查病案的情况。这个研讨会由一个麻醉师兼疼痛专家主持，有十五位来自相关领域的与会者：康复医学、心理学、护理、社会工作、理疗、职业疗法、精神病学，以及其他医学专家(比如，特定的病例，有骨科和神经外科专家参加)。这个治疗方案企图把生物医学与行为治疗方式结合起来，对付那些传统医学和外科手术无法治愈的严重的疼痛患者。许多病人的住院费是由州政府工人赔偿基金或其他残障基金付款的。

每周一次的会议在一个狭长的房间里举行。这房间的一组窗子向外，另一组向着病房本身。它平常被用作患者与家属的休息室，里面的座位常常不够我们这一群人使用。那里的座位被排成修长的椭圆形，大家紧挨着坐，尽可能围成一圈。会议由麻醉师主持，他是疼痛住院部的负责人。他背对一扇向外的窗户而坐，挨着他左右边坐的是两位行为心理学家，他们负责这个部门的大部分治疗。然后是康复医生和其他专家，接着是护士、社会工作人员、物理治疗师、职业治疗师。非医生的专业人员习惯于背对向病房开的窗子而坐。精神科医生常常与社工和护士坐在一起，有时与其他专科医生坐一起，偶尔拿个垫子或凳子，坐在椭圆当中。当讨论病例时，患者的图表由一个专业人员传到另一个，于是，对患者的描述，一会儿是从生物学的角度，一会儿是从行为心理学的观点，一会儿是从物理治疗的方面，如此等等。对入院不久的简单病例，讨论的时间一般不超过十分钟，困难的病例可能要半小时。

这个会议的组织安排，对疼痛患者治疗的结构模式，是个不错的隐喻。麻醉科医生和他的生物医学模式是总负责。但是，事实上，在大部分病例中，行为评估和治疗程序在患者的治疗和护理中，是更为重要的方面。因此，行为科学的观点一再受到生物医学观点的挑战，反之亦然。护士、物理治疗师、职业治疗师和社工常常比医学专家有更重要的信息可以提供，但显然身份比较低，所以他们的意见总是受到医科疼痛专家的压制。他们背对着病房的患者而坐，颇具象征性。虽然在其他场合，他们也提倡重视患者的参与，但在这个单位，他们却放弃他们的立场，认同医学专业人员的观点。联盟要使不同学科凝聚和融汇。精神专科在医学界的边缘地位也在这会议的座位上反映出来：一周与医学专家们坐一起，另一周与非医学专业人员坐一起，偶尔独自坐在这群人的中央。

虽然大部分患者都沮丧、焦虑，但这些精神问题却为疼痛专家所低估，或者被他们解释为疼痛的行为性后果，或者是长期疾痛的伴随现象。等到病案讨论轮转到精神科医生时，医学和疼痛行为专家们已经占用了大部分时间，其他所有学科的人想要发表意见，却只剩下一点点时间。于是，患者的精神状态、疾痛的意义和经验，几乎总是勉强地在最后一两分钟中提及，匆匆走过场。

行为心理学家往往能够帮助那些已经放弃希望的患者。他们试图以强硬的发言压倒生理医生，并企图表现出冷静的科学性。比如，他们称这个中心启用的心理测试为“头骨 X 光片”，把它说得似乎能有效地了解患者的意图、担忧和欲望，认为这当然不是纸和笔的问卷能够做到的。他们也谈到了疼痛长期过程中的恶化或维持的环境刺激因素；他们把疼痛称为行为，而不是经验；在他们看来，患者和家属是在互相利用，并利用医疗系统。我常常觉得，他们的论断过于粗糙，只为自圆其说，甚至比生物医学方法更缺少人性。因为在行为治疗师的分析中，患者常常被剥去了作为病人角色的保护，被看成与利用疾病牟利和诈病没什么区别。

生理医生和心理学专家都没有花时间去思考疼痛对家庭或社会人际网络的影响。当讨论到家庭时，它(以及工作场所)被看成是离谱行为的温床。我这里不是要给读者留下生物医学和行为学方法无用的印象。就如我前面已经说过的，它们对危及生命的急病常常有效，然而，它们往往不能对此书中讨论的问题作充分有效的研究。我认为，这种失败极大地限制了医疗护理的价值，导致某些可以预见的滥用，也助长对所知甚少、效果极有限的健康问题作出近乎无所不知的危险的声明。甚至护士和社工提供的关于患者的图像也缺乏社会性，也不理会他们的大部分故事：他们的疼痛如何影响他们的生活经历，同时又是如何受生活经历的影响。在留给精神专科医生发表意见的一两分钟里，他没有机会充分地涵盖问题所涉及的范围；当他试图这样做时，麻醉科医生和行为学专家就清楚地表示，他们真正需要从精神专科医生那里听到的，是关于适当的精神药物治疗的讨论。

我确信这个房间里有怨魂。因为每次讨论病案时，那些家庭悲喜剧和工作场所的情节剧中角色的幽灵似乎在角落浮游，看不到，也听不见。由于疼痛的社会环境没有得到充分的研讨，所以，行为调节很少有机会能切中疼痛经验的那些要害问题，一旦患者离开了完全人为的医院环境，回到真实的世界时，那些问题就有可能破坏和抵消治疗。就这一点来说，以这种生物医学加上行为心理学的聚合模式认识和治疗疼痛，会导致疼痛长期性的问题，而这种模式正统治着现行的疼痛治疗方案。在这两种观念中，患者要么被当作台球桌上的一个台球，被无形的力量撞得团团转；要么被当作一只社会的病态蜘蛛，使医护人员、残障服务专业人员和家庭成员陷入他自己编织的网中，他拉紧网丝，今天操纵这一派人，明天利用另一派，把他们都吸干。

让我们来看看这种治疗方案中的一个病例。海伦·温思罗普·贝尔，二十九岁，来自乔治亚州的农村，是个牧师的妻子。她患手臂慢性疼痛已有六年了。她动过八次手术，用过两打以上的药品——其中两种是处方的麻醉剂，她曾经短期上瘾，而且她已经换过四个不同的家庭医生；两个当地的诊所已经对她“束手无策”；贝尔太太在疼痛中心住了将近一周，研讨会对她的案子的讨论花了三十六分钟。首先，麻醉科住院医生回顾了以往的病史，X 光片、神经和肌肉的检查结果，验血和其他生理检验报告。然后，一个行为心理学专家读了心理测验的一长串结果：抑郁、焦虑、身体专注、歇斯底里的个性特征、非常易怒。每个人都会意地摇头，有几个人还以笑话说明贝尔太太是个心怀敌意、非常难缠的患者。有一点很明显，疼痛似乎是她对丈夫表示生气的一个有效方法。社工报告说，对贝尔太太的访谈非常困难。她否认所有问题，即使病历上写着她不喜欢牧师太太的生活，并已经濒临离婚的边缘；还有报告说，疼痛评估和治疗已经用尽了家庭保险和积蓄，而她与丈夫的关系处于冷淡疏远状态。资深的心理学家还补充说，这对夫妻的性关系据说已经中断，而且，据病房工作人员观察，她丈夫来访时她的疼痛会加剧。他解释说，这是患者“利用”她的疼痛来操纵她的婚姻关系的证据。这时护士插进来，提供对贝尔夫妇关系的进一步印象，却原来是一些非常矛盾的证据：他们曾经看到她与他争辩，也看到他们手拉手，一起祷告。康复医生以干涩讽刺的口吻，表示他的疑虑：这位患者正在努力做物理治疗，而他认为这对她的康复是很关键的；但他怀疑，她手臂举起的高度和她练习的时间(从不超过十分钟)是否是她最大的限度。他暗示，她正在伤害她的康复，但没人愿意“要求她做康复练习”，因为大家都怕她生气。物理治疗师确证了他的说法，虽然其中一个仍有疑点。职业治疗专家则表示了完全不同的看法：她认为这个患者是做得太用劲了，太努力了，反而给她的手臂施加了太多的压力。

于是，与会的十五位专业人员展开了一场争论，九个人赞同第一种观点，其余的人则赞成另一种。(通常，疼痛病案不会引发如此决然不同的观点，即使有，也不会如此针尖对麦芒地表示出来。然而，当热烈的讨论真的在这个单位发生时，它们常常会一发不可收拾地升级，揭示主要组织上的紧张局面，以及个人间的对立关系。这主要是因为这个单位的主管缺乏决断力，不太受尊敬。)神经外科医生建议，虽然贝尔太太已做过八次手术——如果它们有什么作用，那就是使疼痛更恶化，并明显地限制了她动作的幅度和功能，仅此而已——但她可能还需要做一次新的、尚在实验中的手术，这个手术会“着手解决问题本身的原因”：也就是说，要针对她头脑中传递和增强疼痛信号的区域。一位住院医生恶作剧地问，这手术是否也会除去她脑部的生气核心。整形外科医生强烈反对他的神经专科同事，他下结论说，这个女人已经做过太多的手术，她现在所受的苦，大部分是由于手术造成的伤害。神经外科医生反击说，他的意思是立体定向的脑部手术的可能性不应该排除。麻醉主任医生承认，似乎没有一种治疗是有效的，包括神经阻断和镇痛剂。一位资历较浅的行为心理学专家指出，从患者的疼痛日志上看，虽然行为学的治疗方案只使疼痛程度从8减到6，但她的治疗才开始不久，所以，不管怎样，治疗的趋势是肯定的。他补充说，更何况，患者在用她的愤怒抵消治疗方案。他的话引起了异议，有个护士觉得患者是在“炒作记录”，使疼痛在报告上看起来减轻了些，其实，她的“疼痛行为”与她刚入院时没什么两样。另一位护士插上来说：“我们都知道慢性疼痛患者是怎么回事：他们全都怨气冲天，自我作践。贝尔太太有什么特别？”护士长说，她的特别，就在于她是那么充满敌意和消极对抗。她建议，也许我们应该趁她还没有闹出严重问题前，让她出院。“你们精神专科医生有什么话要说吗？”麻醉主任医生问，并提醒道：“我们只有几分钟时间，因为我们还有三个病案要讨论。”

这就是一九七九年的一个下午，我参加的一次疼痛研讨会的情形。我本来可以告诉他们，贝尔太太可以被诊断为严重的抑郁症，这是一种能够治疗的精神异常。但她有这些症状已经三年了，并且多次服用适量的抗抑郁药，对她的抑郁和疼痛却没有显著效果。我本来也可以告诉他们，我已经访问了她的丈夫，并发现他比他的妻子更沮丧。当他谈到结婚时她是一个健康、外向、活泼的女人，结婚后，她大部分时间都在生病和治疗时，他哭了。他的精力、个人和经济资源都已耗尽。他爱他的妻子，但不知道怎么办。她的疼痛问题影响了他们生活的每个方面，也严重损害了他的牧师工作。他知道这是亵渎神灵的，但他还是觉得上帝令他们失望。他无法忍受疼痛的长期性，它日复一日、年复一年地耗干了他们的精力。他的妻子如此可怕地被疼痛所牵制，根本不知道他在做什么，也不注意他们的两个小孩子。她甚至不能做最轻微的家务。每天有很长一段时间，她退避在自己房间里，无法忍受任何噪声，或者一个年轻家庭的通常纷扰。贝尔先生对未来和医疗系统已经失去信心，对自己的前景也感到疑惧。

我本来还可以告诉这群人关于我对贝尔太太的访谈。她以对待医院职员们的典型方式对待我，不想与我说话。她告诉我，除了疼痛，她没有精神问题，也没有任何其他问题。她否认心理因素加重了她的疼痛及其引起的病残。她告诉我，在她的婚姻和母亲角色中不存在什么问题。她说行为治疗把她当“罪犯”看待，而物理治疗师要求她做身体无法忍受的动作，这都让她气愤至极。我问她，她是如何学会处理“疼痛引起的”的愤怒的，在我看来，这种愤怒是那么明显。贝尔太太大声叫我离开房间，指责我冒犯了她，并叫嚷她绝对没有生气。

我与几位曾治疗过她的家庭医生谈过话。他们每个人都告诉我，在数次治疗无效以及一些手术和药物的副所用后，她最后总是勃然大怒而离开他们的诊所，他们还以为她会去控告他们，然而她并没有这样做。当然，他们也都对她非常生气，当她离开他们去找别的医生时，他们感到如释重负。因为他们觉得，他们对她的对立情绪会妨碍进一步的治疗。我本来可以在研讨会上报告这些谈话的。

我本来还可以报告我与海伦·贝尔的姐姐——阿加莎的一次闲聊。她告诉我，海伦一生都在生气。在这疼痛之前，是与她们的父母以及与她的关系导致海伦生气。她还告诉我，愤怒常常间接地通过慢性的身体不适表现出来：起先是头痛或背痛，后来是她的手臂和肩膀疼痛。阿加莎·温思罗普还告诉我，在她们家中，个人和家庭的问题是不能公开说出来的。

我知道，要在这么有限的时间里，回顾审视这些问题必将无济于事。不如告诉我的同事们，在我看来，我们都是问题的一部分。我指出，现在疼痛治疗中心本身已加入了相互愤怒、自我挫败的行列，这本来是贝尔太太的生活特点。我们现在的处境与她的许多医生、她的丈夫、她的姐姐，以及其他家人一模一样。虽然我个人确实觉得，更充分地了解她的个性会有助于治疗，但解读这个特别困难的病案的方法，不在于了解更多的有关贝尔太太的资料，而是要把疼痛作为社会关系网中的一种沟通的语言来研究。令人啼笑皆非的是，在分配给我的一两分钟时间里，居然会提出这个主题——对她的疾痛如此重要，对我们的讨论来说又是如此只沾点皮毛，因为我们对她的社会环境知之甚少，几乎没什么可讨论。正如有人所提出的，把她的疼痛当作一种隐喻，可能会有帮助，但隐喻什么，我们却几乎一无所知。我们对这个病案的理解不可能仅靠与贝尔太太的谈话来完成，不过，如果我们能够使她的抵触情绪放松足够长的时间，她的想法当然会是整个图景的一部分。我们需要一次微型的民族志考察，反映她与丈夫、子女、姐姐以及她所在的当地社区主要人物的关系——使疼痛的意义在这些关系中得以系统地描述。我很快补充，这样的一份民族志需要一些时间去调查产生，也许等她回家以后会比较容易完成。毕竟，家，而不是人为的医院环境，是她疼痛经验的真正环境。

我不能再继续说下去了，麻醉主任医生感谢我的介入，提醒我时间已经用完了，并问我是否真的不考虑让她接受最新的精神治疗药物。他温和地责备我的不切实际的建议说，贝尔太太正在这儿住院，“现在必须为她做点什么”。

我重述这个病例的目的，是要说明所谓慢性疼痛患者的综合、多学科治疗的主要局限。这种限制在其他慢性疾痛治疗的社会环境中，也同样存在。它根源于对疾痛经历的真实社会环境缺乏充分的估计。治疗部门只是患者的社会生活环境的一部分，而避免正视这一事实的倾向，使问题复杂化了。更何况，在临床治疗环境中获得的患者的资料难免有失偏颇。

疾痛的长期性，并非简单地由病理过程在一个孤立的人身上造成的直接结果。它是生活在与其他人有特定关系的相互制约的环境的产物。长期性也部分地产生于那些人际交往中业已成为共识的负面期待——这些期待束缚我们的愿望，打击和抑制我们的自我意识。患者意识到要表现得像个长期的病人；家庭成员和医疗服务者们懂得以这个观点来对待患者。我们共同参与了建筑墙壁，拆毁桥梁，把复杂的个人放在简单、单一的角色中（病残的、有生命危险的），好像这就是他们的唯一性质和全部所能。我们对有害的社会关系视而不见，自己也成了灰心丧气氛围的一部分，而且无益地增添了危机和恐慌的感觉。

为了了解社会环境对疾痛长期性，以及对症状和病残的摇摆的影响作用，我们必须看清患者在构成其生活环境的人际关系网中的实际处境，包括患者与健康医护人员、残障机构的关系，这些部门常常阻碍患者从受损害的角色转回到正常的社会身份（参见 Kleinman，1986；McHugh and Vallis，1986；Osterweis 等人，1987）。在此书的几位主角看来，疾痛的长期性使患者在感情和人际关系上如同处于地狱边缘。患者及其家属怎么理解这个讨厌却又能唤起联想的名词，是患者康复状况的关键。长期性之于他们是一种直觉，是对疾痛所涉及的不同社会环境交汇的习俗的直接感知。社会学理论把此称为行为“轨迹”（Strauss 等人，1983）和“文化表演”（Frankenberg，1986）。不过，患者把它形象地表述为通向地狱边缘之旅，我更喜欢这种表述。

长期病人常像那些困陷边陲的人，在完全陌生的边境地带晕头转向，徘徊流浪，急切地等待能够重返他们的故乡。对许多人来说，长期疾痛是种危险的边界穿越，是对重返正常生活的冗长的等待，也是对到底能否重返正常生活的永存的疑问，通过这个地狱边缘就像是穿过一个“敏感的神经”系统，一个凶险无常的区域。对有些人来说，这个穿越并不太困难，甚至有些人觉得，这就像其他人的日常生活一样。然而，对另一些人来说，这无异于被羁绊在自己痛恨而恐惧的绝望之中。这一比喻也应该使我们意识到长期疾痛的社会属性：进出口的例行手续、签证、不同的语言和规则、过境处的警卫、工作人员和叫卖者，尤其是亲属和朋友们，他们把脸贴在窗口玻璃上忧伤地挥手道别，有时他们会携带不能再重的行李，坐在等候室里，甚至一同走过这地狱边缘地带，经受相同的惶恐、伤痛、疑惑和损害。为长期病人发起的社会行动，在分离、转移和重新参合的形式中来回摆动，就像病情趋向缓和，然后又返回恶化，如此来回摆动一样。

医生对疾痛长期性的了解，必须建筑在慢性病人的不同疾痛叙述之上，并籍此作可能的直接观察。毫不奇怪，医生会认识到，患者及其家属关于疾痛意义的看法，是复杂的、改变现实真相的解读，是在不同的时间，对疾痛的过程和结果有更大影响的不同层面的诠释。缺乏关于疾痛及其医护环境的变化多样的微观民族志，我们对潜在的、可补救的苦恼和疾病的社会根源就将一无所知。恰恰由于这个原因，大多数医疗护理都盲目地进行。因此也毫不奇怪，医护专业人员习惯于浪费这些关于疾痛的知识，而这些知识如果加以系统地收集和诠释，会对长期疾病患者的治疗产生深重的影响。在第十五章中，我将回到这个问题，着重提出一种临床的民族志方法，医生应该将它运用于他们对慢性疾痛患者的医疗护理中。

疾痛的家庭后果

在我们那些关于慢性疾痛经验的意义的故事里，主角一直是患者和医生。但是，就如其中有些故事所表明的，家人在疾痛戏剧中，往往也扮演了主要角色。当我们倾听患者的诉说时，也许听不到家人的声音。这是因为，正如本章所引用塞缪尔·约翰逊的那段话所刻画的那样，慢性疾痛经验有自我专注和自我孤立的特性。然而，当问及家庭成员本人时，你就知道，疾痛对家人的影响是不容置疑的。

多尔顿·穆尔是个七十三岁的退休律师，他的妻子安娜约在十年前得了阿尔茨海默氏症（即老年痴呆症）。因为穆尔先生有钱，所以一直可以雇佣住家护士帮助照顾他的妻子。穆尔先生已经下定决心要在家庭环境中照顾他的妻子，所以拒绝把她送到疗养院，虽然常常有人建议这样做。他已成年的子女们说，他为照顾妻子奉献了自己的大部分时间，虽然她已不认识自己的丈夫了。

我不能让安娜去疗养院。也许这是我的自私。但我认为这是她想要的，当这可恶的疾病开始时，她就这样告诉过我。她说："多尔顿，如果情形变坏了，请不要把我送到养老院去。"我答应她我绝不。看到她神志不清，我的心都碎了，这就像，我几乎不能说她其实已经不在了。她不认识我和孩子们。如果没有护士，我不知道我该怎么办。我独自应付不了。我已经学会了喂她，给她洗澡，甚至带她上厕所。我已经放弃了我所有的兴趣爱好和我们的朋友。我想人们会觉得我这样做是古怪的。但是我们曾经是那么亲近，我和她都是对方所有的一切。我坚信家庭就是一切，我父母也是这样。我的祖父母死在家里；我和我的兄弟们一起照顾临终的父母。但现在是最坏的情形。看着她神志全无，没有记忆。这，嗯，先生，这是个活地狱。

我们的孩子来看我们，他们都哭了，我也伤心流泪。我们一起回述往事，试图回忆安娜得病前的样子。但我看得出，只要在这里待一两天，就使他们疲惫不堪。他们有他们的烦恼，我不能再要求他们的更多帮助。我吗？他把我变成了另一个人。如果你在十年前遇到我，我想你一定认不出我。我觉得自己至少比实际年龄老十岁。我担心要是我先走了，那可怎么办。十年来我从未有过哪怕半小时不担心和不伤心的时候。这种疾病不只是毁坏了安娜的心智，也夺走了我内心和我们家的某些东西。如果有人问起老年痴呆症，告诉他们，它是一种全家性的疾病。

梅维丝·威廉斯，四十九岁，是个建筑师，有三个孩子。她是个单亲家长，八年前她和结婚十五年的丈夫离了婚。她的长子，安德鲁，二十三岁，罹患遗传性肌肉营养障碍症。他现在坐轮椅，逐渐失去对语言、手臂和上半身的控制。这种疾病在他九岁时首次发生，但在他二十岁时才严重恶化。他的神经科医生诊断说，三五年内他将慢慢丧失活动能力，并伴随着心智的衰退，最终死亡。

我与威廉斯太太见面，不是由于临床会诊，而是由于一个田野研究项目。为了探究她对儿子的疾痛的反应，以及她对疾痛影响其家庭程度的评估，我已经对她作过数次问卷调查。

克莱曼医生，我发现这问卷显得可笑，希望你不要在意我这样说。我填了所有的小格子，但我觉得问题很肤浅。你真的想知道我儿子的疾痛有什么影响吗？好，那么你必须知道它是如何撕扯我们，将我和我丈夫分开，影响我们每个人，破坏我们的计划和梦想的。问卷上说："对你和你的配偶的关系，或与子女的关系的影响是轻微、中等、严重"，或者任何别的什么——你知道我指的是哪些问题——这与已经变成一个大汽锅的家庭挨得上吗？与要爆炸的愤怒、与使你哭干眼泪的每日悲伤、与为逃避伤痛和无能为力的离去，挨得上吗？这就是它所包含的全部，也就是你应该研究的总体影响，尤其是它深深绝望和挫败的趋势。我内心有个小小的意愿，如果我与你熟悉些，就可以对你大叫：医生，它坑害了这个家庭。

我们都不得安生，因为我们不能解决它。安德鲁的病不断恶化。它折磨他，也折磨着我们。我的丈夫约翰怪我，病似乎是来自我的家族这一边。约翰垮了，完全崩溃了。他无法面对这一现实，不能为我们任何人，甚至也不能为他自己做任何事。他出走，喝酒。他不能帮忙，没有一点帮助。但我不能真的责怪他。谁能预料会遇上这样的考验？每天必须挣扎才能继续面对它。我怪自己绝对做不到将自己的任何一部分与安德鲁的痛苦分开。我没有自由的空间，没有任何属于我私自的、得到保护的地方可逃避。它已经使我一无所有。一个母亲能怎么办？在这个恐怖的疾病和工作以维持家庭之间，我已经实在没有——没有——时间了。没有哪怕一点点时间留给自己。

再说芭芭拉和金(她的另外两个孩子)，看看他们的生活怎么样？他们感到有罪，因为他们是正常的；还有愤怒，强烈的愤怒，因为安德鲁占去了我的那么多时间和精力。我必须承认，我只剩下极少的时间给他们。但他们又不能表露任何这些情绪。当这个始作俑者正在一天天在你的眼前慢慢地死去，你怎么能够呢？所以他们不能对他表露任何情绪，于是将怒气发泄在我身上，就像约翰所做的，像安德鲁所做的，也像我自己想做的那样——因为没有其他足够坚强的人能够承受它。

现在，你告诉我，你如何将这些都包括在+3或-3的答案里，转换成一个数字？你如何将它与别人的反应作比较？我认为这种比较是不合理的。我们不是东西；这不是一个“人际问题”，一种“家庭压力”——这是一场灾难！我并没有夸大其词。在安德鲁的灾难之前，我们像其他人一样生活：日子有时好，有时坏，然后出现问题。但回想起来，这样的日子简直就是一种天堂，我都不敢相信那是真实的。现在我们都快累趴下了，有时我觉得我们也都正在死去，不只是安德路一个人。甚至连我的父母、兄弟姐妹也都不仅仅是受到“影响”而已。克莱曼医生，你看看你的四周——你看，你所看到的，是这个坟墓，是我们家的坟墓。

珍妮·海斯特的经验几乎与梅维丝·威廉斯的经历相反。海斯特太

太，六十三岁，是个家庭主妇。她的丈夫塞缪尔罹患慢性淋巴癌——一种在淋巴系统中缓慢发展的癌症——已有十二年了。珍妮·海斯特有两个孩子，四个孙子孙女。她相信她丈夫的瘤，她一直这样称它，“挽救了他们的婚姻——也许，甚至是我们的家。”

在同一个研究项目的调查中，她告诉我：

> 在萨姆被诊断得病之前，我和他已经差不多要离婚了。我们正打算分手，各过各的。他有他的兴趣爱好，我有我的。后来，发现了这个瘤。那真是震惊，我们都呆住了。我们止不住哭泣，而且又开始像刚结婚时那样谈话了，我们已经很久不这样了。我开始以不同的眼光看他。我想他也是如此。我们彼此容忍，眼开眼闭。虽然萨姆不同意我的说法，但有时我真的认为上帝这样做是为了让我们复合。反正，不管上帝是不是这样安排，我们真的已经在一起了。而且，不仅是萨姆和我，还有我们的孩子们。他们本来已独立，有他们自己的生活。你知道你二十多岁时是怎么样的：你开始松开束缚；你开始越来越少想到你的根，越来越多考虑你自己的处境和未来。他们开始了他们的事业，有了自己的家庭。然而，这个东西，这个瘤，奇妙地，对他们产生对我一样的作用。他们开始打电话，开始来探望我们。突然之间，他们非常看重家庭团聚。他们还变得孝敬——我的天，对，他们孝敬。萨姆和我拿这个病开玩笑。也许，孩子们没有想到这个瘤，我的意思是这种癌，会持续很长时间。他们以为可能也就是一年或两年，但现在已经十二年了，差不多十三年了。而萨姆仍然健壮地活着。但，最值得庆幸的是，我们都真正健康地活着，大家共同处于这种佳境。

慢性疾痛是极其多样的，因为我们的生活是多面多元、各不相同的。这就是为什么，如果我们要了解疾痛的意义，我们不能聚焦于它的内容。因为太多样性了：珍妮·海斯特和梅维丝·威廉斯，以及无数其他人的疾痛故事都是各不相同的。相反，我们应该探究疾痛意义的*结构*：疾痛意义构成的方式，意义产生的过程，决定意义以及被意义所决定的社会环境和心理反应。

疾痛对家庭影响有个共同之处：每个家庭必须弄清楚他们的经验，以某种意义接受它们，与其共处。在这样做的时候，所有使一个家庭区别于其他家庭的特殊性，会在经验赋予意义的过程中表现出来。文化和种族的差异、社会阶级和经济的束缚，以及其他种种因素，会在认同疾痛为家庭现实境况之一部分的过程中显现出来。要了解疾痛对家庭的影响，必须了解家庭本身，而不仅仅是疾痛而已。当家庭成为问题的焦点时，我们会看到，疾痛对家庭关系的影响如同对患者个人的影响一样深重。

在这一章中，我已经探讨了疾痛经验的三种社会环境：使一些慢性疾病患者处于两难困境的治疗场所、一个多学科疼痛治疗中心和一些家庭。我这样做是为了说明，疾痛不是简单的个人经验，它是相互作用和沟通的，有深刻的社会性。对疾痛意义的研究，不能仅仅局限于个人经验，它更多的是关于社会关系网络、社会形势、社会生活的不同方式的研究。疾痛经验是共有或分担的，是相互影响、洽商、互动的；它是构成完整的共同人生经历的一方面。如果我们对工作场所、学校，或者其他的社会机构作调查研究，也一定会得出同样的观点。疾痛深深地根植于社会环境中，所以无法与构成这个社会的结构和过程相分离。对医生，也是对人类学者来说，探究疾痛意义的过程也就是调查社会关系之旅。

第十二章　制造疾病：人为的疾痛

> 对一个受伤的灵魂，谁能忍受？……任何你能想象的担心、忧虑、愤怒、悲哀、痛苦、恐怖……凄凉、可怕、乏味……这还不够，远远不够，没有语言能够表述，没有人能够理解。这是地狱的缩影。
>
> ——罗伯特·伯顿(《忧郁的解剖》，1621)

少数病人有严重的精神问题——通常瞒着所有的人，除了亲密的人——由于各种原因，他们使自己的身体出现疾痛。制造疾痛的行为往往包括给自己放血，给自己注入各种细菌，在尿和大便的化验标本里加进血液以伪造严重疾病，给体温计加热以假装发烧，等等。当事人会掩饰这种行为，结果他们常常会受到精心的生物医学评估和治疗，用去医疗系统的大笔费用。以前，这种行为被称为闵希豪生综合征，得名于闵希豪生男爵(Baron Munchausen)[①]，一个以幻想的探险故事闻名的冒险家。在现代精神病学语言中，这一问题被称作人为疾痛。[②]对许多患者来说，这种不正常的行为成了一种长期的生活方式。它与装病不同，其后果往往不是得到经济的或其他社会性利益，反而使本来紊乱的生活更加一塌糊涂。

格斯·埃切韦拉就有这种问题。当我第一次会见他时，他三十一岁，是个历史学家，当时正住院做呼吸障碍连带贫血症的检查。他的生物医学检验结果显得非常矛盾和奇怪，所以他的医生认为只有迄今未知的一种肺部疾病或制造的疾痛才能解释这一切。他所住的那家医院以其系统和完整的医学评估而闻名，为了确诊他的疾病的准确性质，他已经在这里做过许多不同的检验。毫不奇怪，数种检验呈现了极为复杂的结果：胸骨骨髓样本显现他的胸壁有严重的感染，而由一个缺乏经验的住院医生做的肝切片检查引起了内出血。在这段冗长而复杂的住院期间，格斯变得极度抑郁，他要求与精神病医生会谈，而那天我恰好是值班的精神病医生。

当我来到他的病房时，格斯要求找个隐秘些的房间，以免我们的谈话受到进进出出的医护人员的打扰。我们一走进那个房间，格斯就恳求我尽快使他出院。他不由自主地流露出他的恐惧：那个住院医生在拼命地寻找其事故的原因，这无意间会害了他。他向我坦白，是他自己给自己放血，又把食盐水倒进自己的气管，制造了疾痛。于是，我安排他转入了精神病住院部。

下面的故事是格斯在住院时和一年的精神治疗过程中告诉我的。一年后，他没有再继续治疗，所以十五年前他向我诉说的故事缺了结尾。我在此重述格斯的故事，是因为它奇异罕见，对我们理解慢性疾痛与悲惨世界的关系不无可鉴之处。

格斯·埃切韦拉是芝加哥的一对波多黎各夫妇的最小的孩子，出生在美国一个最臭名昭著的城市贫民窟里。格斯的母亲四十多岁时生下她的倒数第二个孩子，几年后，又生下了格斯。她称格斯是个她不想要的

---

① 闵希豪生（Munchausen，Baron，1720—1797），德国乡绅，以擅讲故事闻名。——译者

② 人为疾痛也可被归入故意自伤症候群内，它包括反复自我伤害行为，如割破和烧伤自己的皮肤（见 Favazza，1987）。这些综合征可能发生在严重的精神疾病情况下，如精神分裂症、边缘型人格异常，或者自主性异常。它们也可能不是由于疾病，而是文化上规定的行为，例如，仪式性的戳刺、放血。

“鬼”婴，并告诉他和其他人，他因而注定会怪异、艰难、倒霉。我记得她在电话里也向我说了许多这类话，末了还加上：“鬼婴总是固执、坏脾气和邪恶。看看他对我做的这些事。”

埃切韦拉太太是个贫苦、辛勤的女人，有妄想狂倾向。从格斯小时候起，她就告诉他，她生他时中风，落下了右手轻度衰弱和右腿较重麻痹的后遗症，从此走路明显一瘸一拐，也不能完全使用右手。埃切韦拉太太认为，格斯应该为这个后遗症负责。她反复告诉他，这是他造成的。她还告诉他，他的出生是个错误，是她的不幸，毁坏了她的人生，并且也可能断送他自己的人生。从格斯四岁起，埃切韦拉太太外出做女佣时就把他留在公寓里。她通常一大早出去，很晚才回家，有时一去就是好几天。当她离开时，就把格斯锁在公寓里，要他自己照顾自己。当她回来时，如果他弄脏了自己，或者把家里弄乱了，她就会打他。有时候，他的兄弟姐妹会帮助他，但大多数时间，他们都不在家。他的父亲失业且有毒瘾，很少在家。如果在家，就殴打格斯和他的母亲，还拿走他所能找到的食物和钱。格斯害怕他的母亲，父亲则使他感到恐怖。他从很小时就自己照顾自己，六岁起就自己上街买东西，甚至煮鸡蛋和简单的饭菜。七岁起，他开始擦皮鞋、跑腿、做零工赚钱。

格斯小时候又矮又胖，小心谨慎，没有朋友，很少与别人玩耍。他相信，要不是他那么小就能自力更生，他可能因为因营养不良、常常被遗忘而早死了。他是个早熟的孩子，他的老师不久就发现了他的才智。学习成绩成了他的生活重心，但他仍然小心提防大人和其他孩子。他的淡漠离群行为、对书本的强烈兴趣和孤立无友，使他成了同学们挖苦取笑的对象，他们嘲笑他身体虚弱和才智聪明。他父亲的行为也是他受羞辱的一大原因。有一次，他父亲在街上得到毒品后，在毒品的作用下走进格斯的教室恐吓老师。他的同学认出了这个声名狼藉的家伙，都不依不饶地嘲笑奚落格斯，直到他逃开，发誓要离开他痛恨的父亲母亲，自己生活。很快，格斯惊人地实现了自己的誓愿：在十四岁时自己找到了一个房间，靠课后和周末打工维持自己生活。

由于母亲将她的残障归罪于他，格斯感到极度苦恼。他十三四岁时就开始到当地的医学图书馆去，尽他所能阅读了大量有关中风与生产的关系的书籍。他告诉我，他必须查明“我母亲的问题是否真的应该归咎于我”。在同一愿望的驱使下，他在他母亲生他的医院找到了一份工作。他想方设法接近收藏在医院病历室的资料。有一天，他终于发现了放置他母亲住院记录的地方，并想办法去查看它。然而，他还是不能确定，这些资料到底是确证了他母亲的指控，还是豁免了深深伤害着他的罪恶感。格斯告诉我，回想起来，他觉得这种感觉毒害了他的自我意识，扭曲了他的思想和感情。

大约十八岁时，格斯的罪恶感和自我憎恨感开始与阵痛和失眠相伴随，街上买来的药也不管用。格斯会整夜无眠，读书消遣了部分时间，剩余的时间则郁闷地沉思自己的过去。苦闷和自轻自贱的感觉是如此强烈，使格斯有一种不可遏止的伤害自己的冲动。在他租住的狭小、空荡荡的屋子里，用头撞墙已经不够解恨了。一天，他从医院里偷来了几支静脉穿刺针，站在盥洗盆前，在手臂上绑上止血带，刺进凸起的血管，把血抽出来。约十三年后，他声称，在那一天之前，他一点也没有想到在自己身上制造病痛。不过他发现，刺进血管，看着血流出来，能缓解他的压迫感。终于，经过数周每日放血后，他开始感到疲劳和衰竭。他去医院看门诊，但他对为其做检查的医生隐瞒了他的故事，反而声称自己不知道怎么会变得如此贫血的。

格斯记得首次获准住院多日作诊断性评估时，他高兴地看着那些医生们“忙得团团转，却找不出病因”。格斯觉得他终于为他母亲的事，对医生做了报复。在他数十次住院中，这种公正报复的感觉一直持续着。格斯已经走上了制造疾痛的道路，这与他最初的想象相一致。格斯的学术才华为他赢得了大学奖学金、出色的大学成绩，并得以进入了南方一所著名大学的历史研究生院。数年以来，格斯的人为疾病愈发严重：他引发了贫血症；他习惯性地将盐水倒入自己的支气管，导致肺炎反复发作，最终造成肺部组织的慢性纤维变性症。在几所美国著名医院里治疗时，医生们时常怀疑这是自我制造的病痛，但格斯从未被抓住过，也未被指控过。有时，格斯会在详尽的检查报告出来之前溜之大吉，但常常是在医院里能住多久就住多久，直到医生们迷惑不堪，引起调查，即使住院严重干扰了他的学业、经济和个人生活，也在所不惜。

格斯觉得，在每一次制造病痛中，他都能完全控制他的症状。他小心地控制吸入的物质，制造明显但有限的病理症状，足以引起他的医生的注意，但不至于严重危害他的生命。然而，在我们相遇的这所医院里，他遭遇了意外。在那儿，他感到自己已经失去了控制。他告诉我："我觉得他们决不会放弃，直到我死了，得到验尸报告。"

疾痛多少使他与他的母亲接近了些(他的父亲因滥用毒品引起的并发症，已经去世)。当格斯住院时，埃切韦拉太太会将她对儿子的恶毒妄想，转到他的医生身上。她还会帮助儿子从疾痛中恢复，常常把他接到她的家中，照顾他复原。然而，她固执己见，坚持他终究应该为她生他时的可怕并发症负责，认为他是个鬼婴，他与生俱有的邪恶性质注定他命运多舛。

格斯·埃切韦拉学会了生活在两种完全不同的生活方式中。在学校里，他看起来不仅是个优秀的学者，而且是学术团体中负责任的成员。他花费时间指导少数族裔的学生，并在当地城里的校外教学项目中担任教师。与此同时，格斯的个人生活却变得越来越异常。他有许多泛泛之交，但几乎没有任何亲密朋友，当然更没有一个他可以与之谈论自己问题的。从青少年时期起，格斯就收藏一个赤裸的美洲印第安人雕像，他正遭受残忍的西班牙主人的鞭打。这个施虐受虐狂风格的受害土著人雕像，一直是他童年时期的唯一知己：它与他一样，是孤独的，受其他人的排斥。对格斯而言，它已从宠爱物转变成物神，不管他搬到那里都带着它，并且学会了与它在精神上交谈自己内心的伤痛。有一次，他向我坦白，他的“朋友”观看他戳害自己身体的受虐狂仪式，并安慰他这种原始残忍的赎罪行为。

在治疗初期，格斯·埃切韦拉患有精神病型的抑郁症。他有自杀倾向和活跃的幻觉和妄想。借助抗精神病和抗抑郁药物，以及谈话治疗，这一阶段症状很快过去了。然而，在一年多的治疗过程中，他显然变得严重性格异常，而且一直未有好转。制造疾痛行为第一次停止了九个月——这是他十八岁以来间隔最长的一次。在精神病治疗中，我们通过分析他生活故事的痛苦细节，费力地寻求进展。格斯丰富的想象力和专业历史学技巧，转而被用来诠释他无法消除的罪恶感的家庭原因，以及仪式性赎罪的迷信病态。我了解他的生活后，开始看到了这些导致他的自残行为的联系。我觉得，虽然这些联系是解释得通的，但却是难以接受的。我感觉到一种强烈的拯救他的愿望——在治疗中最危险的信号。我可以确认他的痛苦，却不能肯定他的残酷的自我惩罚的行为，并强调，他必须停止这种行为。大约在那年年底时，我觉得他不敢告诉我，他又急需复发那种可怕的报复。当我向格斯质问我的疑虑时，他恼怒了。他说，他不再要依赖我们的关系，他要独立决定他什么时候停止。说完这些话以后，他干脆不再前来就诊。于是，我与他完全失去了联系。

格斯·埃切韦拉的疾痛具有深重的特殊意义，只有把它放在他内心生活的极端异化处境中，才能理解它。我见到他时，他已经处于沉痛的悲剧性连续剧的结尾。疾痛的个人意义永远是重要的，但它常常受到各种社会和文化意义的支配，这我在前几章已有所论述。然而，在许多人身上，心理的作用在疾痛过程中具有最大的影响力。即使在这类患者群中，制造疾痛也是非常少见的。

在我致力于慢性疾痛治疗和研究的职业生涯中，一共遇到过五十几个人为的疾痛病案。只有几个像格斯·埃切韦拉那样奇怪。他的故事也许会使我不寒而栗，让我自己的现实感受到冲击。然而，它告诉我，怜悯之心可以克服强烈反感，为完全不同的生活世界搭建桥梁，不管这桥梁可能会如何脆弱和不健全。这就是临床医生迟早要学的一课，通常是在更现世的现实中，即在对一般疾痛患者的医护中获得。人为疾痛指出了某些更黑暗、更迫切、较少缓和的性质，也显示了某种更不能用纯粹的认知或情感反应来重新诠释的特性。每个人为疾痛病案都揭露了我们内心世界的裂伤，裸露出伤痕累累的灵魂，它需要恐怖地重演感觉到的苦难经验。抑郁、焦虑、罪恶和愤怒等字眼，已无法正确形容深居于内、自我挫败的种种心理力量，它们制造和加剧了疾痛经验。如果说，其中仍有某种重要的东西没有被表达出来，那就是我们独特的个性方面，通常甚至连我们自己也被隐瞒。这种异常个性会使生活变成活地狱，使疾痛成为一种生活。

第十三章 疑病症：具有讽刺意味的疾病

创造始于模仿。

——克利福德·格尔兹(1986，380)

根据疑病症的定义，它是一种并未患病的疾病。在现代精神病学中，它属于一种长期症状，即病人不顾否定的医学诊断证据，持续有疾病恐惧症(害怕疾病)：该患者担心自己患有某种疾病，而医生却找不出其担心有任何实际存在的病理根据。用生物医学的二元论术语来说，这个患者有疾痛经验，却无疾病的生物学病理依据。要诊断疑病症，医生就必须确信患者担心的疾病是子虚乌有的。当疑病症变成长期时，医生也肯定无法说服患者相信这一事实了，因为如果患者接受了证据，相信他并没有患他以为正在作祟的疾病时，那他也就不再是疑病症患者了。就此书的宗旨而言，疑病症是值得探讨的，因为它有助于图解患者的意义和经验与医生的意义和经验之间的转换关系。在疑病症中，外行人与专业人员的意义和经验之间，也存在着差异。这个语义和实存的分歧，使医生和患者间意料中的紧张关系之弦绷得更紧。其后果是挫折和冲突，但也有讽刺意味的洞见。

在典型的医疗关系中，患者抱怨疾痛，医生诊断疾病。疑病症使这种原型颠倒过来。在疑病症的情况下，患者抱怨疾病(“我怕我是得了喉癌”；“我相信我会死于心脏病”；“我知道，我就是确信我得了自体免疫性疾病”），而医生只能确认疾痛。

在传统的教科书对疑病症的描述中，患者应该对其患某种疾病的担心深信不疑，即使他的医生不相信其患有此种疾病。但事实上，极少数疑病症患者处于这种精神病状态。[①]因此，对他们相信有毛病，而医生相信没毛病这种差异，他们会有某种程度的认识。疑病症患者持续的恐惧并非基于幻想的确定性，而是基于持久怀疑的深深不确定性。他既不能确信自己，也不能确信疾病不存在的临床诊断。这就是疑病症导致这么多生物功能检验徒劳无益的原因：疑病症患者知道，在疾病最初期、最幼微阶段，没有一项检验能够完全或精确地将它判断出来，因而也不能够绝对肯定他没有这种疾病。具有讽刺意味的是，面对医学界的不信任，疑病症患者被迫表现得好像他们没有装傻。[②]患疑病症的人，在日常生活中，也许是个非常有幽默感的人，但在医生的诊所里，却不动声色，自以为是，并且不会自我嘲笑。如果他在诊疗接触时会露出讥讽的微笑，那他就不会把他的问题弄得像是严重的事。当然，他和医生会在大笑中，软化他们之间明显荒谬的冲突。因此，疑病症患者必须不对自己的疑虑表示怀疑，维持这个虚构的社会性故事。或许，疑病症经验最使人困惑的部分，就是患者固执地怀疑他的意见是对的。当然，有些疑病症患者，对他们的抱怨似乎真的没有假装的感觉——他们本来就对自己的身体过分严肃，缺乏幽默感，而且总是担忧。

患者常常声称，他的疾痛表现是特殊的。因此，他觉得它不适合用既定的生物医学分类法来界定。但事实上，对临床医生来说，疑病症患者的表现，明明是他所见过的每个其他此种疾病患者的语言和经验的明

---

① 有一种少见的疑病症，患者缺乏理解力，而其疾病恐惧症具有所有的幻想特征（不被公众接受的顽固错误信念），这就是单症状疑病性精神病。这一疾病最值得注意的是精神病只限于此单方面的经验。

② “假装无知”是讽刺一词（irony）在古希腊文中的原始含义。

显翻版。患者的直觉认为他的病是独特的，而医生的直觉认为这疾病是教科书范例的翻版，这两者之间的冲突也不只限于疑病症：在许多慢性病人的治疗中，医患关系反复制造这种紧张。这种矛盾在治疗关系的沟通上制造了意料之中的问题。事实上，患者和医生的知觉都是正确的。出现冲突，是因为他们各自谈论的是对现实的不同模式的体验。患者表面上复制了与其他同类疾患者所共有的行为。然而，患者的行为也表现了他们生活中的特殊意义，而这些特殊意义塑造了疾痛经验，使其明确是自己的，而非他人的。对慢性病人的有效治疗的本质要素，是要将特殊的和复制的重新整合为整体治疗。①

对疑病症的治疗，包括说服患者，他们并没有染患他们以为已经缠身的疾病，他们患的是精神异常。②对医生来说，疑病症可以成为一种有教益的讽刺。因为医生知道，它并不像美国精神病学协会的法定诊断标准(DSM－III)所说的是一种疾病实体，它是多种精神病的症状之一，从精神分裂和抑郁到焦虑和人格异常，都可以发现这种症状。生物学医生也知道，他们助长了疑病症问题，因为他们所受的教育使他们表现得似乎永远不可能完全否认，患者的症状是隐藏的生物性病变引起的。没完没了地怀疑检查和检验是否彻底，是否需要下一个，是医生作为医学侦探的职业怀疑主义的一部分。因此，疑病症患者的怀疑恰恰是医生的怀疑的补充。医生心里明白，尽管试图说服疑病症患者接受否定的结论，他们自己却从未完全确定患者没有疾病。临床工作涉及的是可能性的问题，像生物学，而不是物理学(Mayr，1982)。医生从来就不能百分

① 也许，近年来没有一个词比整体性(holistic)更被滥用了。它很流行，被译解为心理-社会学上的专注、生物医学上合格的治疗，但它也已被功利地转化成销售一家医疗保健品牌的商业广告。我用的是较早意义上的整体性。

② 以躯体疑病症开始的患者，会越来越向心理疑病症转变。根据我的经验，这是个危险的、不愿看到的转变，因为在精神病学中很少有检查衡量的标准，不像医学的其他科类，可以证明患者(或精神病医生)所担心的某种疾病并不存在。

之百地确定，通常百分之九十或九十五就已经够好了，但永远有怀疑的空间。疑病症患者引发了医生的怀疑，使他们实在感到不自在。也许，这就是这种患者常常使医生感到厌烦的原因之一。

下列病案将例证我的观点。案情描述只包括四位患者生活中那些表现疾痛意义的讽刺性的方面。

隐藏的病症

阿尼·斯普林格，三十八岁，未婚，是一家小电脑公司的系统分析员。阿尼担心自己得了肠癌，因此连续十四个月去看医生。在此期间，他还咨询过他的家庭医生二十多次。那位医生最后介绍他去看肠胃科医生，做了上下胃肠道的 X 光检查以及胃镜、乙状结肠镜、肠镜检查(那是在光纤镜的直视下观察整个大肠、直肠和胃)。阿尼·斯普林格自己也去看了另外两位胃肠科医生，他们让他重复了这些检查，并给他做了胃肠道 CT 扫描(系电脑断层摄影，一种更准确的 X 光检查)。阿尼是由一位外科医生介绍给我的。他曾向这位外科医生咨询剖腹手术(通过外科手术窥探腹部)是否能侦测出癌症的发展。

阿尼·斯普林格与他的家庭医生已陷入僵局。

> 基本上他是个好人，我也知道他是个够资格的医生——至少我这样认为——但是，他就是不相信我可能患了肠癌。毕竟有许多小肠不是内窥镜或 X 光技术能够看清楚的。他怎么就能断定我没有得癌症？一旦你考虑到肠子有不同层次，而且，如果肿瘤还非常小，那你就根本无法确定。好吧，告诉我，除非把整个肠子拿出来用显微镜检查——事实上，如果要发现最早阶段的肿瘤，可能必须用电子显微镜——只要没有这样做，他，或者你，或者其他的大夫，怎

么能够确定，我的意思是百分之百地确定，我没有得癌症？

当阿尼的医生批评他对待疾病的方法，向他谈论或然率时，他们可能是站在坚固的科学基础之上，然而，就阿尼所担心的那种情况来说，他们是输了。

你知道，即使一个检查有百分之九十九点九的把握发现癌症，那么仍然存在着极微小的不确定性，不是吗？而就是那么一丁点，就足以发展成疾病。而且，显然任何地方都没有这样的检测，能够对肠子的检查做到如此精确。

阿尼对另一个医疗方案也“有备而来”。这个方案认为他的问题不是癌症，而是焦虑。他在我们第一次见面时就表明了他的态度。

我知道你是个精神病专家，克莱曼医生。但是，你知道，我的问题不属于精神病学，而是医学。我有许多胃肠的症状，我担心自己得了癌症，肠癌。到现在为止，检查结果都正常。不过，唉，我是说我最近去看的那个医生，路易斯大夫，一个外科医生，建议我去看精神病医生，因为他——像我的家庭医生和其他我看过的医生一样——认为我的担心，嗯，是没有道理的。我的意思是，他们觉得我是被担心罹患癌症的恐惧缠住了，目前这才是我的问题。我知道我对此感到十分焦虑。但是，如果你像我一样感觉到有患癌症的可能——如果早发现可能治愈——但你却不能说服你的医生，你会无动于衷吗？

阿尼·斯普林格对肠癌的担心并不是幻想。

我并不完全确定自己得了癌症。事实上，这么多检查的结果都是否定的，我常想它应该不可能存在。但接着，我又开始怀疑。你越在意它，就越会起疑心。我是个应用物理学博士和系统分析员。现在，当我阅读侦查癌症的医学文献的时候，我吓坏了，我是说，真的是胆战心惊：原来检验的否定性结果出错的可能性竟是如此之多(各种检验由于没能查出存在的病变，而误导出正常的检验报告)。科学并非真的那么可靠。或然性这个东西，嗯，对一个物理学家来说，真是疑虑重重。我是说，在物理学领域，我们依照定律行事，而生物医学领域没有真正的定律。于是，如果你要估计一个问题出现的频率，用或然率就行了，这或许在一部分人中很普遍。但当你要使一个人，譬如我，绝对确信，或然率真的是不能接受的，至少对我来说是这样。

固然，阿尼·斯普林格偶尔也会嘲笑自己对肠癌的固执的先入为主之见。

这真是荒唐。我干吗要怀疑医生的诊断？干吗对人人都以为是子虚乌有的东西如此耿耿于怀？我是说，这很可笑，真的很可笑。不过也许，假如我不曾花那么多时间和钱，我自己的钱，在这些事上，是可笑的。

我知道这是一种偏执的强迫观念。我也确实怀疑自己的担心。我有时会检视自己所做的事，在心里对自己说："这家伙疯了。"但症状真的很充分，虽然，或许不特别。忧虑还在继续，我无法排除它。有时候——我可以告诉你，但绝对不能告诉我的医生，否则他们会把我从他们的诊所扔出去——我感到吃惊，他们竟使我如此不开心，如此担忧。也有些时候，我想要极力说服他们，否则，他们会不相信我。我的处境是多么荒谬。当他们告诉我“没什么好担心的，你没问题”时，我怀疑他们；当他们告诉我，可能有点问题，需要做进一步检查时，我也怀疑他们。毕竟，照 X 光是危险的，内窥镜甚至会弄穿你的肠子。当我说服他们做某些检查后，我又随即担心自己也许会自作自受，被他们的检查弄出些什么问题。我真的知道，我来这里与你谈话，是有道理的。

阿尼·斯普林格患疑病症已有很长时间了。十年前，持续的头疼使他相信自己生了脑瘤。三年后，他才终于接受他医生的慢性紧张性头疼的诊断。这以后，他又疑虑自己得了皮肤癌，因为生了许多痣。阿尼多次反复做切片检查，以排除恶性黑素瘤的可能性——所有结果都是正常的，他甚至咨询过整形外科医生，有关进一步做大面积皮肤移植的可能性。他回忆说，他从小就害怕自己可能会有“隐藏的病症”。

就是这个东西，克莱曼医生，我就是感觉到，这东西是隐藏的，而我们必须去发现它。它潜伏在黑暗中。这是一种可怕的感觉，有点像小的时候，害怕楼梯顶端的黑暗。你知道，我是个系统分析员，我总是在努力整理东西，使它们更有序。我想你可以说，我不喜欢紊乱，即使在职业上也是这样。

他的症状抱怨中弥漫着隐藏的病症的隐喻。“我觉得一种模糊的绞痛，使人呕吐的感觉，我的小肠好像受到压力，你知道，我指的是隐藏的那部分肠子，胃肠科医生无法看清它们，这一部分可能有隐藏的瘤，癌。”而且，他总是把怨诉同癌症作为一种隐藏的杀手联系在一起。

你看，如果我们不能发现它——我的意思是，假如它一直隐藏着，然后长大、转移——悄无声息地，你知道——他会要了你的命，我是说我……你看，克莱曼医生，我无法接受，在一个像我们这样科学发达的世界里，我们竟不能确准，我们的身体里没有隐藏的杀手。我要用遍我们现有的所有技术，我要知道，而且要控制这个可能性。

极度较真的忧虑者

沃尔夫·西格尔，四十一岁，是个失业的商人。他执拗地相信自己得了严重的心脏病。在过去的十八个月里，他已经十多次进入当地医院的急诊室。每次他都抱怨胸口痛，双手发麻，喘不过气、呼吸急促和心悸。他觉得自己像是快死了。①

"他们认为我一定是个疯子，我知道他们会这么想。我可以感觉到他们在背后笑话我，但我对这些问题是极其认真的。每次我都觉得我快要死了。"

沃尔夫·西格尔有许多事要担忧。他担心如何才能找到一份合适他技能水平的工作；他也担心他已经给他的妻子加重了负担，她是银行办事员，必须养活他们夫妇俩；他还要担心他的父母，他们都老了；他担心他的投资，最近情况不好；他担心他的网球比赛，他从来没有赢过。不过，沃尔夫（"就叫我沃尔夫吧。其实我只是一只披着狼皮的羊，却起了个名叫沃尔夫。"）最担心的是他的身体："它正在变坏，年龄是部分问题，运动也不够多。我太爱吃。胆固醇引起了我父亲的心脏病，我的胆固醇正处于正常范围的高限。"沃尔夫以前担心换气过度症——一种长期疾病——哮喘（他没有这种病，但他的祖父和兄弟都有）和糖尿病

① 这些症状都是与惊恐发作相同，是焦虑性障碍的一种形式。以前，它被称为换气过度症候群。现在，惊恐性障碍被认为是引起换气过度症的原因之一。

（“它出现在我母亲家族中”）。他甚至担心自己有焦虑症：“我是个绝对认真的忧虑者，一个天生的忧虑者，除非你见到我，否则，你就不知道什么是担忧。”然而，这十八个月以来，他主要担心的是他的心脏：“他们告诉我，我的心脏是正常的，完全正常。真是瞎说！如果我是正常的，我怎么会胸疼、心悸或者手发麻呢？他们认为我是正常的，天晓得，我知道我不正常。”

沃尔夫去同一位内科医生处看病几乎有十年了。他也曾给沃尔夫的父母看病。

> 现在，我的医生哈里，与我之间出现了问题。他说，我对心脏的状况过分认真；我应该放松些，不要担心那么多；不要在意它，它自然会消失。“小狼，”（他认识我很久了）他说，“不要担心，你的心脏没有问题。这是你的神经太紧张了，少安毋躁，带你的太太出去吃吃饭，消遣享受一下。”你会觉得他不了解我。当我有问题时，我担心。这是个问题，所以我担心。他是否是在告诉我，这不是个问题？

与沃尔夫·西格尔谈话，是种奇怪的经验。开始时你快要大声笑出来了，因为他就像疑病症的漫画人物，并且带有种族的风味。但过一会儿，你就了解，沃尔夫是绝对严肃的，[①] 至少在我的办公室里是这样。沃尔夫在自己的疾病问题上，毫无幽默感。但在别的事上，至少，他眼中会有些许调皮的光亮。他喜欢机灵地对答，说话时总是添油加醋，朴实的偏见有点可爱。但一说到他的症状，他就变得非常无趣。他没完没了地说，往往重复好几次，完全置身度外。

---

① 我想伍迪·艾伦在电影《汉娜姐妹》（*Hannah and Her Sister*）中的表演使人联想到与沃尔夫·西格尔，但是没那么搞笑。

我告诉沃尔夫·西格尔：他的问题是心身交感性的，是一种过度换气、惊慌，以及它们的生理伴随状况的混合；我认为，治疗焦虑障碍症，矫正助长焦虑障碍症的性格特性，可以减轻，或者实际上消除他的疑病症。对此，他似乎愕然：

> 大夫，我是说，我已经见你三次了，而你也认为没有什么可以担心的？我的忧虑是个人性格问题或者焦虑障碍？既然你喜欢，我同意你说的，我是个忧虑者，有焦虑性神经病患，但，一个疑病症患者？我？沃尔夫·西格尔？一个愿意交出自己的右手，只要能免除这种痛苦的发作的人？我是个坚忍主义者，不是个疑病症患者！如果这话你听起来像是夸张——这不正是你用的字眼？——我可以向你保证，它感觉起来并不如此。我担忧的是我身体的真正问题。我没有时间担心心理问题，我也不会去担心它们。也许，在这里我得强调我的症状，这样你就可以知道到底是怎么回事，就可以了解我正在经历的——折磨。这就是我的感受。没有多少人能够忍受我所经历的痛苦。我的心脏，才是问题所在。其他的担忧，都是旁枝末节，暂且不管它们。我到你这里来是为了真正的问题，我的心脏疾病，而你却像哈里那样对待我。你不相信我，这让我难过。让我来告诉你今天午饭后我的症状——不过我没有去急诊室……

“一根筋”的翻译员

格拉迪丝·迪·伊斯法汉迪安莉安，四十九岁，未婚，是个亚美尼亚裔美国人，在首都华盛顿的一家国际机构当翻译。她出生在前苏联，能流利地说七种语言：亚美尼亚语、英语、土耳其语、波斯语、法语、意大利语和俄语。她说她感到胸部不适已十五年多了：压迫感、触痛、隐隐的和剧烈的疼痛，不过大多数时间是一种“不适感”——她用她的七种语言表达的词。“这些词或多或少是相同的——在我胸中有一种模糊的、不定的、恐惧的感觉，它好像包围着我的心脏。”十五年来，迪在大多数时间都有这些症状，因此她已经看过数位医生，担心自己得了心脏和肺部疾病。

> 也许心和肺都有病。伊斯法汉迪安莉安家族中有这种现象。我还吸烟，因此，这是……是令人奇怪、简直难以置信的，但在这些年中，真的就没有一个医生能够发现疾病。我已经做过许多检查，有时某个检查会发现有点不正常，但结果还是没事。这真是可怕的经验，经历了这些年的疾痛，与它们共舞。什么？我该怎么说呢？有失落感，你也许可以说，是在地狱的边缘。我既非健康，也非生病。我的疾痛是莫名的。哦，我被告知，它是“与压力有关”、“心身交互的”、“疑病症的”——也就是说，只存在于我的想象中。真是瞎扯！如果问题在于我的脑子，怎么我会觉得胸部不适？荒谬！那么为什么我来看精神病医生，而且不是第一次呢？那是因为塔哈迪医生说，去看看“是否有心理的因素在起作用，是否能够治疗”。也好，除了花时间与一个精神病医生交谈，我还有什么其他更好的办法？原谅我的烦躁，不过，我还是很高兴与你见面，同教授谈话当然可以有所收益。我的问题在于我的胸部，不在我的脑袋。

迪是个漂亮的、见多识广、到过许多地方的职业妇女。然而，当她谈论她自己时，她的每个措辞巧妙的句子的开头或结尾，不是描述她的症状，就是复述她对症状后果的恐惧。

也许我会死掉。他们会说，我活得太短了，来不及等到医学弄清楚病理的性质。他们或许会称这种疾病为“伊斯法汉迪安莉安症”，因为看来我是第一个生这种病的人。不过，这未免太傻了。在我们的家族中，有许多人有同样的问题，他们告诉我，在家乡这是很普遍的。如果我不因此病而死掉——我不像病得那么重的样子——那我也会精疲力竭。它已经占用了我太多的时间，干扰我的所有活动，甚至我的翻译工作也受到妨碍。

不要对我说压力之类的事，大夫。也请不要谈论什么抑郁和焦虑。问题不在于这些，我可以向你保证。问题出在这里，就在这里，在我的胸部当中——是心脏和肺受了伤。你为什么需要知道我的个人历史？它和心肺疾病有什么可能的关系？

我正考虑立遗嘱把我的遗体捐献给科学。或许只有到那个时候，才能够判断细胞和人体组织哪里出了问题。但是，这太可悲了。当发现疾病时，我已经死了。对我来说，为时晚矣。

在我们的几次面谈中，我发现要把话题转向迪的感情和个人生活是极其困难的。最后我终于得知，她的“心肺疾病”是因为她和她的长期男友奈基·卡什里之间坎坷的关系而加剧的。奈基·卡什里似乎永远都在马上就要娶她的当口，突然中断，要求更多的时间“对它加以考虑”。

他要考虑什么呢？已经考虑了八年？对，对，奈基可能是我疾病加重的一个原因。你是对的，看看他对我的心脏还有我的肺部都做了些什么。他是个无赖！托马斯·曼的《魔山》中的一位主角说，热情是疾病，或类似的话。但我不认为这是起因，这只是我疾病恶化的诸多原因之一。

在我们最后三次面谈中，迪赞扬我说："我很高兴，你现在问我，我的疾病使我感觉如何？也就是说，你现在意识到，你是面对一个有真正疾病的人。你一定要写信告诉我的医生，你能够帮助我说服他们，我是个心肺疾病患者！"在这同一次面谈中，迪也对我说：

你力图用另一种方式解译我的疾痛和我。我觉得解译中有个问题，而我正是这方面的专家。我说的是躯体的感觉——不适，压迫感，一种模糊的不适感——而你讲的是隐喻和双关语。这不是心身疾病，这是我的身体疾病。精神能够存在于躯体里吗？我不相信这种说法。但话又说回来，我们说热情是存在于心中的，假如热情是一种生理的状况，那它可能会加剧原有的疾病。你把我弄糊涂了。问题比你想象的简单，它就是一种心肺疾病。

死亡请愿者

菲利普斯·宾曼，五十五岁，在西海岸一所著名大学任人文学科教授。他是个高个子，特别瘦，戴着副金属框架眼镜，有一头剪得很短的白发、突出的黑眉毛。他总是系着细小的领结，这使他的大脸盘显得更大。自从六年前宾曼教授的太太因白血病去世后，用他自己的话来说，他一直"被自己即将死去的极端意识所纠缠"。他认为他的症状是：

不平衡，荷尔蒙分泌基本上不平衡。这就是问题所在。我患甲状腺疾病已有好几年了。我看过的医生中只有一位能够查出它。它似乎是不稳定的、非常轻微的。据我所知，它可能只是老化过程的加速作用。但我的体力在下降。我可以感觉到自己的生命力在衰退。①

不过，宾曼教授马上补充说："倒不是疾病在烦扰我。我们每个人都会死，我觉得自己正面临死亡。我知道自己正不可避免地走向坟墓。我每一天都会想起死，这真是可怕的负担。一只冰冷的手抓住了我，不肯松手。我感到死亡已渗进我的皮肤和我的骨头里了。"菲利普斯·宾曼不符合抑郁症或其他任何精神病的标准。不过，作为疑病症特征的担心疾病，也不像是他的真正问题，他更多地担心死亡，而不是担心他相信已患的疾病。

我是个死亡请愿者。就像中国的古代文人，为了各种影响儒家地位的问题而上书皇帝陈请。我听到了自己的死亡请愿。我看到它以那么多方式逼近，我内心感觉到它缓慢的、稳步的移动。这不是妄想或幻觉。我只是对一种蜕变过程极端敏感罢了，我确知它会损害我们每个人。我希望我能固定住它，或者推延它的进程。我是，我是第一个承认，害怕死亡的人。我看到我的妻子的死，这使我震撼。随后，我开始感觉到它也在我身上。当我去看医生时，我能说什么？请救救我，我快要死了，我非常怕死？或许我应该说，我对其他人假装没看见的东西看得太清楚了。不过，在我的情况下，疾病可能使我老得太快，死亡来得太早。

这太有讽刺性了。我懂文学，知道有许多关于死亡的伟大的作

① 宾曼可能从未有过甲状腺疾病，但他做过的十多次甲状腺功能检查中，确实有一两次检查结果不正常。这与实验室偶然错误的概率性是相一致的。我从他的现任内科医生那里得知，没有试验结果证明他患有甲状腺亢进，临床检查中也没有发现任何怀疑疾病存在的理由。

品。我一遍又一遍地阅读它们：柏拉图的、西塞罗的、马可·奥勒留的、早期的教会神父们的、莎士比亚的，甚至现代作家的。这有什么用？这当然不能消除我的恐惧，也许只会使情况变得更坏。我也知道，被死亡恐惧困扰，是一种衰弱，一种道德的衰弱，一种精神的衰弱。但是，我似乎已经确定了身体的感觉，那是内在的蜕变，我们通过它们走向死亡。确定这字眼不确切，我应该说，懂得去感知，而且我现在无法停止我的观察。我觉得自己像个自然主义者，看着花园进入了冬季。我感觉到了彼特拉克的“在夏季冻结”，但那不是爱或贪欲，而是死亡，的确是死亡，我觉得。我不知道对这种事，即害怕死亡的身体经验——一种不成熟的、提前来到的恐惧，你能提供什么帮助。但它已经控制了我。我不再是个从外部世界观看死亡的历史学家，我就是死亡的历史本身。

诠　释

记录患者的病史，或者像上面几个病例那样，从记录中选择和整理病人的谈话，以表明特定患者的典型征兆和症状是可能的，而且对受过训练的医生来说，是相当容易的。我承认，医生用来书写病例报告的同一过滤器，也出现在他们聆听和询问患者问题的职业方法里。从重重困苦烦恼中，典型的疾病像雕塑一样被抽象定型——就此而言，这是一种重塑。假如我把这些病例的极其复杂的背景都描写出来，那么它们间的区别就会更明显。熟练的临床医生的手法在于，首先诊断和治疗疾病，好让患者接受适当的生物医学治疗，然后，又把它看作是他在生物医学的符号形式中所受的诊断训练的一个人工复制品。科技手段也许可以缓解，甚至治愈疾病，但不是疾痛。要治疗疾痛，医生必须敢于面对患者的棘手、复杂以及永远特殊的生活经历。

疾病是一种心理-生物的拷贝过程：它复制征兆、症状和行为。人类疾病的矛盾之处在于，从如此普遍的过程中，却产生了某些文化的特殊性和个人的独特性。固然，阿尼·斯普林格、沃尔夫·西格尔、迪·伊斯法汉迪安莉安和菲利普斯·宾曼都有疾病恐怖和其他疑病症属性，然而，对疾病的极端恐惧被个性化为“隐藏的杀手”、“极度较真的担心”、“伊斯法汉迪安莉安症”和“死亡的历史本身”。在共同的文化环境中，每个人都以非常相似的方法，从相同类型的服饰、礼仪、食品、审美爱好和（在以上这些病例中）疾病中，创造出自己固有的个性。我认为，疾痛意义形象地说明了个人从群体中、特殊性从普遍性中脱颖而出的一种方式和风格。这些意义既创造了转化的辩证法，也为这种辩证方法所造就，也就是说，它使沃尔夫·西格尔和迪·伊斯法汉迪安莉安有了现在这样的特殊个性。

阿尼·斯普林格的疾痛经验带有美国主流文化主旨受到癌症挑战的意味，即对世俗机械的世界观、精确地控制物理环境和身体的期待，不愿承认生命本质上是无常的，害怕我们的细胞里（和街道上）隐藏着杀手等观念的挑战。菲利普斯·宾曼似乎让我们看到了触目惊心的西方文化形象：在肌肉强健和敏捷的青年期和强健的壮年以后，我们走上漫漫的下坡路，终端有死亡在等着我们。在现在的西方世界，老化已经成了一种疾病。宾曼教授细腻却病态的敏感性，既是将正常老化转变为不正常的文化的产物，也是个人病变的结果。沃尔夫和迪的表现带有更多的种族性，因此重演了较特殊、较不普遍的用语和隐喻，然而，在重演中创造自己固有特性这一点上却是相同的。

医生和家庭护理提供者处于普遍性重演和特殊个性的夹缝中。当他们只认可普遍性重演时，就会有危险。医学杂志和演讲充满了如下之类的话：“疑病症患者是……”，“所有的疾病恐惧症患者是……”。然而，即使我对个人的具体情况只作很有限的勾勒，阿尼·斯普林格、沃尔夫·西格尔、迪·伊斯法汉迪安莉安和菲利普斯·宾曼仍可被看作是在同一标签下的奇特个体。他们无法抑制的人性不断地冲破约束，就像赞美惊人的差异：不只表明他们是什么样的人，也在于他们如何对待自己的长期慢性疾痛。没有任何一种诊断标准应该被获准，去片面地、以一模一样的漫画手法描述那些个人和他们的慢性疾痛经验，似乎他们都是一个模子里刻出来的。毕竟，诊断系统的目的是要通过公认的模式引导疾病的治疗。这并不意味着它是各种类型的个人的完美代表，或者是处理他们生活问题的指导。不过，这也是事实：普遍性的复制不可否认，诊断不可放弃，以免疾病得不到治疗。疑病症患者的恐惧确有相似之处，如果这些恐惧被适当地诊断，如果医护人员受过训练懂得如何处理，疑病症是可以治疗的。不过一定要提供人性化的治疗，医疗者必须看到每个患者的特殊的一面。

疑病症的最大讽刺性在于，它提醒了我们，生命问题的性质与专业系统和家庭关系对它们的反应之间存在矛盾。不管是医生，还是患者的家人，精通治疗技术——就像精通其他技艺一样，以熟记规则，模仿范本开始。资深的医生（和有所建树的家人）已经学到的是，如何意识到这种例行治疗中隐含的危机，在这些范本基础上随机应变，如何超越因袭陈规和脸谱化，争取痊愈。这基本上就是人性化医疗的艺术。

治疗疑病症以困难出名。常常可以看到医生和家属开患者的玩笑，以排解自己无能为力的失败感。不只是患者的疾病，就连医生和家人的反应，也是“故技重演”。这种陈旧的医疗关系往往是有损自尊的、排斥的。甚至善意也会助长患者的病情恶化：过分关心会鼓励和帮助患者追求不必要的住院、昂贵的检测、有风险的治疗手段，以及各种挫折。我还能有什么建议？

我觉得，保持个人嘲讽的幽默感可以防止治疗上的无助感和愤怒。坦然地与疑病症患者及其家属一起努力，增强他们对上面已讨论过的多重讽刺的认识，这样可以减轻这种长期疾病的伤害性后果。我强烈主张，应该把疑病症当作一种困苦的语言来对待，而且医生也应受到训练，使他们在治疗中能够运用与患者相同的语言和隐喻。生活的紧张和私密关系的压力，加剧了患者对疾病的恐惧，以及他们对自己和医生的判断的怀疑。而疑病症的语言方法，可以成为一种探索这些紧张和压力的心理治疗的补充。系统地探究疑病症的疾痛意义，可以成为一种治疗法的基础。这种治疗法注重患者的讽刺性地位：他们同时既是演员又是观众。这样的治疗，仍然有一段漫长、困难和不确定的路程。许多病人好不容易恢复健康，其中一大部分原因就是因为他们不时地靠讽刺感补充些元气。

第十四章　医治者：行医的种种经验

给病人开处方不难，难的是理解和谅解他们。

——弗朗茨·卡夫卡（［1919］1971，223）

作为医生，我知道设身处地为那些无助、受伤害的人着想是何等疲惫和恐慌；我也知道，当一个人竭尽所能，却无力回天时，要保持同情之心有多难……作为患者，我感到更孤独，更无助，更惊恐，也比我现在意识到的更为愤怒。

——茱迪·布莱斯（1987，32）

只看到外表的人认为，健康是生命的附属品，并且拒绝接受我们的生病状态。但我洞悉人的最内在部分，故而知道悬挂的细丝有多脆弱，也经常怀疑我们并非永远如此。一想到有千重导向死亡的门户，我实在要感谢上帝，我可以只死一次。

——托马斯·布朗（《一个医生的宗教信仰》，1643）

八种医疗生涯

要以下列八位医生的临床医疗经验，简述对治疗慢性病人的繁复工作，或对慢性病患者日常所遇到的各种医生作评论，难免有失偏颇。要描写临床医生的经验全貌，需要一整本书才行。然而，即使是些简短的谈话片断，也能有力说明：慢性病人的治疗是困难的，却也是特别有帮助的；在治疗中，医生的为人处世如同患者的个性一样关键；对这些长期疾痛缠身的人的医护，与医疗技术和保健经济在我们社会中反映出来的主流形象大相径庭。

大部分对医疗职业的社会科学研究，不是细究医生在医学院和住院培训时的社会活动，就是详细考察职业规范和个人成见对患者-医生接触的影响(见 Hahn and Gaines，1985)。他们研究医生如何学习处理不确定和失败(Fox，1959；Bosk，1979)；他们研究科技运用的问题，或者行医的道德困境(Reiser，1979；Veatch，1977)；他们研究医疗的语言(Mishler，1985)，或者把正规的教科书上的知识转化成日常工作的专业技能知识(Freidson，1986)。研究医疗的经验就像研究疾痛经验一样，主要是关于外在因素的报告，注重社会力量的影响(它们确实是强有力的)甚于实际的医疗工作。只有在治疗成为主题的地方，患者-医生的关系才相应地移到中心地位。

医生常常觉得，在这些形式主义的学术报告里，所有的分析都忽视了对他们来说非常显著的东西：即医生内在的、感受到的治疗经验，医生到底怎样行医的故事。医生已经转而用小说和散文来表达临床医生的内在世界。医生的治疗民族志远远落后于疾痛经验的现象描述。医生的感觉是至关重要的——与行医最相关的东西——从我们的原始分析框架中溜掉了。

研究慢性疾痛的意义，如果缺少了医生的意见和说明，是十分危险而不完备的。在第七、九和十一章中，我已经概要描述了几位医生，他们的治疗实践帮助了，或者阻碍了慢性病人的治疗。现在，我要从医生的视角写医疗。因为我也有相同的经验，所以这也是我的视角。假如我们能够直接从医治者的视角来表述，那么我们对究竟是什么因素使慢性病的治疗时而成功得令人振奋，时而失败得使人沮丧，就能达到更高程度的识别。

患病的医治者和希望有所作为的需求

保罗·塞缪尔，五十二岁，是中西部一个大城市的内科医生。他是个私人开业医生，与其他三位医生合作，轮流在晚上、周末和节假日值班。他每天在诊所和医院里看大约二十五到三十五位患者。每天早上六点半，他就开始工作，先到医院查病房，下午七点在诊所结束一天的工作。星期六他只在上午看病人。星期三下午，他在医学院的综合门诊所教医学院的学生。然后到图书馆去，阅读新出的专业文献。每隔四个晚上和周末，他值晚班和周末班，处理这个医生合作团队的病人的来电。

保罗·塞缪尔的主要兴趣是治疗严重的慢性疾病。他治疗的主要是这类患者。保罗认为自己有这一志向，是因为小时候他父亲得了糖尿病，死于此病的恶化和并发症，那时他才十二岁。他还认为，他自己从十二岁起就患哮喘病的经历，也促使他成为对慢性病人更富于同情心、更有疗效的医生。

> 我父亲生命垂危，那真犹如晴天霹雳。我从此不能忘怀。可以说，这件事是我的第一位临床老师。事实上，我认为我自己的病和对父亲去世的感受，促使我成为一个医生。不，不是医学院使我成为一个医生，而是这些经验使我成为一个医治者。
>
> 我花了好几年才学会控制我自己的疾痛。年少时，哮喘使我感到自己与众不同：犹豫和脆弱。起初我不能与它“和平共处”，生病使我感到难堪。然而，就如同爹的去世一样，我努力排解痛苦和失却。最后，我做到了。我知道，虽然它仍然存在，我已经克服了

它。我想，这段经历有几大教益。首先，我知道了，疾痛是种生活负担，它威胁着你的自信心和控制感。其次，我学会了与它共舞：得到足够的休息；围绕它计划生活；避开因其发作而可能发生的情况。当奥斯勒说慢性病人学会长寿时，他一定想起了这些。最后，我上了很有教益的一课——照顾别人。因为医治者自己也受过伤，所以他知道痛苦的滋味。没有任何训练比疾痛经验更有效。还有些东西也与自己生病和照顾父亲有关，这些经验使我有一种帮助别人的需求，感觉到做一个有用的人，成了我做人的目标。这使我的人格本质偏向以道德为中心，并且持之以恒。

塞缪尔医生的同事一致赞扬他对患者认真负责，致力于治疗的奉献精神。有位同事说：

不错，他是一个老派的医生。他献身于医疗事业，努力工作，对医术精益求精；他对患者花的时间，比我所认识的任何医生都多；他到患者家去访问；如果必要，他会尽可能等待每个求见的患者，并尽其所能给予足够长的时间；他似乎能在我们大多数人都筋疲力尽的时候仍努力不懈。在我看来，他是优秀医生的典范。不过他也并非无懈可击，更不是神仙。我想，特殊的是他的为人。他自己是个慢性病人，因此知道病家的个中滋味。即使患者无法表达，他也会有办法满足他们的需求，他对病人的了解可见一斑。

另一位同事说：

假如我得了严重的疾病，我就去找保罗做我的医生。他的个性中既有礼貌亲切，又有沉着敏感。这些品质与真实的医术相结合，你常见到吗？我想，这一定会使患者感到，他特别关心他们。我们做的事十分相似，但他比较能够影响患者。和他的患者谈谈吧，他们一定会告诉你的。他是很少见的，因为患者感觉到他会为他们做任何事，而且还会比他们的期待多一点。

我还确实与他的几位患者谈过，其中有一位三十五岁的糖尿病患者，是个承包商。

你是说塞缪尔医生？是什么使他干得这么出色？我不知道，不过这是他专有的，他们应该给他专利权。他是个真诚的人，善于倾听；塞缪尔医生知道你经历了什么。我不清楚，感觉像——嗯，你知道，像他与你同在，当你处于疾病恶化、急症时，他总会出现在你身边。他希望你好转。有时，我似乎觉得，他好像需要你好转。

另一位患癌症的女工说：

我怎么向你解释呢，我觉得，主要的不在于他所做的，而在于他所不做的。他不会不耐烦；我从未见他对病人急躁或者冷淡过。天呐，现在我想起来了，在我的百分之九十的医疗问题经历中，从接待员到护士到专科医生，他们都没有时间理你。只有塞缪尔医生有，为什么他与他们不同，我是说，他有众多求诊者，真的很忙，时间并不宽裕。但我想，重要的是他和你在一起时所做的事，这就是他最特别的地方。塞缪尔医生关心你身上发生的事，记得你的情况，只要由他给你看病，你感到舒服。真的，有时候只要和他通电话，我就会感到好些了。听他说话，对他倾诉，会减轻症状和疼痛。

保罗·塞缪尔是个消瘦的高个子，秃顶，灰白的胡子剪得很短。他是个顾家的男人，有妻子、四个年少的子女、年迈的双亲和三个已成家的兄弟，除了家庭和病人以外，他几乎没有别的兴趣。

医学不像人那样令我感兴趣。事实上，我差点退出医学院，因为我发现所有的学科都枯燥和与现实无关。我想要照顾人，而不是让化学方程式和显微镜占据我的时间。不过，我还是努力熟悉医学最新的发展，在技术上我要成为第一流的，毕竟，这是患者所需要的。但那只是治疗的技能方面，我觉得人性方面才是真正重要的。它更艰难也更有益，这是作为一个医治者的特权。深入患者的生活世界，倾听他们的苦痛，帮助他们弄清楚他们痛苦的意义，协助他们应对疾病的重担——所有这些使我的工作变得有价值。老实说，我无法想象不做这项工作。在某种程度上，我需要成为一个医治者，我需要对别人有用。那是我的自我形象。我想你会说，那是我的人格。无疑，这与我内心深处因无法帮助我父亲的愧疚感有关，也许，这也与我的自尊有关联：年少时，我处于十分不自在、相当不确定的境地，我感到有点迷失。我想，成为医治者改变了这一切，这是我生活中最有意义的。我无意显示自己的浪漫或者发思古之幽，但这不单纯是一份工作，而是一种生活方式，一种道德准则。

保罗·塞缪尔的妻子丽塔，用不同的话语透露了这个医治者的责任感给他的家庭造成的困难。然而，她也肯定了她丈夫的自我形象：

我，我是说我们，孩子和我，过去对保罗，对他献身于病人的做法，真的感到不高兴，而他们中的一些人确实有问题！我的意思是，保罗不能像其他医生那样不管这些问题，他担心他们。他们对他很重要。也许——至少我曾经这么想——也许太重要了。有时我想，离开了他的病人，他会迷失。有时我会猜想，如果我们退休了，会怎么样。但我不认为他会退休，否则，他会因此失掉生命的支撑，就像我们家万一发生什么事故，他也会失去支撑一样。

医疗负重

安迪·施皮尔，四十六岁，圆滚滚、笑嘻嘻的，是一家大城市社区医院的内科医生。他也是肠胃病专家。安迪·施皮尔开始时是个医学研究者，六年前成了全职的医生，这主要是出于经济考虑。他仍然认为自己比他的大多数同事更富有学术头脑，而且他腾出空来与他以前的同事一起做慢性肝病的临床流行病学研究。

非常坦白地说，我需要的是做全职的临床工作可以享受一年的带薪研究休假。这样我可以回到自己的学术兴趣上去。我就是没有我所需要的时间去做它。更糟的是，临床工作使我精疲力竭，因为你能忍受的只有这么多——所有的问题、电话、患者和家属。我当初做私人医生时，没有把这个问题考虑进去，我没想到它会是这么困难。一到周末，我就感到再也受不了了。这绝不是我从医的初衷，我更爱好学术研究。现在我成了合二为一的高价医匠和护士。如果不是为了钱，我早就拂袖而去，回到实验室去搞研究。我离开研究工作越久，就越觉得那时没有家属的来电，不必整天听病人诉苦，是我最开心的日子。每个人似乎都想从我身上获得些什么。我觉得有必要保护自己，不让自己被患者牵连。如果可以，我就只做认知研究方面的事，而把病人的情绪、家属和其他所有的繁杂事留给别人。我觉得病人要把我们吸干了，他们要得太多，每个人都那样。这样下去，不出一两年，我如果不是油尽灯枯，也会危及病人和自己。

一个医生的夜半沉思

海勒姆·本德，六十五岁，是个家庭医生。他脸色红润，是田园风格的新英格兰地区的当地人，在那里行医将近四十年了。本德医生用笔名发表散文和短篇小说，颇有才华，思考医学实践的道德教育已有好几年了。本德的健谈在当地是有名的，在一个漫长的冬夜，他对我就疾痛的人性难题作了长谈。他谈到了现代医疗的险恶变化；他认为，治疗可以追溯到古代人类的实践努力，它的古代面貌——萨满教、僧侣的功能和诗对人类心灵的阴暗面的洞察，较多地属于宗教、哲学和艺术，而不是科学。他从他的广泛的专业经验储藏中，提取出数十个明晰的片段，论证他的论点。

不要误会我，我不是反对科学。恰恰相反，如果这四十年间我学到了什么的话，那就是我们医生需要我们所能获得和驾驭的科学。但是，这并不是真正的医学实践，将来也不会是。你读读威廉·卡洛斯·威廉姆斯的书——我心目中伟大的医生和艺术家。他说得对，医疗几乎总是使你卷入纠缠不清的关系中，一个个性之网中，一个丰盛而辛辣的人性大杂烩，其中包括我们作为医治者的恐惧、渴望和需要。这是……深层情感和人的行为的混乱世界。像我们这样的知识分子，把文本模式当作人类行为的模式，把疾痛当作理论来谈论，还比较自在。不错，理论对疾痛来说是关键，然而，疾痛是疼痛、失血、心律不齐、难以表达的恐惧、惊慌、彻底的惊骇。它接近行动，不只是思想。

几个星期以后，我有个令人兴奋的机会可以观察本德医生一天的工作。在一天的劳累结束时，围绕那几个病案，我问了他更多的关于治疗的看法。从数小时的谈话中，我节选出了以下的评论。

> 我认为，对医生来说，只要能忍受慢性病状态的模糊性和极端不确定性，就不存在失败和死亡的威胁，相反，还会获得了解人性中的恻隐之心的基础……在有些临床病例中，所有阶段所涉及的感情问题和道德困境的侵扰足以写成一本小说了。每个患者都是一个故事。医生进入故事，犹如旅游者迷失在森林里，比起在生活的其他部分，他能更快地找到他的出路。认识生命故事的生活结构，是医生工作的最大收益之一。你开始时是黄疸病，接着你得知它是胰腺癌——胰头癌堵住了胆管，后来你了解到癌症病人的挣扎生活，再后来，这不再仅仅是一个癌症患者，而是朱丽叶·琼斯、约翰·斯密斯、比尔·史瓦兹——他们的家人、他们的婚姻、他们的工作、他们的希望、他们的恐惧、他们的世界。你把医学留在后面，进入了生活……医学所关心的是使你继续活着，但严重的疾痛向你提问：活着为了什么？
>
> 医疗在本质上一定是道德事业，否则，何以这么多年来它都能如此被信赖，有权威？哦，我并不是说，医生就是道德的典范——差远了。医生与其他人一样：贪婪，嫉妒，容易害怕，被生存的极端……危急状况逼急时，也会变得危险。不过，照顾人类就要人道，就要看到我们个人的人性的限制、失败和成功，会在帮助那些受伤、恐惧和需要救助的人的努力中变大。医生的道德训诫也是我们生活的规范，是我们必须准备好的。我心想，这大概是生活中简单

的事实，却被生活的所有方面所遮没，就是因为它们太简单，也太真实了。

有时候，我恨我所做的，但大多数时候，我把它当作一种生活方式来接受。它造就了我，使我对我们共有的人性有一种特殊的看法。并不总是抬高它，常常是彻底的否定。不过，它常常以理想化的方式激励我，就像我读到或听到的什么事一样。当我们把医疗变成如此高科技化，如此受价格、官僚规则和敌对的医患关系的主宰时，我不知道医学的这一方面会是什么样子。或许，我们正在扼杀这个古老职业的最好的部分，就像现代生活的许多其他事物一样。我们以更详密的理性代替直觉、情感和道德热诚，并且把有关的结局问题——大结局：死亡、病残、苦痛，转化为用科技来修理的问题。我们将置身于何处？我不知道。在我较忧郁的时候，我觉得，以我对医学的认识和评价，我们正处在它的末日。可是，话又说回来，你正与一个思想古怪的老人谈话，他与他所处的时代的形象不一致，他被挠不到的痒处所困扰，也可以说是一个像魔鬼一样作祟、却无法准确地指出的病灶。人性核心中的一个腐蚀微粒，正把我们推向它的边缘。

几个月以后，本德医生来看我，这次最后的访谈为我们的讨论画上了句号。在我们分别前，他坚持要我记下这段话，并作为他对医生职业的最后观点。

有位古代犹太法博士说过，只要我们不失去对这个世界的感情，它就是美好的，否则，它就会变坏，变得极端丑恶。医生的经历使我觉得这句话看来是正确的，不只是在疾痛经验中，而且是在医疗实践中——我们对此了解得太少了。你需要有时间离开这两种经验。我想，从技巧上我们可以说，你需要医学面具、职业角色，为的是使你与可能压垮你的一切保持距离。当你作为医生面对病人的实际疾痛时，你无法想到这些。你必须行动，你必须作出艰难的选择。说句大实话，你在那里做些既有益处也造成痛苦的事。然而，事后，到了晚上，你开始思考。这时你没有角色和人格面具，它就开始袭击你：所有的矛盾，你对真实的个人悲剧的敏感，你对自己行为的社会后果的担忧。午夜之后，职业的保护不再存在，你会觉得非常孤独，脆弱。你的决定和行为的道德作用成了使人心烦的影像，侵入你的思想，使你难以入眠，或者更糟糕地变成梦，噩梦。这是临床医生的真实写照。对我们大部分在工作中努力保持真诚的人来说，这已经是够受的了；而对那些把自己的人性藏在职业和制度的掩护下，不能处理病态的人性的一面的人来说，这一定更可怕。没有人帮你做好防备，这打击了你的做人的感觉——比起我们常常自我怀疑专业能力的有限，这种感觉更烦人，更挥之不去。

革命性的遭遇

莉奥诺·莱特，二十九岁，是个内科医生。她出生在中上阶层的黑人家庭，在城里贫民区的一家医院工作。她称她的第一次临床经验的环境为：

我们黑人底层：最贫穷、最悲惨、最混乱的地方，被迫，同时也是强制地提醒我们所有人的身份。

这使我变得激进，这是对死亡、病态和抑郁的社会来源的一种革命性碰撞。我看得越多，就越感到震惊：自己对疾病的社会、经济和政治原因竟一直那么无知，那么感觉迟钝。我们在医学院里只是抽象地学习这些方面，这儿却是活生生的现实，是医疗的地狱。我们需要的是预防，而不是我整天用护创胶布来包扎深度的内伤。

今天我替一个肥胖的高血压患者看病，她是六个孩子的母亲，没有丈夫，没有家人的帮助，也没有工作，什么都没有。整个野蛮暴力、贫穷、毒品和少女怀孕的世界——一个接一个的危机，使人头脑麻木。我能做什么？劝她吃低盐食物，告诫她控制血压？这有什么用？她正处在无可救药的外在压力下，身体内的压力又算得了什么？要她命的是她所处的环境，不是她的身体。事实上，她的身体是她的环境的产物。她非常肥胖，是个畸形的大块头，挣扎着在这个环境中生存，没有资源和信息可用，像她这样的，得知环境的限制不可能不愤怒。唉，她需要的是社会革命，而不是医药。

走进我们的急诊室，看到的是一个又一个又一个的酗酒暴力、滥用毒品和类毒素、数年不治疗的慢性病的患者，满眼是这类生活习惯，这类败坏身体、撕扯和异化生活的习性。你看到了这一切，而你所能做的只是回家痛哭，使自己相信一定有办法拯救他们的子女，使下一代不屈从这种环境。这一经验改造了我的某些方面，成了另一个人。弗朗茨·法农①一定有过某种类似的经历。我能做什么？

玩世不恭的医生

本杰明·温特豪斯四世是东北部一个大城市的富饶郊区的小儿科医生，专门医治青少年疾病。他是纽约一个著名医学世家的第四代医生。

---

① 弗朗茨·法农(Franz Fanon)是《全世界受苦的人》(*The Wretched of the Earth*, 1968)和其他革命书籍的作者，他是阿尔及利亚的受过法国训练的精神病医生，由于在阿尔及利亚革命期间的经历而变得激进。

本杰明直言不讳地说自己是个玩世不恭者。

> 对，我对医学抱玩世不恭的态度。你怎么能不这样呢？医疗诉讼使我们都胆战心惊——不只是治疗事故，连用药没有完全征得同意，甚至医疗进展不佳(病情得不到改善)也要受到诉讼。什么世道！每个人都想要好转，没有人应该长期生病、残疾或死亡。老实说，我真的厌倦了。碰到这种坏世道，你只能低头做人，不要惹出麻烦，努力不出差错——万一出了错，或者你以为自己出了错，就把你的蠢事掩盖起来。在治疗日志里，你要写防卫性的解释，一只眼睛注意同行的评论，另一只眼提防病人的诉讼；你要努力避免得罪病人，因为你害怕他们弄不好会起诉你；你按部就班，照书本行事；也就是说，你要更多地与文件打交道，打电话给医药公司、顾问、你的保险公司和律师，而不是你的病人；你要试图一眼就能辨出“高风险”的病人家属，把他们推荐给别人，我说的“高风险”是指会吵架纠缠和打官司。这叫什么行医方式！这不是我被教导的方式，也违背了我们家族的传统。但这是医生要生存的唯一方式。
>
> 至于你治疗的慢性疾痛，似乎每个人都在推销些什么。就拿肠道易激综合征来说，我治疗过许多病例，很多。嗯，有的小儿科医生说这是压力引起的；有的说这一般来说是由于过敏和节食；还有的说这是家庭或学校的问题。儿童精神病专家说是这么一回事，胃肠科医生说是那么一回事。如果你属于忠实的信徒那种，你就说服自己实践一种疗法，这也是你赚钱的方法：推销一种吸引人的花招。事实上，谁也不知道这是什么引起的。原因不确定，治疗就更不确定了。如果你对病人实话实说，那他们就会对你失望，离你而去，去找最时髦的治疗方法。我见过许多这样的问题：紧张性头疼、背疼、哮喘、感冒后的疲惫，只要你说得出名字的。譬如说湿疹，

我已经从皮肤科医生那里听到过十几种相关理论。还有心身症理论！我的病人们非常热衷于心理学、整体医疗、推拿、集体治疗、心身联系的讲座、心理神经免疫学和针灸。他们知道所有的心理分析和行为治疗理论，包括你闻所未闻的。这使我极为怀疑和消极。

总之，我是愤世嫉俗的——对生活里的许多事。我发现自己怀疑病人说的话，尤其是病人的家长；社会工作人员是最危险的：他们觉得每个人都是虐待儿童者；药物推销员像贩卖毒品那样推销治疗多动症的最新药丸；实验室的代表恨不得你让每个人都做最新的血液筛查；甚至还有心理测试的电脑计分，等等。我真的不知道该相信谁，或者说该相信什么。我看到许多诉苦者，但我就是不相信他们说的话，他们都太软弱，太虚弱。他们不能忍受任何程度的不适。

你知道，这太过分了，我有时发现自己正在做白日梦：我不再是医生，而是进入了其他的领域。我告诉我的孩子：不要，切切不要从事医生职业。这个领域已经完全变了。他们需要的是医疗技术员或推销员，而不是医生。请让你的读者听到我必须说出来的话。医疗界与社会的其他部分一起正在沉沦，我已对它厌倦了。

医治者的商品化

海伦·麦克诺顿，三十九岁，是个精神病医生，在一家大型西海岸保健组织(HMO)属下的独立基层医疗部门工作，这里非常繁忙。麦克诺顿医生开朗活泼，具有高度专业的水平和温文的南方优雅气质。她正在考虑离开HMO，因为她觉得这里的制度结构不利于慢性病人的“良好治疗”。她讲话带有柔软的密西西比口音，节奏缓慢，略有点口吃，我不是有意模仿，但它却使她的话平添了几分魅力，使她的形象更加鲜明突出。

让我们来看看治疗。治疗应该是医生做的事，不过，现在它也变成了一种商品。这就是 HMO 的“产品”：他们估量它，分析它的成本，推销它。它可能被滥用或者被作价低估。你，医生实施它。你一定不能得到它的太多利润，对，事实上越少越好。

如果患者要来看你，必须通过接待员、护士、社会工作人员、精神病医生和医生助理的重重把关，这是专门设置来保护你的——高价位的专科医生的治疗，是这个系统的昂贵花销——嗯，假如这个患者通过了所有关口得到了你的门诊(而她确实不应该来看病的)，那么，这个系统就亏了，因为我们应该把患者拒之门外，以降低费用。慢性病患者不能住院，因为这花费很高；在诊所里，他们只能受到较低薪资的医务人员的治疗。费用就是一切。典型的，用金钱说话。哼，去他的，高价买良医，金钱万能不完全适用于医疗，它扭曲了医疗。

当我从医学院毕业成为精神科医生时，我学习尽我最大的努力提供最好的治疗。这是一种神奇的经验，就好像一个艺术家在画室里慢慢地工作，使她的作品完美。这是——使人陶醉的。现在这一切不再迷人，就像是工人在工厂的生产线中做出标准化的装配产品。HMO 夹在我和我的患者中间，它疏离了我们。

还有，如果患者的病情得不到改善，为什么转而责怪他们：他们非常不想改进，他们缺乏康复的动机，对，这是他们的错。身心失调——还有比这更被误用的词吗？——该由它负责。不管怎样，这是他们的责任，不是我们的。我发现我在用一半的时间揭穿反驳这些可笑的、错误的观点，另一半的时间花在诊断患者可治疗的精神异常，这些问题被心理学的含混的胡说八道所掩盖，抑或，社会工作人员和护士不能诊断它们。

这个系统把患者称为顾客。然而，只有不出现、不来打扰HMO的顾客才是真正好的顾客。尽快打发顾客，这，老兄，是上策。老实说，我宁愿在较少、应该说很少官僚化的机构，而较富有人性的地方行医。别人也许会说我这是梦想，但我知道医疗事业可以，也应该比这好得多。我不想因为我们已经超过了住院的限额，而说服有自杀倾向的病人不要住院；我不想设法应付顾客，我要治疗患者；我不想躲在烦琐的登记和医生助理后面，我要为病人提供医疗服务。

多愁善感的新手

比斯利·威尔，二十三岁，是个医科学生，才开始他的临床医学入门课程。他刚与他的第三位患者面谈，那是一个五十五岁的工人，肺癌患者。

我太为他感到难过了，我是说，我光听他讲，不知道该说什么。诊断不会错。他们已经用尽了各种可能的治疗方法。这个人，这个可怜的人，快要死了，而他知道这情况。化疗只是使他中毒，却没能触及肿瘤。我听他说着，感到非常难过。他开始哭泣了，我也觉得要哭了，我私下想，不应该流露出自己的情绪。这使我感到害怕。假如是我，或者我的父亲或母亲得了肺癌，我该怎么办？对一个垂危的病人你可以说什么？我感到那么无助，那么孤独和缺乏准备。我是不是太多愁善感了？倾听他的话，我感到非常伤心，也许这就是为什么医生不倾听的原因。你怎么能每天忍受它？

你知道，当我与患者在一起时，我感到敬畏。他们经受太多痛苦，而我却在那里聆听，试图了解，像个观察者，却什么忙也帮不了。我只能更认真地倾听，更努力地显示我要了解他们的疾痛，想以此来补偿这种无能的感觉。我担心我这个临床新手的需要会加重病人的负担。我相信总有一天，我会因为现在的经历而有能力帮助病人。但是，我仍想对这些患者回报些什么，因为他们对我，一个学生是那么有帮助。

我猜想那些住院医生们会认为我们太天真、太脆弱了。他们似乎对不幸和苦痛硬得起心肠，习以为常，还能说笑话。我想我以后总有一天也会这样，而且听说也不会太久。不过，如果这样，我将会失去某些重要的东西。也许我只在医学院里待了两年，觉得与患者较接近，我的意思是说自己差不多还是外行。我想，当你成了忙碌的住院医生时，你就不应该有这样的感觉了。这有点使我恐慌。我希望与他们一样吗？我进医学院是为了帮助病人，不是要贬低他们，或避开人性问题。可是，就以我的病案为例，那些问题是那么庞大，那么可怕，你能做什么呢？这一定会变得容易些吧。

一位中国医生

顾昉文(音译)，四十九岁，是个用中国古代艺术和传统中医科学治病的医生。他秃顶，有一张儒雅的脸和一双带笑意的眼睛，显得苍白羸弱，极其敏感。顾医生是中国南方城市里一家大医院的草药和针灸所的主管。他是用气功治疗“与压力相关”问题的专家，并且在治疗慢性疾痛方面颇有名气。顾医生出生在延续七代的中医世家，他的父亲和祖父都是知名的诊断家。

中医经典说，好的医生从脉搏中诊断复杂的病症，他们不问病史，相反，他们通过把脉告诉患者和家人不适和病情。我认为那是胡扯。没有医生——中医或西医——能够治疗病人，除非他先了解疾痛的症状和病因。我们必须从了解患者的历史开始；我们必须设身处地了解他们的感觉。我行医至今，差不多有三十年了，这就是我所习得的。慢性疾痛需要长期的治疗，我们必须缓慢地，小心地进行。患者必须使他的身体与外界世界保持和谐、平衡。饮食、运动、工作、休息、家庭和其他关系——都必须和谐，否则身体易受影响，会导致疾病恶化，或者新的病症。甚至感情也会影响健康，对慢性病患者的治疗必须协调所有这些方面。但是，治疗是艰难的，我是说，治疗慢性病患者从来就不是容易的。你要像专注他的症状一样深入地探究病人的背景情况。光治病症是不够的。在传统的中医中，每一种治疗都是个人化的，因为疾病固然可能一样，每个人却不相同，所以你必须使治疗也适应个人。

我对西医不甚了解，但在中医中，我们受到教导要教育你的患者，使他们成为自己疾病的医生。那也是不容易的。你必须学会如何与患者交谈，如何倾听他们；你还一定不能太厉害地批评他们，不然，他们就不愿听你的话，甚至不再回来看病；但你也不能沉默，否则对他们不利。这是辩证的治疗。这些矛盾必须解决，这样才能恢复自然的和谐，也才能开通痊愈之道。

你看到了最后离去的那位患者，她阴气不足，心脏和脾脏之间关系失衡，而且个性古怪，常生她的丈夫和孩子的气；他们也不同情她，因此这个家庭失却和睦；她的情绪也不稳定。所有这些就是她身体的对立部分。要治疗她的病，虽然饮食、补药和草药是最重要的，但我们还必须解决所有这些问题。这实在不容易，要花费很长时间。要治疗这个患者确实很难，治疗结果也还难说。

为了使患者有信心坚持下去，不放弃希望，医生必须相信治疗方法。我们努力说服患者改变，即使已经治疗了一万多个患者，我仍然感到要成功地治疗这个女患者，有难度。她相信自己病了，而且不会好转。这是危险的，她正在使问题变得更严重。我必须教育她，使她对她的疾痛和健康状况有较正确的认识；她必须努力保持情绪平稳。我对自己对她的治疗一点儿也不满意。

当我还是个学生时，我以为一旦熟悉了医学经典，治病将不在话下。但我发现，治病永远是难的。我的经验越多，就越看清要成为一个好医生，给予有效的治疗，谈何容易。在慢性病治疗中，没有一样东西是清楚的。一个医生要用他所有的技能和知识避免犯错误。医生的工作就是努力将我们的医学观念用于永远变化不定的经验。这也是医学的辩证法。

医学对我们来说，不仅仅是一种职业。这是一种生活方式，是一种关于生活的智慧，是知识和实践、观念和经验的结合。要了解如何治疗患者，得花一生的时间。当治疗方法正确时，你会感觉到，你从经验中知道它是对的。遵循自然方法治疗，你就能治愈患者。而当治疗方法错误时，你也能通过你的身体、你的情绪，以及你与患者的关系感觉到。当治疗陷入僵局时，不只是患者，连医生也感受到阻碍和挫折。她的疾痛，她不见好转也影响了我。你没有这种经验吗？我告诉你，在古代中国，中医医生宣称他们有草药和祖传的“秘方”，在我看来，秘方就是关于患者的知识，就是患者与你以及其他人的关系的知识。

诠　释

与安迪·施皮尔不同，在保罗·塞缪尔、海勒姆·本德、海伦·麦克诺顿和顾昉文眼里，开业行医不只是一种职业。治病救人是塞缪尔医生的人生中心，他告诉我们，成为一个医治者的志向，舒解他的青少年成长和个性形成过程中的主要压力。而人类学者对非西方社会里的医治者的研究也往往得出类似的报告（Klenman，1980）。严重的疾痛常常促使患者变换角色成了医治者。（比如，第九章中的哈德利·埃利奥特曾在一次车祸中与死亡擦肩而过，从那以后，他开始了慈救院的工作。）保罗·塞缪尔的慢性疾痛使他对痛苦更敏感，也使他感觉到了有效治疗的需求。这种需求有着深厚的个人根基，他的个性融入了他的治病工作。无独有偶，在地球另一边，完全不同文化和社会体制的中国，顾昉文所说的治疗观感也维系于个人经验，虽然它的根源和观念有所不同。海勒姆·本德的谈话指出，医生的经验核心属于道德范围，不能把它降低为现在占主流地位的技术和经济的象征，而用来塑造医疗关系。对本德医生来说，每一个患者都是一个生活故事，治疗意味着介入一个特定的生活世界。海伦·麦克诺顿感到自己的治疗技术受到她所服务的机构的限制，她为此深感苦恼，哀叹医生的艺术仅仅成了工技，治疗的本质力量转变成了赚钱的商品。

顾昉文大夫用智慧的习语和完全不同的文化比喻表达自己的思想，说出了与海勒姆·本德相同的意思。两位大夫都把自己看作人性的学生，道德智慧的老师。①他们并非否认他们的专业业务和理论的重要性，但他们把专业技艺的道德方面看得同等重要。

这可不是安迪·施皮尔的看法。对他来说，私人开业医生几乎是不能忍受的重负。他想抽身离去，因为他担心，如果他继续开业行医，不仅自己会筋疲力尽，还会危及患者和自己。他主要的兴趣是疾病生理

① 我想，本德医生和顾医生指的临床智慧概念就是以赛亚·伯林所定义的：“一种让……我们在难以更改的生活环境中行动……以及多少有意识地减少‘不可避免的趋势’、‘不可估测性’和‘现行方式’的能力。它不是一种科学知识，而是对我们恰好身处其中的环境总体的一种特殊感觉。”（1978，72）这不是主要关于医疗业务的智慧，而是对实际生活经验及其意义的一种洞见。

学，他觉得自己爱好并胜任科学研究，医疗的心理-社会学方面是对其科学爱好的一种不堪忍受的侵扰。我们猜想，来自安迪·施皮尔的患者（像第七章中，理查兹医生的患者弗劳尔斯太太和琼斯医生的患者劳勒夫人）的治疗故事与来自保罗·塞缪尔医生的患者的会大不一样。在我的经验中，大多数医生都既非安迪·施皮尔，也非保罗·塞缪尔。他们处在相连贯的两极之间，一方面视科学为治疗疾病的中心，另一方面注重疾痛痊愈的艺术。有效的治疗需要这两方面的技能，但往往比较忽视后者，特别是在慢性疾病的治疗中，更有问题。

本杰明·温特豪斯和海伦·麦克诺顿的困扰经验，勾画出美国医学的社会性转变，如何已经造成了官僚和法律的束缚，使医治者的角色转变成技术人员、职员，甚至对手。塞缪尔、本德和麦克诺顿这几位医生不顾这些变化，坚持医生治病救人的角色，这说明，温特豪斯医生的境遇除了社会政治和社会经济的决定因素外，还有其个人的原因。

比斯利·威尔的学生理想主义怎么会变成本杰明·温特豪斯的有害的玩世不恭？这一转变可以防止吗？很不好意思，作为一个医学教育者，我怀疑医学教育系统的某些方面助长了这种不如人意的价值观改变。当本杰明·温特豪斯二十三岁时，很可能也说过与比斯利·威尔相似的话，而若干年以后，后者也可能会像前者一样看待患者和医生角色。然而，海伦·麦克诺顿虽然处于逆向的强大制度压力下，却避免了自败的玩世不恭，把她的批判转化成个人对更富有人道的医疗环境的追求。她的故事可喜地提醒我们：本杰明·温特豪斯的故事并非是不可避免的。

莉奥诺·莱特已经达到了政治的层面，与本杰明·温特豪斯的中上阶级的疏离感相去甚远。她已经揭示了人类不幸的社会原因，也已经看到贫穷弱势人群缺乏医疗，是如何助长本可以避免的疫病和死亡的蔓延，这个年轻的黑人医生已经很激进了。过分狭隘地专注于治疗，很可能会使医生看不到医疗的公共卫生这一重要成分，就像追求唯一的经济利益，或虚无主义的医药目的论一样。莉奥诺·莱特的经验应该使我们相信，医疗与社会是分不开的，医生立足于特定的社会环境，它像专业文化和个人价值观一样，塑造她的世界观。

如果到这些不同的医生处去求诊，会是什么情况呢？虽然医生个人的信念和专业价值观的表达，指出了我们在医疗上应该注意的种种潜在问题，但，这些表述并不一定预示他们的治疗行为。在需要的时候，我们都会要找保罗·塞缪尔看病，但我们中很少有人能遇上这样的医治者。正如医生们的话所示，我们的医疗保健和医学教育系统的社会力量，使我们在实践中不大可能成为另一个保罗·塞缪尔大夫，或坚持像他那样行医。那么，我们可以把保罗·塞缪尔、海勒姆·本德、海伦·麦克诺顿和顾昉文的认识和经验典型化，用以教育其他医生吗？我们是否能对医学教育和实践做某些改变，使医生不至于成为安迪·施皮尔或者詹姆斯·布兰查德(第七章)？本杰明·温特豪斯医生的态度和海伦·麦克诺顿所在的诊所是否不利于有效的治疗？医疗保健系统能否进行改革以保护患者、家属不受消极的影响，防止医生变得精疲力竭、玩世不恭，以及医疗的商品化？莉奥诺·莱特的政治义务感和比斯利·威尔的理想主义可以是我们改造医疗系统，使它较少不公平较多人性化的动力吗？在本书的最后两章中，我将会谈论这些问题。

在这章的讨论结束之前，我要强调，即使是对最殷勤、最有天分的医生来说，治疗慢性病人也是困难的，也是沉重的负担。正如斯拉比(Slaby)和格里克斯曼(Glicksman)所写的：

> 我们都希望医生是富有同情心、热情的人。同时，我们也希望他们是专业的，他们必须不顾我们的悲惨现实有效地工作。我们不能期望他们两方面都充分做到。在一定程度上，专业主义是个面

具。在专业主义的最佳形式里，戴面具的医生永远意识到自己正戴着面具。他们也许正用颤抖的手拿着它，但他们知道它是必要的。他们必须客观地衡量数据，迅速地作出决定，并在我们最可怕的危机……甚至濒临死亡时刻，以鼓励他人的自信态度面对问题(1987, 165)。

从原则上讲，不管医护人员是主动积极地治疗患者，还是在危机的境况下工作，专业训练都应该可以使他们的治疗既具有技术性又有人性。专业训练在某些方面似乎是在限制医生的能力。因此，专业的面具可能会保护特定的医生，使他不至于被患者的要求弄得不知所措。不过，它也可能阻断他与疾痛的人性经验。即使医学教育确实反复灌输正确的态度，医疗执行系统机构也会诋毁这些价值观，助长医疗复杂化、长期化的观念就会取而代之。

为什么慢性疾病的治疗会如此困难？或许就是因为这种症状从减缓到扩增，而疗效则从有限到全无的持续循环。尝试种种治疗计划却得不到期待的结果，这种挫折感使医生和患者都疲惫不堪。医生的强令性责任感主要是针对急性疾痛和慢性病急性发作的，而在慢性病治疗的长期过程中，这种责任感可能会慢慢产生烦躁，或者使人麻木和耗竭。重复的治疗失败，是对医生的胜任感的考验，经过一段时间，积累了足够的病案后，他的自信心就会受到威胁。不确定性、不连贯性、担心、损失、愤怒——都要付出代价。本书中各病案所描述的问题，无不打击着医生。如果医生与患者，或者医生与家属配合不好，抑或是制度结构造成了这种不协调，那就更麻烦。我们须得有勇气，才能从海勒姆·本德的夜半警世沉思中汲取个人的智慧，而不是职业失败和气馁的暗示。医生的自卫可能导致自我腐蚀的消极主义，或者把自己关进一个职业隔离的铁笼，他自己和家人都无法解救。“燃尽”是形容老现象的新名词：

医生失去了兴趣和责任感，最终也就失去职业权威。顾昉文的感想表明，对慢性疾病治疗的困难甚至跨越了西方和东方文明间的巨大差异。但保罗·塞缪尔、海勒姆·本德、海伦·麦克诺顿和顾昉文的成功表明，既有效又有道德感的治疗是可能的，而且并非异乎寻常。重要的是展示成功治疗的分析，以供了解、教育、学习，以便更普遍地实践。

第十五章　一种治疗慢性疾病的方法论

作为人类，我们都必须更加努力，我们所有的人：残疾人、正常人、职业医护人员。

——一位患多重先天性畸形的严重残疾人

一个医生对患者及其家属的道德作用大于他所做的其他任何事。

——威廉·詹姆斯(引自 Myers，1986，373)

在医学界，临床大师们写书发表对治疗患者的见解，是一种悠久的传统。威廉·奥斯勒爵士在20世纪早期的北美极有影响力，这位医生写的格言警语至今仍为医学院的教师所赞赏和引用。虽然这一传统在20世纪后半叶已经淡出，但仍有些特例，譬如：给新医生的书信、献身于人道医疗事业拾遗集(参见：Lipkin，1974；Cassell，1976；Leigh and Reiser，1980；Reiser and Rosen，1984)。不过，在这个行业中，这种类型的作品已经越来越多地贴上了“医学艺术”的标签。在这个坚决以科学作为自我形象的行业里，它是一个正反感情并存，甚至带贬义的词。我写的这一章意在从不同的视角达到相似的目标：鼓励人道的医疗方式。

在此书的头两章中，基于对疾痛故事的意义的分析，我提出了疾痛经验理论。现在，我要回到那几章所讨论的问题，以便为慢性病治疗的实用临床方法论提供一个理论基础。这个方法论的基本要素可以用设身处地的倾听、转译和诠释来刻画。我认为这些要素是那些医治患者的疾痛，而不仅仅治疗疾病的医生必备的技艺。医护人员的问题，在前几章中已有大量的说明。

有些问题需要说明。这个临床方法论意在补充和平衡治疗疾病的标准生物医学方法，而不是要取而代之。（确实，只有当医疗技术最大可能地控制生理异常时，疾痛的治疗才有可能实现。）同时，我也无意把这种方法看作处理疾痛问题的万能药。我希望我已说得很清楚了：不可能有这样的东西。这种方法论其实是一个框架，用以保证疾痛作为人类经验，在它种种社会与个人表现形式中的独特性，成为医生注意的中心。约翰·休伊特（摘自 Heaney，1980，210）刻画了医生的经验：

我双手交替急切地爬行

回到不确定

不确定性必定是医生和患者共有的经验。试图公式化地完成治疗的心理-社会体系，声称它可能大批地解答患者、家属和医生面对的每一个严重问题（而且还要以标准化的方式），是一种危险的自大，歪曲了疾痛和治疗在这一过程中的生活经验。难怪医生们警惕这样的系统，不管它们是心理分析的、行为学的，还是其他的。人文科学运用到病人身上，一定要尊重这种固有的不确定性，必须认识到人的问题不能演化为简单的公式和刻板的操作，不能把患者及其家属当作完全合乎理性的人体模型来对待。不过，精心制定一个既不简单化又不机械化的临床方法不是不可能的。

而且，与治疗急性疾病不同，这种方法不需要受到不太可行的严格时间限制。医生和他们的慢性病患者，常常在很长的时间里，在许多场合互相作用。其间有足够的时间实施临床治疗，如果不是这个星期，就是下个星期，或下个月。下面勾画的这种方法的各种成分，可适用于例行的治疗——只要在这漫长的过程中，医生和患者在一起（身体和经验意义上）。

患者和家人可以把我努力倡导的这些策略与他们的医疗提供者实际运用的策略作比较，而医生也可以把它们与他们已经熟悉的方法加以比较。我希望这样的比较，会导向一种互利互助的有成果的讨论。他们的以及他们间的交谈，可以成为建立更成功的治疗关系的资源。这种临床方法的目的之一，就是鼓励患者（家属）-医生间的实际合作关系。

我们必须从这个前提出发，即根据定义，慢性病是不能治愈的。事实上，要求治愈是个危险的神话，不适合患者和医生。它使他们的注意从一步一步减轻痛苦的治疗上移开，即使这些治疗没有奇迹般地治愈疾痛。患者和医生双方都需要接受，治疗的基本目标是减轻疾痛经历中的病残。在可能的范围内，这一目标应该是降低慢性疾痛过程中恶化的频率和严重性。如果用肺量测定法测量一个患者，那他可能永远是哮喘病患者。但如果哮喘只给这个患者的生活造成最小限度的困难，那么，这一治疗就可以说是真正成功的。患者及其家属必须学会接受这个治疗目标。为了使他们认识到这个治疗目标对治疗的重要性，医生必须放弃治愈慢性病的神话。他们必须尝试同意，在治疗疾痛经验中，甚至有限的改善也是可以接受的成果。然而，原则上应该承认，患者有慢性疾痛并不意味着病残不可避免。事实上，医生必须尽力防止疾痛长期性的社会和心理的不良后果。①

① 当然，我并不是在提倡，医生应该以悲观主义教育患者。精神分裂症的跨文化研究提供的一些证据表明，对长期过程的过分悲观的西方式期待，事实上会助长这种长期性（Waxler，1977）。虽然没有令人信服的证据证实慢性内科疾病也是如此，但怀疑这种效应的存在似乎是合理的。但是，在慢性内科疾病的治疗中，更常见的是生物医学的“魔弹”观念，以及所有疾病都能治愈的普遍期待，会对患者、家人和治疗给予者造成极大的挫折感。所以，关于治愈的神话事实上是个大问题，我们不难预见它会带来的经济、个人和临床的负面结果。

微型民族志

民族志是人类学者对某个社会成员的生活和环境的描写，通常这个社会不同于作者所在的社会。传统上，民族志学者访问某一异域，在那里学习文化和语言，然后系统地描述这个社会的环境，以及经验和相互作用的变化情形。民族志学者观察生态环境，翻译文化传说，诠释亲族、宗教、经济、政治等系统，甚至医药系统。民族志学者首先要努力做到真正从原住民的观点理解事物。为了做到这一点，他练习从当地原住民的经验和思想模式出发，激发自己深入、系统、富于想象的同理心。对他而言，那些人是异域的、不相干的，但他赏识他们的异质性，并认为从人性上与之相通。民族志学者并不是要变成原住民——变成一个马萨伊勇士，一个南非丛林里的布希曼人、一个姆布蒂俾格米猎人，或一个亚纳玛诺巫师，而是努力学习以原住民的思维方式看待他们的环境，进入他们的经验世界。

观察是民族志的关键任务，也包括建立使观察得以顺利进行的信任和合作关系。民族志学者的工作渠道是访谈，参与日常和特殊活动，并观察和收集可以获得的资料（人口调查、家庭情况、经济情况、家谱、生活史，等等）。民族志学者先描述原住民的观点，然后把它与政治、经济和社会领域的变迁背景相联系。他还把当地的习俗转译成人类学术语，以便作跨文化比较。

这一系列工作的产品就是民族志：一份依据重大社会和心理学的主题诠释自己观察发现的文件。民族志通过对环境背景的了解，来解释人的行为。它叙述它所研究的人们的种种故事——发掘传说、仪式、日常活动和问题。民族志的有效性来自民族志学者准确的观察和恰当的诠释。而诠释的恰当性有赖于民族志学者一脚踩在他正在研究的文化里，而另一只脚踏在外面。作为一个外来者，他可以看到社会结构和个人经验的各个方面，这些当地人习以为常的东西，在他的眼里却揭示了深层的文化本质和隐藏其后的社会政治影响。因此，他的诠释也旨在文化分解——一种解译，他的研究对象会觉得与他们的传统常识不同。事实上，民族志的诠释常常与常识性的理解相左。当民族志学者公开诠释过程时，他会受到其他同种文化学者的质疑、挑剔和纠正。因为诠释在很大程度上会受到民族志学者的观念倾向和专业偏见的影响，所以，优秀的民族志作者，对自己观点持自我批评的态度，以此来澄清这些问题。也就是说，民族志学者最终把对同一事件的不同透视并列在一起，以便得到更正确的理解。

视角主义(perspectivism)是人类学方法的优点之一：民族志学者对不同的诠释十分尊重——特别是他的资料提供者，而且他不避讳他的诠释会受到批评，并公开这种批评。然而，他也并不期待，自己认为最正确的诠释会受到他的资料提供者的赞同。他知道，身居当地现实的人可能并不认识当地社会，“只缘身在此山中”——虽然往往不是这样。

虽然，民族志学者和临床医生的工作十分不同，但他们中的经验丰富者势必拥有共同的感性能力。他们都相信经验是第一位的；他们也都更像注重观察的科学家，而非实验师；他们还像诗人和画家一样，专注于细腻的感知；他们都追求沟通的精确性以确保了解真相，却也都有出于社会习俗和个人防卫需要的隐藏私密意义和伪装经验的亲身体验。符号语言的本质真相——也就是说，每一件事都可能是一个征兆，而且征兆间的关系暗示着更广更深的意义——是老练的医生和民族志学者皆可达到的。个人的态度维系于地方政治和社会的经济关系，是两者的共同习性。

当然，民族志学者对跨文化的差异更感兴趣，医生则更关心人的共性。民族志学者应该把自己看作是一种专业陌生人，不动感情，无所依附地漫游在异域世界，但事实上，他在当地社会中，以及对资料提供者的实际和伦理的责任，却是不可避免的，并激活他的行动。对医生来说则应该相反，他有治疗的承诺，这要求他必须为他的患者做选择和行动。不过，医生也自视为实用科学家，一个懂得模式和关系涵义的旁观者。这些见解成了他的临床经验的要素，并且用以充实理论，撰写研究报告，刺激产生专业外的散文和小说。此外，医生和人类学者都是与现实相关的等级制度的研究者，他们关注人们的生活：就像此书中几位患者所说的，那些使生活变成“灾难连连”的窘迫困境。

尽管有其他种种专业性的差异，医生的工作与民族志工作间的这种亲和力表明，如果使这种相似性更充分，可能会获得某种有益的东西。我并不是说这种相似是完全的，但我发现，至少对临床工作的某一方面来说，考虑在慢性疾痛的治疗中加入民族志的运用是有益的。

在医疗中引进微型民族志的目的，是要让医生使自己深入到患者疾痛的生活经验中去。医生尽可能地了解(甚至发挥想象力去感知、感觉)疾痛经验，就像患者那样去理解、领会和感觉它。如果患有艾丽斯·奥尔科特、鲁道夫·克里斯提瓦、海伦·温思罗普·贝尔，或者威廉·斯蒂尔的疾痛，会怎么样？医生把自己放在患者家人和更广泛的社交圈的主要人物位置，也就能像他们一样感情投入地见证疾痛。这种试验性的现象学是进入病人世界的“入场许可”。其他的随着这关键的第一步直接涌入，大步跨进患者的世界。譬如，要在患者的描述中正式记录疼痛的经验和改变的细节，医生必须要正确了解疾痛现象。这样的记录是更精确地评估症状变化的基础，而记录本身对了解疾痛过程的主要前因后果也是十分重要的。

医学院的新生，如我们所见，常常对他们最初访谈的几位患者的故事生出敬畏之感，这种感觉鼓励他们对疾痛叙述产生真心实意的共鸣。后来，他们学会了把这种永远是独特的经验转化成例行公事。如果医学院新生的这种倾向不那么紧张和稍纵即逝，那它倒是临床民族志实施心境的有益模式。资深医生经验中的某些要素也对这一工作有所裨益。如果有意识地培养现有的态度和技巧，医生就更有可能完整地学习临床民族志，而且一旦熟悉了，就会成为日常的实践。

微型民族志的第一层次是复原患者的疾痛故事。对疾痛故事从四种意义上的诠释——症状象征、有文化印记的异常、个人和人际的涵义、患者及其家人的解释模式，使故事内容更突出，也使医生对受苦经验的了解更深。对疾痛故事的分析澄清了患者和家人眼中利害攸关的东西；对疾痛故事的解构分析——患者用带修辞色彩的词汇和情节纲要，将特定的事件组织成多少比较完整的故事线索——可以揭示患者没有说出来的隐蔽想法；它还能显露出患者的故事，是如何影响特定事件对他的意义的。换言之，医生认识到，诉说疾痛故事，在一定程度上是创造经验，因为患者叙述慢性疾痛的事件和经历时，总会出于特殊考虑——认知的、感情的和道德的。

一旦医生觉得他已进入苦痛的主要经验，他便开始更系统地理解和整理患者个人生活和社交环境的主要疾痛后果。这时，医生着手引出疾痛对家庭、工作和其他重要的社会方面造成的冲击和影响的资料。而另一种资料的汇集工作也在同时进行：任何险恶的生活改变、或社会支持网络的断裂、或失败的处理是否会加重疾痛？更具体的，是否会助长疾痛恶化？医生可以接受训练，使这些评估更速捷，更有作用。把疾痛过程放到生活中去描述，医生不仅可以知道患者（和家属）的反应，而且可以了解他的生活的传统和变化。也就是说，医生对患者当地的社会系统，以及疾痛对环境、环境对疾痛的交互影响，可以有一个粗略的评鉴。①这些资料应

① 这里我强调的是私人的环境。但是，医生也必须对更广泛的政治、经济和制度的环境变化保持敏感性。因为正如我们所见，这些对他的患者和他自己的经验，都是基本的束缚因素。他的见证和提供实际帮助的工作，必须着眼于更广阔的社会环境。他对这个世界及其内在作用的认识，与他无法改变这种巨大力量之间的矛盾，是他的责任感和同情心的主要源头。

该正式记录在册，以便对其作更严格的评估和常规的使用。

各种访谈的技巧，甚至运用精选的问题，都可能有助于描绘患者的世界和疾痛境况的民族志图像。我已经想到了运用疾痛影响衡量表、社会作用问卷，以及简单测定压力、社会帮助和应对技巧的临床等级表。卡斯尔(1985)描写了数种简易的技巧。在临床面谈中，医生们可以运用它们从患者的用语中推出正确的含义。还有许多其他技术性的出版物，对临床医生这方面的任务亦有所帮助。但是，重要的是要记住，我们的模式是民族志，不是调查研究。我的经验使我相信，定量的社会评估往往只能提供相当肤浅的性格描述，虽然它们的面面俱到有时可能会有些实际帮助。比实用技巧更有价值的，是医生以自己的身份表示他有真挚的热诚，认真地寻找疾痛和病人的社会环境方面的历史。对这种民族志的态度是方法的关键。

医生下一步要做的，是记录新近与疾痛及其治疗相关的主要心理-社会问题。这些疾痛问题包括各种各样的困难，但仍可将它们分类，组成标准的类目表，譬如，婚姻和其他家庭冲突、工作问题及其更细的分类、经济负担、学业耽搁和考试失败、日常生活安排的困难。对病残的心理反应也是患者的主要问题(心灰意懒、焦虑、病态性恐惧地回避、变态地否认)，也应该被列入类目表内。

列出疾痛问题的类目表，并非是学术性的工作。这个类目表就像是疾病问题的生物医学一览表的附件，并且应该像那个主表一样，更系统地被运用于提供适当的治疗方法(见 Katon and Kleinman，1981；Rosen and Kleinman，1984)。举个例子，在第二章中，我描述了艾丽斯·奥尔科特的疾痛对她生活的巨大冲击。奥尔科特的医生可以(而且我力劝，应该)在她的病历中，列出与她的糖尿病相伴随的心理-社会问题，久而久之可以用作衡量病情的方法。艾丽斯·奥尔科特的心理-社会问题表应该记录她的各种损伤(身体的形象、功能和活动的能力)，她的不断加重的悲哀和心灰意冷，她的种种否定态度，耽误了可能补救并发症的治疗，以及她的疾痛对她的家庭造成的实际问题。豪伊·哈里斯(第三章)的疾痛问题类目表，应该枚举他对自己背部的病态偏见，他的被动依赖的处世态度，以及它们对他的工作处境和家庭所造成的负面影响，包括严重限制了积极性、退缩和孤立自己、害怕失去他的工作，与其妻子和子女的疏远等。每一个我们在本书中描述过的患者的疾痛经验，都可以用这种方法来估量。

与疾痛问题一览表相并行，医生应该列出帮助患者解决和减缓这些问题所需要的种种介入。这些介入可以包括短期支持性心理治疗、家庭咨询、社工咨询或就业辅导的推荐、正规的日常生活或特定功能的康复训练，以及法律方面的帮助。另一种形式的介入是提供关于饮食、锻炼和生活方式的忠告，提供如何处理造成生活负重的频繁的治疗、如何应对与医疗卫生系统打交道时遭受挫折和愤怒情绪的难堪关系的劝导。就像医生追踪记录生物医学治疗的效果一样，他也应该记录介入干预疾痛的效果。事实上，对医疗全面成果的测定，应该包括对疾痛干预和疾病治疗两方面的评估。疾痛干预中出现的事与愿违的副作用和有害性，也应该像记录药物的毒性那样，正式记录归档。在慢性疾痛的漫长过程中，这种临床报告系统会帮助医生对疾痛过程、疾痛对患者及其环境的影响在性质、程度上的变化，以及对心理-社会治疗法的运用和误用，形成更正确的理解。正因为治疗慢性病患者的适当目标是减轻疾病造成的残障作用，所以这一记录系统在康复过程中也会建立起一个更系统的衡量标准。

生 活 简 历

与微型民族志密切相关的是征求写出生活简历。这份简历过去是

(现在有些地方仍是)临床工作人员必须作的住院登记记录，是标准详细病史的开头部分。在这部分中，医生要求患者和家属概括说明病人的生活经历，如态度、个性、主要生活目标和障碍的沿袭和改变，以及处理疾痛和其他严重症状的相关经验。第四章和第五章表明，患者的简历似乎不一定直接与最近的疾痛问题相关，它以说明久而久之可能影响疾痛的主要生活问题为目的。例如，在第四章中，鲁道夫·克里斯提瓦的现实生活问题不断变化，但他的简历揭示了，造成他疾痛经验的长期形式是延续不变的。安蒂根妮·佩吉特的疾痛经验(第五章)从她的经历各方面得出了一致的涵义——她对个人自由既渴望又恐惧——乍一看来，可能会使人感到这与她的颈疼并无直接的关系。为此，我认为对生活史的观察，医生要尽可能放宽思路，不要受表面关系的限制。

医疗的重大特权之一，就是被允许进入患者的生活隐私。这项特权除了对治疗有实际价值外，至少还有其他两种重要意义。其一，患者的简历一旦成了医疗的一部分，治疗过程淡化患者的人性，剥夺其疾痛经验的特殊性的可能性，就会大大减少。其二，也是同样重要的，倾听患者的生平经历会使医生对此病案保持积极的兴趣。我们可以从本书几个病案中看到，医生很容易受到挫折，变得士气低落和厌烦。耳濡目染病人的简历，并进而有兴趣诠释它与疾痛的关系，往往会重新赋予医生活力。医生从道德动因出发与病人接触，会使他们振奋士气和道德精神。

医生在他的治疗笔记中记录这种简短的生活故事，使他能够借用传记作家和历史学家的技巧。精确的描写需要丰富的词汇和善于揭示细节的眼光。[1]这也迫使医生更彻底地检视这一疾痛的个人环境，揭示重要

---

① 卡斯尔(Cassell，1985)列出了一些形容词，认为医生应该用它们来描写患者的说话、语调、逻辑和自我表达的模式。与此相像的描写疼痛和症状的形容词表也已发展出来。个性清点表和处理衡量表能丰富病人的描述。医生在描述技巧上差异很大，其原因之一是因为很少有人接受过系统的描写技术训练。

的连续性和间断性，而在口头陈述时，这些往往容易被错过。这个写作过程，还会刺激医生的评判能力，使他能够退后出列，看清全局的关系和模式。而当个人简历只是一串残缺不全的虚象存在于他的记忆中时，这些关系和模式就太容易错失了。当患者生活的临床医生-传记家统一版实现时，那是令人振奋的一刻。即使承认神经过敏关系的恶性复发时，这个模式的知识也能使医生(最终也使患者)更有效地控制疾痛经验。

患者的简历展示了他的生活内容，医生应该对之加以诠释，以便对患者的情感特征和个性风格获得更深的了解。对慢性疾痛的两种反应——焦虑和抑郁——是那么普遍，它们的影响又是那么厉害，因此，观察它们必须成为医生例行检查的一部分。焦虑和抑郁作为症状，抑或作为慢性疾痛的正常反应，是慢性疾痛的心理-生理相互影响、变化不定的一部分。要把它们确认为当下的临床状况，医生必须能够做到把疾病状况与个性特征区分开来。根据《精神障碍诊断和统计手册》第三版诊断的严重抑郁症、惊恐性障碍、综合焦虑症，会反过来影响慢性生理疾病的演变过程。所以必须发现和治疗它们。如果医生对它们保持高度警惕性，并且经常测定这些心理疾病症状，那他就可以做到。然而，长期的医疗状况会显示一些特定的症状，可以用来诊断心理疾病。因此，推荐慢性病患者去看精神病医生可能是必要的，而且不应该拖延(就像第七章中威廉·斯蒂尔的病案所表现的)。

对患者的沮丧和恐惧的个人原因的了解，有助于医生更有效地引导和支持他们摆脱有害情绪。同样，了解患者的特定个性风格，以及处理或抵御方式，也有助于医生帮助他们排解慢性疾痛的最棘手问题。在内科和家庭全科的基础医疗领域里，基础医生已经逐渐认识到，他们必须拥有基本的精神医学训练，才能执行这样的评估。不过，如果医生自己不能提供适当的治疗，他可以推荐患者去找其他有关专家的帮助。

解释模式和协商处理

要充分评判患者的观点，并确准患者想要从医疗中获得什么，医生必须启发患者(如果可能的话，包括家属)说出解释模式。在第七章中，我已经描述过解释模式，并说明过医生的职业模式与患者的模式如何常常是(通常是悄无声息的)互相冲突的。现在，我将概述几个实用的步骤，医生可以用它们了解患者的模式，并与患者一起沟通处理外行模式与生物医疗模式之间的种种矛盾。

首先，引导和发现患者(和家属)的模式。在简约的形式中，医生简单地问："你觉得哪儿不舒服？是什么引起的？你想要我为你做些什么？"在详细的形式中，要加进一些关于特定时间里这些症状发生的原因、患者对症状加重的理解、预期的过程和感受到的严重性的提问。除此之外，医生要问："这一疾痛(或治疗)影响你生活的主要方式是什么？对这一疾痛(或治疗)你最担心的是什么？"他也可能要继续追踪这些问题，细究患者或家属对所接受的这一治疗方式的风险、弱点、顺从和满意程度的意见。在第二章中，读者可以看到，艾丽斯・奥尔科特的解释模式显示了她的恐惧，害怕她的糖尿病会无情地恶化，一个并发症接着另一个，直到她变成废物或死亡。在她最悲伤的时候，她既看不到特定治疗方式的功用，也否定了康复治疗的用处。她的绝望和勇气都源自这个解释。第三章中豪伊・哈里斯的解释模式表明了他的极端脆弱感，并明确指出了他认为的威胁。第十三章中，阿尼・斯普林格和菲利普斯・宾曼的解释模式，表现了他们的疾痛经验的最主要特点是感到威胁和危险。对他们的问题来说，任何不从他们的恐惧着手的治疗，都是无的放矢，都将是无益的。

在这一步骤上要小心为上。医生必须谨记，解释模式是初步的、不成熟的。往往是在患者回答医生所提出的问题时，他的解释模式才从模糊的思想变为确定的陈述。这种陈述常常包含矛盾，并且它们的内容，随时会因情况的变化而改变。(因此，在治疗的不同困难关头，重新引导和发现新的解释模式是有益的。)解释模式不仅仅是认知的表达，它们还深深地根植于与疾痛相伴随的情绪波动。所以，患者和家属常常尽量回避，甚至欺蒙医生的问题，这是不足为怪的。医生必须诠释种种非语言的、隐喻性的沟通方式，以便敏感地领会言外之意，觉察被掩饰的和杜撰的部分。解释模式是医生对他所认为患者的想法的诠释，并非是患者实际陈述的直接翻译。因此，如果医生要评鉴患者和家属的模式，回过头来参考微型民族志，是很重要的。

其次，医生要表达自己的解释模式。医生从未受过如何向患者解释生物医学报告的训练。然而，这却是做医生的基本工作，至少在西方社会，越来越多的患者期待医生善于向患者解释医学问题。对医生来说，表达医学的解释模式是一种翻译。如果表达得好，医生受益极大：那些得到正确咨询的患者及其家人会尽力配合，促进治疗的进程。如果表达得不好，那么临床沟通就会出现严重的问题，导致医患关系不稳定，治疗受损害。解释的技巧与医生对患者理解水平的敏感性、他想了解患者的意愿，以及他的朴实、简练的语言能力有关。精通这种转译技巧的人，都有运用患者的隐喻，甚至他们的模式，来说明生物医学的资料，并提出具有说服力的生物医学判断的能力。这里有一个向患者解释的修辞问题，而医生在作出临床判断，说服患者及其亲密社交圈的态度和技巧有着很大的差别。艾丽斯·奥尔科特的医生除了意识到她的抑郁使本来已经非常困难的情况复杂化外，赞同她的大部分解释模式。他们既愿意接受她拒绝病残的态度，也拒绝她接受悲剧。本书所描写的其他患者的情况也由于他们的医生而变得顺利些。然而，梅利莎·弗劳尔斯(第七章)和其他几位患者，在这关键的治疗沟通功能上，事实上经历了完全的失败。

每个医生都面对这种需要，即必须把极其复杂的概念、医学发现转译成他们的患者想要了解的疾病的危险、伤害、异常和治疗方法。一个患者曾经告诉我：

> 我们都不再知道什么会造成危险，我们听到太多各种各样的东西。如果你只是个普通的人，你怎么会知道？你该吃什么？你不该吃什么？这个世界似乎太危险了。谁知道我的癌症是什么引起的？至于治疗方法，医生，我只是个高中生，我甚至不能理解简化了的解释。

至少在短期内，当科学发展的步调超过科学知识的普及时，这个外行与专业文化间的解译问题，只会变得更为困难。而媒体往往对误传误导起到了推波助澜、添加混乱的作用，助长了不适当的期待。①医生在科学与大众文化交界处踌躇、为难（Williams and Wood，1986）。他们每天都会遇到解释说明科学的发展需要，纠正——甚至揭穿——错误信息的需要。在现今的北美，有一种完全不切实际的公众期待，即所有的疾病应该都可以治疗，并且任何药物都不应该有负面的效果。这种不适当期待导致一种社会气候，给医生增加了极大的压力，诉讼逐年增加，其中包括对不良治疗的诉讼，不只是治疗失误。

在这种情况下，医生不可避免地会对患者关于风险、伤害的看法，以及他们对治疗方式的要求有所反应。不过，许多医生的反应是依据过

---

① 例如，在癌症的生物化学理解上，媒体对最新科研发现的实际运用渲染过头。其实，其中很少有实际意义，大部分是不相干的，哗众取宠而已。又比如，最近的一则消息（《新闻周刊》Newsweek，12，Jan. 1987）说，精神病医生很快就能够用荷尔蒙分析来诊断病患。而当人们了解到，现在并没有任何能判定诊断的荷尔蒙检验用于精神病治疗，而且精神疾痛的生物化学研究是个争议纷纷的泥潭，是未经证实的主张时，就知道后者也不过是个不可思议的说法（Barnes，1987）。

时的医疗教育方式，由于缺乏有效的知识，这种反应只是简单地就事论事而已。问题的实际层面要大得多：医学外行人拥有种种不同形式的知识，正像创世论论战不祥地揭示的，不仅仅是缺乏科学知识而已。有多少医生能够完全了解今日的医学科技，以及它的其他科学领域的基础？大多数医生会被误导，从一个学科的边缘知识到他们自己的专业范围都有可能被引入歧途。他们也会吸纳常识（它们在科学上常常是不正确的，在商业上往往是被操纵的）和显然错误的混合信息。

为了确认问题，以便得到更真实的想法，医生首先必须启发引出外行知识，然后陈述自己的模式。此外，医生的模式——像他的患者的模式一样——在它正式发表之前，常常是不成熟的，会随着时间的推移而改变。这就是不言而喻的误解和冲突的另一个缘由。为了补救这个问题，建立解释模式的构架也许是个有用的方法。解释模式的方法也有助于医生质疑自己和他的患者的意识形态方向，以及意在蛊惑他和他的患者购买昂贵的、并非需要的、非人性化的商品的商业操纵信息。不过，要达到这些目标，医生必须使自己精通沟通和诠释技巧，而大部分医生都不曾受过这些技巧的训练，有些人则对此不感兴趣。我会在下一章讨论训练的问题。

现在医生已经可以与患者及其家属一起着手协商处理了，在医生的所有专业手法中，没有比这一方法更能有效地给予患者力量。如果这一协商行动是真诚的，而非勉强的相容关系，那么医生必须尊重患者的观点，这是最起码的。对医生来说，与患者的携手商议要做到像与同事合作治疗一样，这是真正的挑战。①医生要精心地在外行人模式与医生专

① 我在慢性病治疗中有过许多合作。必须记住，不同的临床互动方式，适用于疾痛的不同阶段、不同个性和文化的患者。譬如，严重的急性发作以医生权威性的方式来处理，常常比较有效；来自传统族裔的患者，可能会误解平等的方式，而难以接受。所以，精明的医生会询问一些相关的事情。

业模式之间作明确的比较，以此作为这一治疗阶段的开始。医生可以确定不同意的观点，也能够认定资料缺损并作出反应。他还必须鼓励患者及其家人对他的模式作出反应：这意味着他务必准备好听到他们的批评，而且——由于传统的医学教育方向，这也是更困难的——他必须积极帮助患者和家属处理这些矛盾方面。作为协商处理的一部分，医生必须不掩饰自己的不确定，以及自己了解的有限性，必须表露他对相关流行和商业形象的批评反应。他还应该说明自己模式改变之处。协商处理的结果可能会向接近患者的立场妥协，或者向接近医生的立场妥协，也或者在阐明专业观点和大众说法上获得共同的教益。

如果医生由于技术上或道德上的原因不能妥协，那他可以把患者推荐给别的医生。但在我的经验中，大多数协商会获得一个大家都能接受的有效妥协。这种情况发生在第二章艾丽斯·奥尔科特的病案中：她停止了短暂的放弃，重新适应她的最新损失；反之，她的精神科医生和其他内科医生都依顺她的拒绝，他们已经明白这既是有效的也是官能性的障碍。在威廉·斯蒂尔的病案(第七章)中，他的医生开始时拒绝妥协，但在患者及其妻子的逼迫下，最后不得不同意。冲突的默然性延误了有效的治疗，还可能极大地助长患者病情的恶化。在第十三章中，几位疑病症患者不愿在医疗检查的彻底性问题上妥协，导致他们做了种种昂贵而不必要的检查，并四处寻访更愿顺从他们要求的医生，结果徒然加深了他们自己的沮丧，也加重了他们的医疗给予者的挫折感。

解释模式规范的最后一方面，是给医生一个机会，对潜存于自己模式之下的兴趣、偏见和感情作自我反思的诠释。就如我们在艾丽斯·奥尔科特的故事里所看到的：托里斯医生，这位美籍西班牙裔医生，学会了改变自己对新英格兰地区北方人的种族偏见，即片面地认为他们是冷血的、无情的、麻木的；那位精神病医生不得不克服自己不顾相反的证据，坚持把艾丽斯·奥尔科特诊断为可治疗的精神疾病，并要给她抗抑郁药，幻想药剂可以使她痊愈的主观意向；托里斯医生和外科医生们必须对付令人惶恐的无能为力，以及随之而来的愤怒和悲哀。在威廉·斯蒂尔和梅利莎·弗劳尔斯的病案中，内科医生们怀有强烈的不自觉的偏见，对治疗造成不利的影响。当治疗团队知道格斯·埃切韦拉制造了自己的病症后，他们非常愤怒，当即要把他赶出医院，并拒绝与治疗他的精神病医生合作。他们的愤怒虽然可以理解，却使患者的治疗复杂化了。对医生们来说，在所有对患者的反应中，愤怒是最难控制的。根据我的经验，医生对付自己的愤怒，以及其他烦扰情绪和伦理的反应，有一个有效的方法，那就是诚恳地检查他的解释模式，找出影响他思考治疗的强烈不满情绪和习惯道德判断的依据。

临床医生应该检查他的解释模式，然后评定个人或专业的偏见是否对治疗造成不利的影响。这应该成为临床例行工作的一部分。虽然以前通常不是这样，然而，许多医生努力制定各种模式。很显然，不确定情况使它们成为治疗判断的指南。如今，经过巴林特集团和临床道德巡回训练，基础保健医生学会了检查自己对难弄的患者的情绪和道德反应（Balin [1957]，1973），这样，他们能够控制可能对治疗关系造成伤害的反应，并发展有益于有效支持的关系——甚至有利于医生自己个人发展的反应。

重振精神：医学心理治疗趋向

对慢性病人（常常也包括家人）慢慢灌输或点燃希望，是临床工作的重要领域，虽然这一领域至今少有规划。当然，已经有了一些短期的心理治疗模式，但这些模式还未广泛地转用于对慢性疾病的医治（例外见Karasu and Steinmuller，1978）。大部分基础保健医生运用某种心理疗法，但却没有接受过这种治疗的训练，常常没有意识到他们正在实践这种治疗。慢性病人所需要的社会心理治疗是个几乎没有标记的领域，就像古代地图上未勘探的部分，标有“往前有龙”的预示警告。

我把这些疗法技巧当作医学心理疗法来勾勒说明，认为它来源于临床医生所注重的疾痛意义。微型民族志、对患者的生活故事的诠释，以及解释模式的启发和协商处理，是医学心理疗法过程的主要步骤。它们中的每一步都有助于心理疗法的治疗。而着眼于振作精神，并给予支持的心理治疗，又会回馈帮助这些主要临床医疗工作的操作。这就是说，这些工作本身就是医学心理治疗的结构框架。例如，写微型民族志所需要的设身处地的同情，满足了所有患者(以及家属)希望得到理解，希望别人分担他们重负的重要需求。就像威廉·詹姆斯所说“我们渴望同情，渴望纯粹的人际沟通”(引自 Myers，1986，405)。

一位有着广泛慢性病治疗经验的名医，斯皮罗(Spiro，1980)建议说，安慰剂效应——医患关系的非特定治疗效应——虽然因为混淆了对具体成功治疗的清楚理解，而受到医学研究的轻视，事实上却是有效的临床治疗的要素。它是每个临床医生都应该在临床医疗中努力培养的东西。这种非特定治疗效应在调查研究中变化甚大(从百分之十到九十)，在日常医疗中大致也是如此(Moerman，1983)。医生努力达到最高可能的安慰效应率，是极其重要的。为了做到这一点，医生必须与患者建立设身处地的共鸣关系，真诚地为他们的患者利益着想，即患者和家人相信有实际帮助和象征意义的关系。

我认为传统的心理治疗方法，不论是心理分析的、行为的、认知的、存在主义的、咨询的或家庭的，都是不可知的，又全都是有所助益的。但如果机械地、菜谱似地使用，任何一种都可能被损害。重要的是医生要真诚地相信他所运用的方法，而患者及其家属也都如此。在有些方面，医生-患者(家属)间的互动，即使不能在结果上起作用，也能激发患者对关系本身的预期信心。我说的并不是极端乐观的希望。医生和患者必须是现实主义者——对患者而言，至少表示他能容忍现实主义。患者与家属必须被赋予这种关系的权力。医生也必须感觉他个人受到这个关系的影响。因此，我把医学心理疗法看成是一种合作关系，在这种关系中，探索疾痛意义的技巧，倡导宣泄、劝解、实际问题的解决，以及心理治疗变化的其他机制。

不管怎样，心理治疗是一种深沉的道德关系。医生愿意与患者同在这个苦难之地，患者则为他们的共同探索积极打开自己的生活世界。于是，医生成了道德的见证者，他不是评判者，也不是操纵者。患者成了主动的共事者，而不是被动的接受者。双方都在此经验中学习和改变。让我们回顾一下前几章讨论过的，调节患者、家属和医生各种必要的关系。在第六章中描述的华人患者，不期待、也不会接受平等的关系。然而，对安蒂根妮·佩吉特来说，专权的不平等则是有害的。不难想象这些关系将拥有各自特殊的对象，因此，社会心理治疗的技巧在于形成独特的关系，以适合某个特定的疾痛故事、某种特定生活的特殊需求。

当支持和关注情感需要的工作以及可靠关系的协商，以人道的方式完成时，如何进行医学心理治疗的问题也就解决了。这就是心理疗法。

我们以抑郁和遭受挫败的患者重振精神作为具体说明的例子。这个患者可以是艾丽斯·奥尔科特、鲁道夫·克里斯提瓦、安蒂根妮·佩吉特，或者任何一个我已叙述过他们故事的患者，即被他们的医疗提供者视为问题患者的病人。每个具体目标都不一样：它可以是病残的明显降低；也可以是控制使人身心疲惫的焦虑，或只是平静地死去。微观民族志和生活简历将提示特定的目标和手段，所以重整道德风貌所采取的形式是各个不同的。对一个患者来说，譬如安蒂根妮·佩吉特，她的治疗重点也许是情绪宣泄，而对另一个人，譬如豪伊·哈里斯来说，治疗可能主要放在家庭咨询和行为纠正上。对艾丽斯·奥尔科特来说，情感的支持需要采取实存的同理心方式，就像戈登·斯图尔特临终前的日子

（第九章）。其他的患者，譬如威廉·斯蒂尔，需要社会的治疗法，即医生设法帮助他们打破当地社会环境加重他们苦恼的恶性循环。格斯·埃切韦拉拒绝针对他的严重个性异常做心理分析性的集中心理治疗。其实，像他那样严重的病案，由内科医生来治疗是不可能的，及时把患者推荐给精神科专家很重要。不过，对大部分的患者和家属来说，所需要的步骤并非那么困难。治疗功效的主要源泉在于营建成功的治疗关系，在于医生用个性化的修辞和沟通技巧，与患者接触，赋予他力量，说服他趋向有效的应对方法。此外，对慢性病的医疗和护理，不需要过分严肃或阴郁：这里有充分的空间可以表现机智和幽默感，嘲讽和似非而是的论点。

诚如我们已经看到的那样，哀伤抚慰几乎对所有严重的慢性病患者有益处，它可以帮助悲悼他们的失却，在医护中扮演重要的角色。学会如何在治疗护理中协助抚慰，并给予患者积极哀伤的权利，是每个治疗慢性病人的医护人员都应该熟练掌握的工作。短期的哀伤心理治疗模式，像霍罗维茨（Horowitz，1984）等人的模式，已为专业辅助人员和一般咨询顾问所运用。对那些觉得自己不适合亲自做这种特定心理疗法的医生来说，适时推荐给其他受过适当训练的哀伤顾问，可能不失为有效的选择。但对于希望成为慢性病治疗者的医生，善于处理哀伤是他应该学习和实践的技巧。

医生可能要安排五六次每周一次的悲伤处理会谈，每次可以设定三十到四十分钟时间。他必须选择一个合适的正在经历明显心灰意冷的患者，并征得他同意做对象。在第一次面谈里，他帮助患者认识和表达其个人因慢性疾病引起的主要损失；在第二三次面谈中，他鼓励患者谈论这些损失，并描述每个损失的情感经验。也就是说，他帮助患者哀伤。在这过程中，也要让医生帮助患者表达其他干扰哀伤处理的情绪反应（如愤怒和恐惧）；第四次可以引导患者表达对自己死亡的哀伤，或者其他预期的沉重损失，以完成整个哀伤过程；最后一到两次面谈，应该安排超越哀伤，以期恢复精神。这一系列面谈的最终目的，应该强调对现存的医患关系的重新依附，以及对私密个人联系和对自己的生活经验的回归。长期的医患关系使医生能够监督这种工作的结果，而且，过一段时间，当他觉得需要时，他可以重新做哀伤劝导工作。许多医生都有这样的经验：治疗结束后，当患者有足够的时间来综合思考自己新的理解和最初变化时，治疗才可能有效果。因此，一般医生可能在这种面谈之后见到重振士气的现象出现。

作为治疗的结果，患者的情绪状况应该有一定程度的改观。他们应该感到，他们已经经历了一次痛快的宣泄。然而，期间他们获得何种与其疾痛的新关系，却是无法规定的，这就像他们的处境和个性那样各不相同。根据我的经验，这样的哀伤宣泄工作，是使许多患者重振精神面貌的一种有效方法。这种方法对重振医生的道德精神也有裨益，或者至少可以重新点燃他治疗这个患者的热情。而且，这种方法常常足以使医生不至于放弃，也使他因而能够维持患者和家属的往往是脆弱的希望。

我相信还有其他各种同样有效的哀伤宣泄工作法（见 Osterweise 等人，1984）。但我要再一次强调，重要的是患者和医生一起参与这种经验，至于用什么手段，并不重要。患者和医生对慢性病所造成的实际和象征意义的损失，有真正的哀伤经验才是目的。我认为没有其他可以替代的方法，能如此有力地推动重建有效而人道的医患关系。为了强调目的而非方法，我要引用中国古代哲人庄子所说的故事：渔夫精心编织渔网去捕鱼，他苦心设计，操心，努力改进，花费了许多时间。但是，一旦捕到了鱼，网就被忘了。①（庄子，见 Legge ［1891］，1959）。

我已经重复提到过，慢性病患者被他们的医疗提供者视为问题患

①“荃者所以在鱼，得鱼而忘荃”出自《庄子·外物》。——译者

者。促成这一称号的原因，除了他们的个性异常和困苦的生活环境外，还由于急性治疗导向的医疗系统本身的不适当期待，以及医疗提供者的挫折感。使患者重振道德精神的过程，可以改变医疗系统的这种预期，也可能推动医疗提供者，使他们改变敷衍问题多于解决问题的行为模式。我提出的方法论意在做到这两方面的改变。慢性病治疗中的那种重要改变，通常不是戏剧性的：它们往往只是症状概念和苦痛忍受程度上的细小改变。易处理的苦恼与置人于死地的绝望之间，常常并不存在鸿沟。（医生的自信心与挫折感也可以这么说：小小的差异可以使他精神振作，也可以导致沉沦。）更有甚者，对同一患者的治疗，也许这一周是成功的，下一周却是失败的。或许，慢性病的长期性和残障性造成的生活问题，大部分是没有明确答案的。治疗是不断地努力试验，坚持不懈——就像疾痛经验本身。胜利的结果有赖于持续、恒久的决心。成功的医患关系将有助于挺过恶性发作，它的力量确实能够经受各种严峻状况的考验。

在医护人员的职责中，有一种成分值得进一步讨论，那就是给予患者家人以支持。就如我们已经看到的，慢性疾痛总是难免对家人及其他亲朋好友带来影响，其实那些影响有时相当严重。疾病也许只限于病人的个人机体组织，而疾痛却牵扯进他的社会关系。撰写微型民族志、启发家人的解释模式将会导出支持的源泉，也将会指出人际网络的紧张压力和裂缝之处。消沉颓废、恐惧惊扰的情绪很少只限于患者本人。慢性疾痛使患者家人持续处于巨大的压力之下，这种状况难免会激化原来存在的矛盾，同时引发新的冲突。医生可以把整个家庭看作医治的焦点。在家庭的作用和反应中，他要分析确定切合他们情况的特定问题。这些反应应该包括一般的评估，家庭问题追踪和咨询，必要时，推荐他们去看家庭治疗专家。

引发家庭成员的解释模式，常常是鼓励他们表达压力的有效方法。

这样做不仅可以找出家人与生物医学模式的矛盾，也可以发现其与患者模式之间的冲突。这也是促进家人与患者协商，找出家人在治疗中的最恰当角色的一个有效方法。也许，对某些家庭，这个角色是至关重要的，而对另一些家庭来说，它却是无关紧要的。在危机出现的紧要关头，医生也必须能够帮助患者家属，他们的个人资源已经在支持病人治疗中耗竭。家人和患者都会因为医生愿意聆听（并认可）他们的诉说而获益；他们可能会要求协助解决与病症有关的实际问题；他们也可能要求情绪宣泄的机会，或者某种更特别的感情支持，特别是当他们被焦虑困扰时。可以这么说，有时候，配偶甚至比患者本人更需要别人来认可他们的愤怒，鼓励他们短期“撤退”，以便养精蓄锐。哀伤疾痛引起的损失也是家庭的普遍经验，医生也可以帮助促成这种经验。对患者及其家属来说，没有任何一件事，比知道医生了解他们的需求，并有能力给予帮助更重要，更值得欣慰。

总之我相信，医生的最佳实践是根据对疾痛经验的现象学理解，以及疾痛经验对患者的心理和社会的影响，来安排治疗。这种治疗的实施，需要态度、知识和技巧上的训练，而这种教育与现行的医生培养和医疗体制的着眼点是不一样的。我接下来要着手考虑这一观点对现代医学蕴含的主要意义。

然而，我有个不安的感觉，希望能与读者一起分担。是否有可能教育医生，做到如菲利普·拉金所写的：

> 同时寻找真实而仁慈的话，
> 或者说，非不真实和非不仁慈的话。
>
> （引自 Heaney，1980，164）

或许，这就是医生职业如此深邃内在的一方面，它是无法以说教的方式来教育的。学生必须经过自己痛苦、困难的经历，有了为别人做好事的迫切需求，才能习得。亦或许，它有赖于医生成长的环境和阶段。试想，如果一个人不曾亲身经历过丧事，他能设身处地有效地帮助别人宣泄哀伤吗？或许简直可以说，只有个人的疾痛现实，或者行医经验，才能产生这种智慧。

第十六章　意义中心模式对医学教育和实践的挑战

决定寻求医学诊断就是要求诠释……患者和医生一起神奇地重建经验的意义……一旦尘埃落定，事情有了适当的解释，一旦经验和诠释相符，一旦患者有了前因后果连贯的“解释”，使他不再觉得自己是不可知的无常的牺牲品，他的症状通常就会被驱除。

——利昂·艾森博格(1981，245)

我认识吉米已经九年了——而在神经心理学上，他一点也没有改变。他仍患有最严重、最具毁灭性的柯沙科夫精神病，对孤立的事物的记忆超不过数秒钟，自1945年起就有的严重健忘症。但从人性的角度，在心灵上，他有时全然是个不同的人——不再浮躁、不安、厌烦、迷失，而是全神贯注于美和心灵世界，他的兴趣包括克尔恺郭尔的所有类目——美学、道德、宗教、戏剧……经验科学、经验主义，还没算上灵魂，也不包括构成和决定个人存在的东西。或许，其中不无既是哲学也是临床医学的教益：在柯沙科夫精神病或痴呆症，或此类灾难中，不管人的器官受到多大的损伤……通过艺术、亲密交谈、共享、抚慰人的心灵而重新整合的可能性，总是存在，并不衰减。即使在起初几乎绝望的神经毁坏境况下，这种可能性仍会被保存下来。

——奥利佛·萨克斯(［1985］1987，39)

现在我要请读者考虑一个问题：医学的目的是什么？如果我们考察像美国这样的现代工业社会的庞大医疗卫生事业，就很难想象这么根本性的大问题能够得到答案。这样做似乎有点唐突，会过分草率地简化一个复杂的社会系统。这个系统是如此多元、琐碎，以致读者可能会这样回答：有多少个医学机构，可能就有多少个目的，怎么不问，为什么要问医学？这个问题似乎同样荒谬。

然而，除非我们提出这个目的问题，否则就不可能让这个职业或医护人员负责任，我们也不知道患者应该向医疗保健系统要求些什么。而且，如果不问，我们就默认了我们这个时代主流经济的陈腔滥调：医生-患者关系与其他服务承办商与顾客之间的商业关系一模一样，毫无不同；医护业也是个以控制共同市场为目的的集团企业。错，医疗与经济密切相关，这不假，但它肯定不可能仅仅如此而已。

在每个社会中，治愈都有个道德核心，我认为这就是医学的主要目的。疾痛经验以及由患者-医生关系产生的要求，清晰地揭示了这种结构，但它却被痊愈过程中的非治疗方面的狭隘检查所掩盖。我本书中的论述揭示了，疾痛的经验和意义是临床医疗的核心。医学的目的是既要控制疾病过程，也要治疗疾痛的经验。这在慢性疾病患者与医疗系统的关系中显得再清楚不过：对他们来说，控制疾病是有定义限定的，而帮助处理由病症引起的生活困难才是主要问题。

从慢性疾痛的人性状况来看，不管是诠释疾痛意义，还是在亲近的个人关系中处理深受搅扰的情绪，都不可当作无关紧要的工作而忽略。其实，它们构成了医学的重点，是医生必须从事的工作。若对这些问题不闻不问，那就是医生职业工作上的一个根本纰漏。在这特定的意义上，我们可以这样说：尽管当代生物医学在控制疾病上有巨大的进步，却已背弃了医学的目的。这种由外在社会力量和内在职业动因共同造成的扭曲，给慢性病人、他们的家人，以及治疗他们的医生，增添了极大的负担。

当我们把医疗放在医学的中心时，我们就不能不重新考虑医学教育：医科学生和住院医生必须接受训练，学会艾丽斯·奥尔科特、豪伊·哈里斯、安蒂根妮·佩吉特、帕特里克·埃斯波西托、戈登·斯图尔特，以及本书的其他故事主角所需要的治疗工作；我们也不得不面对医疗保健系统，以及更广泛的社会结构中干扰这些治疗任务的障碍；我们还必须接受医学研究事业，它虽然对急性疾病的控制，做出了难以磨灭的贡献，却似乎对慢性疾痛造成的问题视而不见。这就是说，在慢性病的治疗中，如果以医学的中心目的来评鉴医学研究的话，那它似乎是不相干的。当疾痛取代疾病成为我们主要的兴趣时，我们就会以一个现在尚不流行的方向，重新思考医学。这个方向，与内在的专业人员的兴趣和外在的观察者的评论都是背道而驰的。以此看来，医学既是问题的一部分，也是解决问题之道。

医学教育

当学生进入医学院时，他们对希望成为哪种医生，希望为患者提供哪种服务的想法，通常带有高度的理想色彩。及至毕业时，许多人的理想已不复存在。专业化过程使医生的观念发生变化，原来往往过分浪漫主义的新手形象，时常讽刺性地被过分实用主义的高技术、高收入的职业期待所取代。目前的医学教育机构，对慢性病人医护的影响可能是灾难性的。因为这种教育鼓励医生相信，*疾病*比*疾痛*更为重要，他们只需要生物医学知识，而不需要疾痛的社会心理和文化方面的知识。他们所受的教育认为，在临床治疗中运用安慰剂效应是过时的做法。他们相信，心理治疗是不识时务的，只有精神科医生才必须学习。医学教育中的社会科学和人文科学成分，是本书讨论的中心观念，却不受重视，很少有学生完全自觉地与它们相关联。就如我已经在第八章中描述过的，住院医生所受的夹道鞭打式的严格训练，甚至可能使医生的人性退化，当然不可能促使他们致力于社会心理上治疗的训练。

我的结论是尖锐、刺耳的。当然有许多医生突破了这种模式。事实上，要成为社区中有经验的家庭医生，也许需要一种解放，即通过实践经验，从教育所得的职业偏见中解放出来。而且，有些训练项目——尤其是在家庭医学、基础内科和小儿科的某些比较先进的部门——就已经在强调我认为对医治者极为重要的某些方面。还有，虽然精神病学处于医学主流的边缘，它却一直注重患者的生活简历。我相信，虽然令人遗憾，但总体而言，我的判断是正确的。

要改变这种可悲的状况，就必须使患者和家属的疾痛经验故事，在医学教育过程中受到更多的重视。唯有如此，医生才能获得适当的态度、足够的知识和技巧，使他们能够胜任撰写慢性病人的不幸的微型民族志工作，或给予临终病人以支持，抑或能与来自不同族裔的患者家属协商共处。怎样才能实现这一变革？

我认为，唯一有效的改革方法是，由下而上地重建医学教育大纲。否则，医生的价值观和行为就不可能改变。必须改变课程，把时间花在教育学生如何诠释疾痛故事，如何评价疾痛经验上。设置医学社会学和人文科学方面的课程只是个开端，我们还必须有教导学生处理医患关系和监督他们临床经验的途径。如果能够让学生明了，这些技巧普遍地为他们的老师和临床医生所重视，那么，我在第十五章中所讨论的，关于实行临床工作重心的基本态度，就会受到鼓励。他们的老师中，必须要有慢性病治疗方面的模范名医。甚至医学院的入学标准也必须优先考虑对社会心理学、文化和道德领域确有兴趣和背景的学生。

至于写微型民族志的技巧，可以让学生走出课堂和医院，跟随患者深入到地方社区中去磨炼。学生可以在患者的家中以及他们与医疗卫生机构和社会救济人员的应对中观察患者。根据我的经验，学生常常不会受邀去患者的工作场所，但通常会有接近家属、朋友和邻居的机会。听取熟悉本地区的社会科学家的报告，往往会帮助学生对患者的民族志内容的组织，得出更确切的全貌。临床治疗的导师应该批阅这些报告，不要批评这些文章的质量，而要评估他们认真观察与临床治疗相关的细节，并根据患者的特殊社会环境贴切而有见地地诠释这些细节的能力。善于引发患者和家属的解释模式，并能以一般人能理解的话解释生物医学模式的能力，不只是来自在临床专家监督下常常有机会实践这些活动的门诊和住院部，也来自患者的家里。将来会出现一种生活史文学，学生会从中发现各种引发患者生活故事，并学习撰写简单传记的策略技巧。不过最重要的是，必须常常给予学生机会，让他们诠释这些故事的主要意义。学生的经验会随着阅读来自患者世界的传记和小说而丰富起来。

此外，医学院的教授们必须旗帜鲜明地支持这些经验的重要性。为了让学生相信，理解疾痛是他们所受教育的关键的一部分，他们必须知道，他们将接受掌握相关技巧的考核。不能胜任这些工作，或无法表现正确的态度和知识，应该与心脏科、外科和妇产科的疾病知识和检查的考核失败一视同仁。应该要求这些学生补课和重考。持续无法显示必要的态度、知识和技巧者，应该被开除。医科学生和住院医生必须牢记，如果他们不能学好如何为慢性病人提供心理-社会治疗，他们就不能毕业成为医生。

医学院的教授们一定要言传身教，认同在医生的一般训练中，疾痛与疾病一样重要的观点。这个新的教育方针需要对医学院的全体教职员进行再教育，也要求对学院的报酬系统进行改革，通过升迁和待遇制度明确表明，医学的心理-社会领域是全体教职员的中心使命。出现一大批心理-社会导向的医生的楷模，是这场改革的关键。

毕业后的住院医生甚至受到更大的挑战。也许，即使令人不愉快，也必须首先老实地承认，现行的许多训练方案，不言而喻地灌输了一些价值观和行为方式，它们与对患者的人道医疗背道而驰。将心理-社会学方面的练达成分掺进现行的教育训练课程，也许这还不够，因为整个教育结构与其有效的同化作用相冲突。例如，在慢性病的治疗中，极大部分现象是病人上门就诊，因此，临床医生必须与社区的社会服务网络合作。然而，许多训练课程却只重视急性病患的住院治疗，忽视慢性病人的门诊治疗。训练课程使受训者与社区隔离，并常常使他们产生慢性病患者是问题病人的印象，因为慢性病人总是不见好转，经常需要医生的服务。再说，由于训练课程制造的紧张和危机的气氛，使住院医生们精疲力竭，只求生存，这样，阻碍学习人道医疗的环境永远存在（Groopman，1987）。要改变这种环境，就必须要从根本上改变医院的训练课程。这些课程设置往往较多地受廉价医疗人手需要的驱使，而较少考虑患者的要求。年轻的实习医生往往在无意中剥夺患者的人性，如果我们要阻止这种现象，就必须停止剥夺年轻医生的人性。

那些训练课程，培训住院医生花五到十分钟时间处理前来复诊的慢性病人，或者引导他们注重昂贵技术的使用，轻视花费工夫的面谈和谈话治疗的技能，这是错误的路线。要扭转它们，须推出新的治疗的轻重缓急次序和操作规则。对患者的医护的评估，不能仅限于过分狭隘的经济效益数额，还应该包括该治疗对疾痛经验和疾痛意义问题作何处理的评估。医疗费用问题终究会提到最前面。假如医生用十五分钟时间使用内诊镜的收入，十倍于他作半小时的感性访谈，那么，心理-社会学的训练简直不可能对医护行为产生任何显著的影响。因此，医疗的经费必须包括适当程度地帮助患者处理疾痛经验的费用。因为有证据显示，心理-社会性干预可以减少医疗费用和长期病残，所以要求改革体系，给医生以适当的补偿，并非是离谱的(Mumford 等人，1984；Osterweis 等人，1987)。

没有适当的制度支撑，在医学院和住院医生训练课程中所学到的东西，也很难运用到现实的医疗实践中去。也就是说，医生可能已准备就绪，具备了足够的心理-社会治疗的技能，但医疗执行系统却尚不具备奖励机制，支持这种治疗——事实上，这个系统甚至有实际的抑制所用。就如海伦·麦克诺顿在第十四章中所说的，治疗越来越多地被医疗单位的经理人员们看作商品。当代资本主义的价值体系，不仅主控我们时代的医疗机构，也主导着医疗的价值取向。与这个价值体系相一致，钱被用来使医疗这个商品增值，为的是能从此商品中获得更多的利润(Mumford 等人，1984；Osterweis 等人，1987)。因此，当今医疗制度看重的，不是医生如何有效地帮助慢性病人解决苦痛，而是计较花了多少时间与金钱，还剩多少利润。高品质的治疗不总是符合成本效益的，至少，在支配我们时代的政治制约下，费用被狭窄地定义时确是如此。(不同的政治导向，可能会改变这些制约的性质，使我们大家都来重新思考更好的医疗提供方式。)

美国的乃至其他工业化国家的医疗制度，都需要进行改革。情况正在加速恶化。对现代医疗制度的批评已经指出，它的主要问题是获得治疗的不平等性，以及谁该从医疗中获益的不公正性。这些问题本身都值得重视(Starr，1982；Navarro，1986)。但对这些问题的解决方法，大概不可能就能处理我所提出的问题。这个问题也许最好被看作是种文化困境，困住了现代社会的价值观，以及履行这些价值观的专门职业。我们时代的世俗宣传和医疗专业的“仪式专家”对待病人都很差劲。这个专业看起来似乎不错，但它授权的职业宗旨却大有问题；它的从业人员分崩离析；它与患者的关系深受干扰。最起码，它需要根据我们所考虑的医疗方式加以改革。

医疗卫生系统

现在，让我们把医疗卫生系统，当作是以治疗疾痛经验为中心的事业，重新加以考察。在我们社会中，疾痛患者关心的是什么？也就是说，医疗卫生系统处理疾痛患者的哪些问题？

当健康卫生规划者或公共卫生专家们拟定医疗卫生系统的蓝图时，他们通常只考虑生物医学的设备，即医院、诊所、私人疗养院、康复护理中心。如果一位人类学家被请来规划，那他会描绘出一个范围更广的医疗卫生系统，包括许多十分不同的成分。

值得注意的是，大部分慢性疾痛的医护，并非是由生物医学机构或专业医生提供，而是来自家庭（Kleinman，1980，179－202）。这种家庭（或大众）医护领域是疾痛恶化最早被确认和处理的地方。五花八门的疗法会被用来自我和家庭医疗及护理，这包括休息、改变饮食、偏方、按摩、服用非处方药或现有的处方药、从增湿器到特殊家具的各种器械、感情上的支持和宗教行为等。这种非医学专业的治疗还包括来自朋友和其他人的建议，诸如该怎么办，何时该去找医生，何处为宜，是否应该遵从现任医疗提供者的建议，或者是否该另找医生，等等。邻近的药房和健康食品商店也常常卷入这个外行治疗网络。

对关心慢性病人的医生来说，家庭治疗场所是非常重要的。事实上，在一些少数族裔和非西方文化中，是病人家庭，而非其本人，负责决定治疗方式（如在第九章中，我们从那个癌症患者的病案描述中所看到的）。然而，很少有医生对家庭医护环境具备系统的知识，或者努力研究家庭治疗对病人作用的评估方法。制药公司则不同，他们在媒体上的广告——药品的主要成本开销——基本是针对家属的，把他们看作"外行医生"。大众医护领域是个巨大的消费源，也是一个绕开医生的巨大产业。这一领域的商品化，有助于病人家属更多地介入有效的治疗调解，但遗憾的是，经常会导致不适当、不必要、坦率地说是危险的做法。

医疗卫生系统改革面临的难题，是要提高医生对大众医疗的潜在可行方面的认识。这样，医生才能帮助他的患者及其家属，增强他们对知识和技术资源的理解和控制，使自我医疗更有成效。医生鼓励精明的自我医疗的意愿，有赖于对有些法律的改革，因为这些法令限制患者得到管制药品，而这些药品对他们的治疗很关键。现在患者和他们的家人可以购买血压检测、儿童耳道检查和尿液测试器具。那么，在合格的监管下，为什么他们不应该不需处方就能购买那些有关他们症状的必要的药品呢？所谓久病成良医，慢性病患者是(或者可以学习成为)他们的疾痛经验的专家；他们还可以积累和发展治疗自己疾病的一些技术。可以为这一目的特别准备一些录影带和书面资料。将患者及其家属作为治疗提供者的正规训练，不啻是一种权力下放宣言，具有象征和实际意义。我认为，把患者看作同事，把治疗看作是一个合作的过程，会大大改善患者-医生关系的质量。我感觉到，我们正缓慢地、无计划无顺序地向这一改革移动。现在所需要的，是更有实质性的有组织的改革。

这种医疗改革听起来虽然简单，却被种种棘手问题所困。它需要辅之于政治、法律和医学的同步改革——因此，它可能很容易被当作乌托邦而摒弃，但我想那将是个可悲的错误。在北美社会，已经有广泛的医疗自助运动。它之所以受欢迎，部分是因为这是抵制受专业支配的一种形式；也部分是因为这是对专业医疗能力有限性的一种正当认知。医生助理和其他辅助医疗人员训练中发展起来的技巧，也可以在家庭治疗场所里运用。政治家也许会对这种改革感兴趣，因为它有可能减少医疗卫生费用，并改变患者对医疗业日益增强的敌对态势。必须鼓励公共卫生规划者和教育专家，去研究如何使患者及其家属的自我医疗合理化的方法。社会调查和民族志的资料是必要的，它们能更准确地映射和引导大众的治疗决定和行为。而进一步了解这种改革的法律、立法和伦理的层面也是至关重要的。不过，慢性病人及其家人必然以某种方式，越来越强烈地要求对他们医疗所需的资源，拥有更大程度的控制。我相信，他们最终会成功地达到这一目标。

与家庭医治相类似的，是民间治疗。民间医疗者(俗称江湖郎中)包括非常广泛的各种非专业的、通常不合规章制度的“专家”。民间治疗者的成分复杂，从辅助医疗的类似专业人员，到宗教治疗师；从五花八门的业余心理治疗师，到半合法、甚至非法的秘方贩子；从少数族裔的传统医生，到健康食品顾问、按摩师和影响主流大众的电视演播者，可谓鱼龙混杂。在北美社会，民间治疗已有长远的历史。与许多人的预期相反，当我们社会的科技相当发达时，民间医疗者并未减少，反而激增。譬如，麦圭尔(1983)曾经描述，纽约市的一个中产阶级郊镇里，就有一百多种民间治疗。它们包括从传统(譬如宗教)到最新潮的形式(譬如极性疗法、虹膜学、合作疗法)。传统的中医师、瑜伽师、各种基督教和犹太教圣灵治疗师、草药郎中、武术和其他锻炼形式的专家，以及一些胆大妄为的骗子，都曾积极参与过此书描述的一些患者的治疗。

虽然民间治疗者常常是有益的，但他们提供的药物和疗法，有时会干扰生物医学医生的治疗，甚至它们本身也是有危害的(Kleinman and Gale，1982)。医生通常会被瞒着，不知道他们的患者正在接受民间治疗，即使患者的这种做法涉及不顺从医嘱和导致不良后果。患者不愿把他们的非生物医学治疗告诉医生，因为他们知道他们的医生不屑于此；至于医生，他们干脆不理会或不过问这种治疗。对医生来说，生物医学面临的挑战，是要他们承认民间治疗不只是在第三世界，而且在当代西方社会也是重要的。既然它们是那么无处不在，而慢性病人又是如此渴望接受任何帮助，所以医生应该假定，他们的患者在慢性疾痛过程中，可能会接受民间治疗。尊重患者的观点应该包括，乐于了解他们接受所谓的另类治疗。同时也应该意味着，医生要尝试决定何时采用民间疗法是有益的，何时接受它们可能是有害的。医生的审核认可，是与患者共同协调医学与外行解释模式的不可或缺的一部分。

在北美的医疗卫生系统里，医疗的专业领域是多元的。替代医疗业——像脊椎按摩治疗、整骨疗法和自然疗法，都有其自己的组织、执照章程和资格考试、学校、教科书和研究。眼科医生与验光师竞争需要配眼镜的眼科病人；精神科医生与社工人员和心理学家竞争家庭咨询业务；在有些地方，产科医生与助产士争夺接生婴儿。生物医学机构虽然是由医生主控，主要的雇员却不是医生。护士、社工人员、心理学专家、理疗师、职业治疗师、口腔卫生士、呼吸和放射科技师、医生助理、实验室技师、救护车驾驶员、精神健康助理、翻译员、营养师、假肢专家，以及医院和康复疗养院中大量的辅助员工，占生物医学机构雇员的百分之九十五以上。残障病人接受的治疗，大多来自以上生物医学以外的卫生专业。即使慢性病人来看医生时，他们大部分时间也是与接待员、护士和各种辅助专业人员在一起。这些工作人员的价值作用，常常被医生所低估。他们对患者的贡献往往不被认同，如同他们造成的延误、沟通的障碍，以及患者对治疗的挫折感往往被忽视一样。

根据我个人的经验，即使医生对心理-社会问题有所认识时，他们办公室的职员，以及与他们合作的辅助专业人员，也未必意识到这个问题。事实上，我所遇到的最粗陋的机械主义和缺乏人性的治疗提供者，是比较低层次的职员和技术人员，他们似乎没有意识到他们所做的工作也是对患者治疗经历的一部分。显然，所有的辅助专业人员，应该在尊重苦痛，富于人情地对待疾痛经验的职业架构中，接受训练。

治疗专业场所的制度，是以医学专业为中心，而不是以患者为中心。泽鲁巴维尔(Zerubavel，1981)曾经用医院的时间安排，令人信服地说明这一点。也就是说，医院的时间表更适合办公时间和医院工作人员的需要，而不是患者及其家属的需要。医院的空间安排也是如此，因此，在这个治疗专业区域里走动，许多患者会被弄糊涂；能让使用者明白这个系统的地图很少；它的各部门间的沟通常常不畅通。慢性疾病患者在这个专业体系中，花费了他们人生的太多时间，结果，他们倒比医生更清楚，哪个结构障碍与不必要的官僚程序在浪费他们的时间和精力，在制造挫折和怨苦。这种来自内在知情者的对官僚体系劣迹的了解，很少受重视，并被用来改变专业体系，使之适应患者的需要。要这样做，不是件容易的事。

不过，医疗专业系统同时也使医生有挫折感，特别是那些有志于处理患者及其家属的疾痛问题的医生。我已经论述过，临床治疗工作的时间限制和报酬制度，是如何与对慢性病患者最有效的心理-社会治疗相违背的。其中，医学的法律诉讼顾虑尤其有害。医生必须时时小心，注意潜在的医疗纠纷，这必然会阻碍改革性的医疗方法，同时鼓励医生明哲保身，固守官方的文件（而非精神的）规定。试想，倘若医生害怕患者或家属的每一个错误，都将使他面临百万诉讼的危机，那他还会设计治疗分段法，以增强患者的自我治疗能力吗？现在是由法庭来解决伦理问题，譬如，由法庭来判定，究竟给临终期的疾痛病人提供多少治疗，以维持生命——甚至当患者和家人希望终止治疗时。这种倾向阻碍了医生，使他们在慢性病人最需要医生的人道体现时，犹豫不决，顾虑重重。过分大量的文档工作，是通过政府各个监督部门控制医生行为的一种行政手段。结果，它使医生变得麻木不仁，同时占用了大量本可以用以更好地医治患者的时间。医疗的官僚主义，可以说使慢性病人在与医疗卫生机构打交道中遇到的问题雪上加霜。因为官僚效率会成为（其实常常是）高质量医疗的敌人。或许最大的难题，就如第十四章中几位医生已经观察到的那样，是如何使生物医疗制度人性化。

近来，外行和专业的“治疗师”激增，他们声称有特别的技巧，能对令慢性病患者及其家属头疼的长期疾痛心理、性和家庭层面提供帮助。当医生在从事越来越复杂的技术问题时，他们是否应该把咨询工作拱手让给其他专业人员？如果是这样，医生功能的这种基本分裂，是否也会导致医疗的社会心理成分，也进一步与其相辅相成的生物医学相分离？这种分裂会导致医生的异化和人性退化吗？如果医学的心理疗法被整合成为医生临床工作的中心，那如何来保证它的质量？它又将如何获得基金和评估方法？在当代社会中，许多同样棘手的问题围绕着医疗的专业区域。直到如今，医疗制度的讨论一直是北美社会重大政策讨论的中心议题。不过我想提出的是，如果医疗制度要真正得到改革，我们医疗卫生系统的小型临床特性问题也必须成为讨论的中心。

把疾痛的医护与疾病的治疗整合起来，是极为重要的。培养鼓励这种整合的课程和方案很稀缺，这一方面是因为医学的发展有进一步将疾痛从疾病中分离的趋势，另一方面，专业和官方都不曾重视这一目标。从理想上说，医疗卫生制度应该彻底改造，以整合的观点为重建医疗提供结构。但从实践上说，重新创造是不可行的，但改革则是可行的。这种改革必须被视为对支持医疗卫生系统的价值观的改变。目前，这个体系考虑的，主要是经济利益、制度效率、职业竞争，以及非常有限地以疾病为中心的治疗规范。要改变这个价值体系，需要广泛的社会讨论，就如我已经倡导的。这种社会讨论可以将大众和专业运动联合起来，通过有效的政治方式，给医疗卫生系统必要的压力，以达到改革目的。

医学研究

为了对医学改革提供理性的支持，使它能更好地针对患者的疾痛医治需要，发展实践范式，医学研究也必须相应地改革。我们必须看到医疗拥有三大知识来源：生物科学、临床科学，以及医学社会科学和人文学。迄今为止，前两项学科的研究已有了充实的资源，并已形成了强健的事业。第三项研究领域，则至今未得到充分的发展。人类学、社会学、心理学、历史学、伦理学和文学的研究（医学人文科学）必须成为医学研究的重要科目，否则，我们会缺乏必要的知识，无法更系统地表达疾痛经验和意义。只要我们缺乏这种知识，就会延缓新的实践范式和有效的治疗策略的发展，这一研究领域与疾病问题的研究之间的巨大不平衡，就会继续存在。

我们需要集聚优秀的医学社会科学和人文科学人才的中心，作为医学院和医疗卫生机构的一部分，让他们在那里创造整理新的知识，评论现存的知识，并发展临床环境中有效益的方法论。要达到此目的，将需要更多的支持社会科学研究的基金，为医学社会科学家和人文科学家提供更多的职位。虽然医学人文科学不能简单地与人性化医护画等号，但是，如果医生能在一个从社会和道德视角看待医学的教育框架里接受训练，他们就较有可能获得必须具备的态度、知识和技艺。

我要再一次强调，鉴于有限的资源，以及如何运用这些资源的不同主张之间的冲突，要实现这种改革，将会受到来自医学内部和外部压力的夹击。除非扩展医学的学术讨论，使之超越分子和药物术语，将经验和意义等术语引进学术范围。不然，医学会重新增强医生对疾痛问题的职业抵制，而无助于扩大医生的职业视野。回避生病的人性方面的研究，像无形的铁链，束缚着医学专业和医生，使他们局限于狭窄的知识。由于这种禁锢，医学和医生缺乏应有的能力去处理慢性病治疗中最困难，却也是最基本的问题；它阻碍医生，使他们不能为患者的病情冒个人风险；也羁绊着医学，使它不能将道德知识运用于受苦受难问题。

我带着十分特别的憧憬撰写此书。如果可以说，战争太重要了，所以不能让将军单独来处理；政治太重要了，以致不能只让政治家独自处理。那么，我们也应该说，疾痛和医疗更是太重要了，因此不能仅仅诉之于医护人员，特别是不能指望那些在压制人性的制度下处理这些人类固有问题的医护人员。慢性病人的医生应该做的工作就是：在经历苦难的处境中，与患者及其家属站在同一条战线；医生与他们共患难，在疾病可以施行医药处理的时候给予协助；当医学技术干预受阻时，在最坏的时刻，医生也要在疾痛经验对患者和家人造成的后果中，参与等量的道德调节工作。我们时代商业化的自我形象，腐蚀了利他主义，把正派变成仅仅是一种职业姿态。与此相反，医治者的经验，可以是对人类智慧的探索，对容忍和勇敢典范的追求，对人性本质的善良、美德和教益的渴求。

参 考 资 料

Alexander, L. 1981. The double-bind between dialysis patients and their health practitioners. In *The relevance of social sciences for medicine,* edited by L. Eisenberg and A. Kleinman, 307–29. Dordrecht, Holland: D. Reidel.

———. 1982. Illness maintenance and the new American sick role. In *Clinically applied anthropology,* edited by N. Chrisman and T. Maretzki, 351–67. Dordrecht, Holland: D. Reidel.

American Psychiatric Association. 1980. *Diagnostic and statistical manual of mental disorders.* 3d ed. (DSM-III). Washington, D.C.

Aries, P. 1981. *The hour of our death.* Translated by Helen Weaver. New York: Alfred A. Knopf.

Balint, M. [1957] 1973. *The doctor, his patient and the illness.* New York: International Universities Press.

Barme, G., and B. Lee, eds. and trans. 1979. *The wounded: New stories of the cultural revolution, 1977–78.* Hong Kong: Joint.

Barnes, D. M. 1987. Mystery disease at Lake Tahoe challenges virologists and clinicians. *Science* 234:541–42.

Bate, W. J. 1975. *Samuel Johnson.* New York: Harcourt Brace Jovanovich.

Beeman, W. 1985. Dimensions of dysphoria. In *Culture and depression,* edited by A. Kleinman and B. Good, 216–43. Berkeley: University of California Press.

Bellah, R., et al. 1984. *Habits of the heart.* Berkeley: University of California Press.

Benveniste, E. 1945. La doctrine medicale des indo-européens. *Revue de l'histoire des religions* 130:5–12.

Berkman, L. 1981. Physical health and the social environment. In *The relevance of social science for medicine,* edited by L. Eisenberg and A. Kleinman, 51–76. Dordrecht, Holland: D. Reidel.

Berlin, I. 1978. The hedgehog and the fox. In *Russian thinkers,* 22–81. Harmondsworth, England: Penguin.

Black, D. 1980. Inequality in health: A report. London: Department of Health and Social Security.

Bloch, M., and W. Parry, eds. 1982. *Death and the regeneration of life.* New York: Cambridge University Press.

Blumhagen, D. 1980. Hyper-tension: A folk illness with a medical name. *Culture, Medicine and Psychiatry* 4:197–227.

Bokan, J., et al. 1981. Tertiary gain in chronic pain. *Pain* 10:331–35.

Bond, M. 1986. *The psychology of the Chinese people.* Hong Kong: Oxford University Press.

Bosk, C. L. 1979. *Forgive and remember: Managing medical failure.* Chicago: University of Chicago Press.

Boswell, J. [1799] 1965. *Life of Johnson.* London: Oxford University Press.

Brandt, A. 1984. *No magic bullet.* New York: Oxford University Press.

Brice, J. A. 1987. Empathy lost. *Harvard Medical Alumni Bulletin* 60(4):28–32.

Briggs, J. 1970. *Never in anger: Portrait of an Eskimo family.* Cambridge, Mass.: Harvard University Press.

Brown, G., and T. Harris. 1978. *The social origins of depression.* New York: Free Press.

Browne, T. 1643. *Religio medici.* London: Andrew Crooke.

Burton, R. [1621] 1948. *The anatomy of melancholy.* Edited by F. Dell and P. Jordan-Smith. New York: Tudor.

Bynum, C. 1985. Disease and death in the Middle Ages. *Culture, Medicine and Psychiatry* 9:97–102.

Cassell, E. J. 1976. Disease as an "it": Conceptions of disease as revealed by patients' presentation of symptoms. *Social science and medicine* 10:143–46.
———. 1985. *Talking with patients.* Vol. 1, *The theory of doctor-patient communication.* Cambridge, Mass.: MIT Press.
Chen, J. 1978. *The execution of Mayor Yin and other stories from the great proletarian cultural revolution.* Bloomington: Indiana University Press.
Cohen, S., and L. Syme, eds. 1985. *Social support and health.* New York: Academic Press.
Conrad, J. [1915] 1957. *Victory.* Garden City, N.Y.: Doubleday Anchor Books.
Crick, B. 1980. *George Orwell: A life.* Boston: Little, Brown.
Daniel, V. 1984. *Fluid signs.* Berkeley: University of California Press.
Dressler, W. W. 1985. Psychosomatic symptoms, stress and modernization. *Culture, Medicine and Psychiatry* 9:257–94.
Drinka, G. F. 1984. *The birth of neurosis: Myth, malady and the Victorians.* New York: Simon and Schuster.
Ebigbo, P. O. 1982. Development of a culture specific (Nigeria) screening scale of somatic complaints indicating psychiatric disturbance. *Culture, Medicine and Psychiatry* 1:29–43.
Eckman, P. 1980. Biological and cultural contributions to body and facial movement in the expression of emotion. In *Explaining emotions,* edited by A. O. Rorty, 73–201. Berkeley: University of California Press.
Eisenberg, L. 1981. The physician as interpreter: Ascribing meaning to the illness experience. *Comprehensive Psychiatry* 22:239–48.
Engel, G. 1968. A life setting conducive to illness: The giving-in given-up complex. *Annals of Internal Medicine* 69:293–300.
———. 1971. Sudden and rapid death from psychological stress. *Annals of Internal Medicine* 74:771–82.
———. 1977. The need for a new medical model: A challenge for biomedicine. *Science* 196:129–36.
Enright, D. J., ed. 1983. *The Oxford book of death.* New York: Oxford University Press.
Erikson, E. 1958. *Young man Luther.* New York: W. W. Norton.
Fanon, F. 1968. *The wretched of the earth.* New York: Grove.
Favazza, A. R. 1987. *Bodies under seige: Self-mutilation in culture and psychiatry.* Baltimore: Johns Hopkins University Press.
Feinstein, H. 1984. *Becoming William James.* Ithaca, N.Y.: Cornell University Press.
Fitzpatrick, R. 1984. Lay concepts of illness. In *The experience of illness,* edited by R. Fitzpatrick et al., 11–31. London: Tavistock.
Foucault, M. 1966. *Madness and civilization.* Translated by Richard Howard. New York: Mentor Books.
Fox, R. C. 1959. *Experiment perilous: Physicians and patients facing the unknown.* New York: Free Press.
Frankenberg, R. 1986. Sickness as cultural performance: Drama, trajectory, and pilgrimage. *International Journal of Health Services* 16(4):603–26.
Freidson, E. 1986. *Professional powers: A study of the institutionalization of formal knowledge.* Chicago: University of Chicago Press.
Frolic, M. 1981. *Mao's people.* Cambridge, Mass.: Harvard University Press.
Geertz, C. 1986. Making experiences, authorizing selves. In *The anthropology of experience,* edited by V. W. Turner and E. M. Bruner, 373–80. Urbana: University of Illinois Press.
Goffman, E. 1963. *Stigma.* New York: Simon and Schuster.
Good, B. J. 1977. The heart of what's the matter: The semantics of illness in Iran. *Culture, Medicine and Psychiatry* 1:25–28.
Gottfried, R. S. 1983. *The Black Death: Natural and human disaster in medieval Europe.* New York: Free Press.
Groddeck, G. V. 1977. *The meaning of illness.* Translated by George Mander. London: Hogarth Press.
Groopman, L. 1987. Medical internship as moral education. *Culture, Medicine and Psychiatry* 11:207–28.
Hackett, T. P., and A. D. Weisman. 1960. Psychiatric management of operative syndromes. *Psychosomatic Medicine* 22(4):267–82.
Hahn, R., and A. Gaines. 1985. *Physicians of Western medicine.* Dordrecht, Holland: D. Reidel.
Hahn, R., and A. Kleinman. 1983. Biomedical practice and anthropological theory: Frameworks and directions. *Annual Review of Anthropology* 12:305–33.
Hampton, J. R., et al. 1975. Relative contributions of history taking, physical examination and

laboratory investigation to diagnosis and management of medical outpatients. *British Medical Journal* 2:486–89.
Heaney, S. 1980. *Preoccupations: Selected prose 1968–78.* New York: Farrar, Straus, Giroux.
Heaney, S., and T. Hughes, eds. 1982. *The rattle bag.* London: Faber and Faber.
Heilbroner, R. 1986. *The nature and logic of capitalism.* New York: W. W. Norton.
Helman, C. 1978. "Feed a cold, starve a fever": Folk models of infection in an English suburban community. *Culture, Medicine and Psychiatry* 2:107–37.
———. 1984. *Culture, health and disease.* Boston: Wright.
———. 1985. Psyche, soma and society: The cultural construction of psychosomatic disease. *Culture, Medicine and Psychiatry* 9:1–26.
———. 1987. Heart disease and the cultural construction of time. *Social Science and Medicine* 24:969–79.
Horowitz, M. J., et al. 1984. Brief psychotherapy of bereavement reactions. *Archives of General Psychiatry* 41(5):438–48.
Hsu, F. 1971. Psychosocial homeostasis and *jen:* Conceptual tools for advancing psychological anthropology. *American Anthropologist* 73:23–44.
James, W. [1890] 1981. *The principles of psychology,* vol. 1. Cambridge, Mass.: Harvard University Press.
———. [1899] 1958. *Talks to teachers.* New York: W. W. Norton.
Janzen, J. 1978. *The quest for therapy in Lower Zaire.* Berkeley: University of California Press.
Johnson, T. H., ed. 1970. *The complete poems of Emily Dickinson.* London: Faber and Faber.
Kafka, F. [1919] 1971. A country doctor. In *The collected stories,* edited by N. N. Glatzer. New York: Schocken.
Karasu, T. B., and R. I. Steinmuller, eds. 1978. *Psychotherapeutics in medicine.* New York: Grune and Stratton.
Katon, W., and A. Kleinman. 1981. Doctor–patient negotiation. In *The relevance of social science for medicine,* edited by L. Eisenberg and A. Kleinman, 253–79. Dordrecht, Holland: D. Reidel.
Katon, W., et al. 1982. Depression and somatization, parts 1 and 2. *American Journal of Medicine* 72:127–35, 241–47.
Kaufert, J. M., and W. W. Coolage. 1984. Role conflict among "culture brokers": The experience of native American medical interpreters. *Social Science and Medicine* 18(3):283–86.
Kaufert, P., and P. Gilbert. 1986. Women, menopause and medicalization. *Culture, Medicine and Psychiatry* 10:7–22.
Keyes, C. 1985. The interpretative basis of depression. In *Culture and depression,* edited by A. Kleinman and B. Good, 153–74. Berkeley: University of California Press.
Kleinman, A. 1980. *Patients and healers in the context of culture.* Berkeley: University of California Press.
———. 1982. Neurasthenia and depression: A study of somatization and culture in China. *Culture, Medicine and Psychiatry* 6:117–89.
———. 1986. *Social origins of distress and disease: Depression, neurasthenia and pain in modern China.* New Haven: Yale University Press.
Kleinman, A., and J. Gale. 1982. Patients treated by physicians and folk healers in Taiwan: A comparative outcome study. *Culture, Medicine and Psychiatry* 6:405–23.
Kleinman, A., and B. Good, eds. 1985. *Culture and depression.* Berkeley: University of California Press.
Kleinman, A., and J. Kleinman. 1985. Somatization. In *Culture and depression,* edited by A. Kleinman and B. Good, 429–90. Berkeley: University of California Press.
Kleinman, A., and T. Y. Lin, eds. 1982. *Normal and abnormal behavior in Chinese culture.* Dordrecht, Holland: D. Reidel.
Langness, L. L., and G. Frank. 1984. *Lives: An anthropological approach to biography.* Novato, Calif.: Chandler and Sharp.
Lasch, C. 1977. *Haven in a heartless world: The family besieged.* New York: Basic Books.
———. 1979. *The culture of narcissism: American life in an age of diminishing expectations.* New York: W. W. Norton.
Lazare, A. 1987. Shame and humiliation in the medical encounter. *Archives of Internal Medicine* 147:1653–58.
Legge, J., trans. [1891] 1959. *The texts of Taoism.* New York: Julian Press.
Leigh, H., and M. Reiser. 1980. *The patient: Biological, psychosocial and social dimensions of medical practice.* New York: Plenum.

Levy, R. 1973. *Tahitians: Mind and experience in the Society Islands.* Berkeley: University of California Press.
Lewis, G. 1975. *Knowledge of illness in a Sepik society.* London: Athlone.
———. 1977. Fear of sorcery and the problem of death by suggestion. In *The anthropology of the body,* edited by J. Blacking, 111–44. New York: Academic Press.
Lewis, I. M. 1971. *Ecstatic religion: An anthropological study of spirit possession and shamanism.* Harmondsworth, England: Penguin.
Li, Y. Y., and K. S. Yang, eds. 1974. *Zhongguo ren de xingge (The character of the Chinese).* Taipei, Taiwan: Academia Sinica.
Liang, H., and J. Shapiro. 1983. *Son of the revolution.* New York: Alfred A. Knopf.
Lin, T. Y., and L. Eisenberg, eds. 1985. *Mental health planning for one billion people.* Vancouver: University of British Columbia Press.
Lin, T. Y., and M. C. Lin. 1982. Love, denial and rejection: Responses of Chinese families to mental illness. In *Normal and abnormal behavior in Chinese culture,* edited by A. Kleinman and T. Y. Lin, 387–401. Dordrecht, Holland: D. Reidel.
Link, P. 1983. *Stubborn weeds: Popular and controversial Chinese literature after the Cultural Revolution.* Bloomington: University of Indiana Press.
Lipkin, M. 1974. *The care of patients: Concepts and tactics.* New York: Oxford University Press.
Lipowski, Z. J. 1968. Review of consultation psychiatry and psychosomatic medicine. *Psychosomatic Medicine* 30:395–405.
———. 1969. Psychosocial aspects of disease. *Annals of Internal Medicine* 71:1197–1206.
Littlewood, R., and M. Lipsedge. 1987. The butterfly and the serpent: Culture, psychopathology and biomedicine. *Culture, Medicine and Psychiatry* 11:337–56.
Longhoffer, J. 1980. Dying or living? The double bind. *Culture, Medicine and Psychiatry* 4:119–36.
Lown, B., et al. 1980. Psychophysiological factors in cardiac sudden death. *American Journal of Psychiatry* 137(11):1325–35.
Lu Xun. 1981. A madman's diary. In *The collected stories of Lu Xun,* translated by Yang Xianyi and G. Yang, 26–38. Bloomington: University of Indiana Press.
McGuire, M. B. 1983. Words of power: Personal empowerment and healing. *Culture, Medicine and Psychiatry* 7:221–40.
McHugh, S., and T. M. Vallis, eds. 1986. *Illness behavior.* New York: Plenum.
MacIntyre, A. 1981. *After virtue.* South Bend, Ind.: University of Notre Dame Press.
McKinlay, S., and J. McKinlay. 1985. *Health status and health care utilization by menopausal women.* New York: Plenum.
Madan, T. N. 1987. Living and dying. In *Non-renunciation themes and interpretations of Hindu culture,* edited by T. N. Madan, 118–41. New Delhi: Oxford University Press.
Mayr, R. 1982. *The growth of biological thought, diversity, evolution and inheritance.* Cambridge, Mass.: Harvard University Press.
Mechanic, D. 1986. Role of social factors in health and well being. *Integrative Psychiatry* 4:2–11.
Metzger, T. 1982. Selfhood and authority in neo-Confucian China. In *Normal and abnormal behavior in Chinese culture,* edited by A. Kleinman and T. Y. Lin, 7–28. Dordrecht, Holland: D. Reidel.
Mishler, E. 1984. *The discourse of medicine: Dialectics of medical interviews.* Norwood, N.J.: Ablex.
Mitchell, W. E. 1977. Changing others: The anthropological study of therapeutic systems. *Medical Anthropology Newsletter* 8(3):15–20.
Moerman, D. E. 1983. Anthropology of symbolic healing. *Current Anthropology* 20(1):59–80.
Mumford, E., et al. 1984. A new look at evidence about reduced cost of medical utilization following mental health treatment. *American Journal of Psychiatry* 141:1145–58.
Munn, N. D. 1973. *Walbiri iconography.* Ithaca, N.Y.: Cornell University Press.
Myers, G. E. 1986. *William James: His life and thought.* New Haven: Yale University Press.
Nations, M., et al. 1985. "Hidden" popular illnesses in primary care: Residents' recognition and clinical implications. *Culture, Medicine and Psychiatry* 9:223–40.
Navarro, V. 1986. *Crisis, health and medicine.* London: Tavistock.
Needham, R. 1972. *Belief, language and experience.* Chicago: University of Chicago Press.
———, ed. 1973 *Right and left: Essays on dual symbolic classification.* Chicago: University of Chicago Press.
Nichter, M. 1982. Idioms of distress. *Culture, Medicine and Psychiatry* 5:379–408.
Noll, P. 1984. *Diktate über Sterben und Tod.* Zurich: Pendo Verlag.

Oakeshott, M. [1933] 1978. *Experience and its modes.* Cambridge: Cambridge University Press.
Obeyesekere, G. 1985. Depression, Buddhism and the work of culture in Sri Lanka. In *Culture and depression,* edited by A. Kleinman and B. Good, 134–52. Berkeley: University of California Press.
Osterweis, M., et al. 1984. *Bereavement.* Washington, D.C.: National Academy Press.
Osterweis, M., et al. 1987. *Pain and disability: A report of the Institute of Medicine, National Academy of Sciences.* Washington, D.C.: National Academy Press.
Parish, W., and M. K. Whyte. 1978. *Village and family in contemporary China.* Chicago: University of Chicago Press.
Plessner, H. 1970. *Laughing and crying: A study of the limits of human behavior.* Evanston, Ill.: Northwestern University Press.
Porkert, M. 1974. *The theoretical foundations of Chinese medicine: Systems of correspondence.* Cambridge, Mass.: MIT Press.
Potter, J. 1970. Wind, water, bones and souls: The religious world of the Cantonese peasant. *Journal of Oriental Studies* (Hong Kong University) 8:139–53.
Ratushinskaya, I. 1987. Two poems from prison, translated by F. P. Brent and C. Avins. *New York Review of Books,* May 7, 19.
Reid, J., and N. Williams. 1985. Voodoo death in East Arnhem Land: Whose reality? *American Anthropologist* 96(1):121–33.
Reiser, D., and D. Rosen. 1985. *Medicine as a human experience.* Rockville, Md.: Aspen.
Reiser, S. J. 1978. *Medicine and the reign of technology.* Cambridge: Cambridge University Press.
Rieff, P. 1966. *The triumph of the therapeutic.* New York: Harper and Row.
Roethke, T. 1982. *The collected poems.* Seattle: University of Washington Press.
Rosaldo, M. 1980. *Knowledge and passion: Ilongot notions of self and social life.* Cambridge: Cambridge University Press.
Rosen, G., and A. Kleinman. 1984. Social science in the clinic: Applied contributions from anthropology to medical teaching and patient care. In *Behavioral science and the practice of medicine,* edited by J. Carr and H. Dengerink, 85–104. New York: Elsevier.
Rosenberg, C. 1986. Disease and social order in America. *Milbank Memorial Quarterly* 64(Suppl. 1):34–5.
Rycroft, C. 1986. *Psychoanalysis and beyond.* Chicago: University of Chicago Press.
Sacks, O. [1985] 1987. *The man who mistook his wife for a hat.* New York: Harper and Row.
Sandner, D. 1979. *Navaho symbols of healing.* New York: Harcourt Brace Jovanovich.
Scarry, E. 1985. *The body in pain.* New York: Oxford University Press.
Schieffelin, E. 1976. *The sorrow of the lonely and the burning of the dancers.* New York: St. Martin's Press.
———. 1985. The cultural analysis of depressive affect: An example from New Guinea. In *Culture and depression,* edited by A. Kleinman and B. Good, 101–33. Berkeley: University of California Press.
Schutz, A. 1968. *On phenomenlogy and social relations.* Chicago: University of Chicago Press.
Showalter, E. 1985. *The female malady: Women, madness, and English culture, 1830–1980.* New York: Penguin.
Shweder, R. 1985. Menstrual pollution, soul loss and the comparative study of emotions. In *Culture and depression,* edited by A. Kleinman and B. Good, 82–215. Berkeley: University of California Press.
Sicherman, B. 1977. The uses of diagnosis: Doctors, patients and neurasthenics. *Journal of the History of Medicine and Allied Sciences* 32(1):33–54.
Simons, R., and C. Hughes, eds. 1985. *Culture bound syndromes.* Dordrecht, Holland: D. Reidel.
Slaby, A. E., and A. S. Glicksman. 1987. Adaptation of physicians to managing life threatening illness. *Integrative Psychiatry* 4:162–72.
Spiro, H. 1986. *Doctors, patients and placebos.* New Haven: Yale University Press.
Starr, P. 1982. *The social transformation of American medicine.* New York: Basic Books.
Stjernsward, J., et al. 1986. Quality of life in cancer patients: Goals and objectives. In *Assessment of quality of life and cancer treatment,* edited by V. Ventafridda et al., 1–8. Amsterdam: Excerpta Medica.
Stone, D. 1984. *The disabled state.* Philadelphia: Temple University Press.

Strauss, A., et al. 1985. *Social organization of medical work.* Chicago: University of Chicago Press.
Taussig, M. 1980. *The devil and commodity fetishism in South America.* Chapel Hill: University of North Carolina Press.
———. 1986. Reification and the consciousness of the patient. *Social Science and Medicine* 14B:3–13.
Thurston, A. F. 1987. *Enemies of the people: The ordeals of the intellectuals in China's great cultural revolution.* New York: Alfred A. Knopf.
Tiger, L. 1980. *Optimism: A biology of hope.* New York: Alfred A. Knopf.
Tseng, W. S., and J. Hsu. 1969. Chinese culture, personality formation and mental illness. *International Journal of Social Psychiatry* 16:5–14.
Tseng, W. S., and D. Wu., eds. 1985. *Chinese culture and mental health.* New York: Academic Press.
Turner, B. 1985. *The body and society.* Oxford: Basil Blackwell.
Turner, J. A., and C. R. Chapman. 1982. Psychological interventions for chronic pain: A critical review, parts 1 and 2. *Pain* 12:1–21, 23–26.
Turner, V. 1967. *The forest of symbols.* Ithaca, N.Y.: Cornell University Press.
Unschuld, P. 1985. *Medicine in China: A history of ideas.* Berkeley: University of California Press.
Veatch, R. M. 1977. *Case studies in medical ethics.* Cambridge, Mass.: Harvard University Press.
Wagner, R. 1986. *Symbols that stand for themselves.* Chicago: University of Chicago Press.
Warner, W. L. [1937] 1958. *A black civilization: A social study of an Australian tribe,* revised edition. New York: Harper and Brothers.
Watson, J. L. in press a. Funeral specialists in Cantonese society: Pollution, performance and social hierarchy. In *Death ritual in late imperial and modern China,* edited by J. L. Watson and E. Rausch. Berkeley: University of California Press.
———. in press b. The structure of Chinese funerary rites: Elementary forms. In *Death ritual in late imperial and modern China,* edited by J. L. Watson and E. Rausch. Berkeley: University of California Press.
Waxler, N. 1977. Is mental illness cured in traditional societies? *Culture, Medicine and Psychiatry* 1:233–53.
———. 1981. Learning to be a leper. In *Social contexts of health, illness and patient care,* edited by E. Michler et al., 169–94. Cambridge: Cambridge University Press.
Weisman, A. D., and T. P. Hackett. 1961. Predilection to death. *Psychosomatic Medicine* 23(3):232–56.
Williams, G. H., and P. Wood. 1986. Common sense beliefs about illness. *Lancet,* Dec. 20–27, 1435–37.
Witherspoon, G. 1975. The central concepts of Navajo world view. In *Linguistics and anthropology: In honor of C. F. Voegelin,* edited by D. Kinkade et al., 701–20. Lisse, Belgium: Peter de Ridder.
Wolf, M. 1972. *Women and the family in rural Taiwan.* Stanford, Calif.: Stanford University Press.
Zborowski, M. 1969. *People in pain.* San Francisco: Jossey-Bass.
Zerubavel, E. 1981. *Patterns of time in hospital life.* Chicago: University of Chicago Press.
Zola, I. K. 1966. Culture and symptoms: An analysis of patients' presenting complaints. *American Sociological Review* 3:615–30.
———. 1982. *Missing pieces: A chronicle of living with a disability.* Philadelphia: Temple University Press.

图书在版编目(CIP)数据

疾痛的故事 / (美) 凯博文 (Arthur Kleinman) 著;
方筱丽译. —上海: 上海译文出版社, 2018.3 (2024.12 重印)
(睿文馆)
书名原文: The Illness Narratives
ISBN 978-7-5327-7716-7

Ⅰ. ①疾… Ⅱ. ①凯… ②方… Ⅲ. ①疾病—研究
Ⅳ. ①R4

中国版本图书馆 CIP 数据核字(2017)第 317211 号

Arthur Kleinman
THE ILLNESS NARRATIVES

图字: 09-2006-755 号

疾痛的故事
[美] 凯博文 著 方筱丽 译
责任编辑/张吉人 装帧设计/张志全工作室

上海译文出版社有限公司出版、发行
网址: www.yiwen.com.cn
201101 上海市闵行区号景路159弄B座
江阴市机关印刷服务有限公司印刷

开本 890×1240 1/32 印张 9.75 插页 6 字数 205,000
2018 年 3 月第 1 版 2024 年 12 月第 3 次印刷
印数: 5,001—6,000 册

ISBN 978-7-5327-7716-7
定价: 68.00 元